R 의료인을 위한 생존분석

문곤웅 지음

한나래 아카데미

의료인을 위한
R 생존분석

2022년 5월 10일 1판 1쇄 박음
2022년 5월 20일 1판 1쇄 펴냄

지은이 | 문건웅
펴낸이 | 한기철, 조광재

펴낸곳 | (주) 한나래플러스
등록 | 1991. 2. 25. 제22-80호
주소 | 서울시 마포구 토정로 222, 한국출판콘텐츠센터 309호
전화 | 02) 738-5637 · 팩스 | 02) 363-5637 · e-mail | hannarae91@naver.com
www.hannarae.net

ISBN 978-89-5566-294-8 93310

머리말

생존분석은 '어떤 사건이 일어날 때까지의 시간'을 관심 있는 반응변수로 하는 통계적인 방법이다. 생존분석에서 다루는 '사건'은 사망, 질병의 발생, 재발, 회복, 또는 어떤 사람에게 일어날 수 있는 관심 있는 경험 등이 될 수 있다. 생존분석은 질병, 치료, 사망 등을 다루는 의학연구에서 많이 사용되는 분석방법이지만, 한편으로는 많은 의료인들이 어렵게 생각하는 분석방법이기도 하다. 어쩌다 관심을 가지고 생존분석 책을 보아도 여러 가지 수학기호로 되어 있는 복잡한 수식들을 보며 지레 이해할 수 없을 것이라 생각하고 포기하는 경우도 있다. 생존분석에 관한 좋은 책들이 이미 여럿 출간되어 있음에도 저자가 새로운 생존분석 책을 쓴 이유는 이처럼 수학적인 기초가 부족한 의료인들이 보다 쉽게 생존분석의 개념을 이해하고, 생존분석을 수행할 수 있도록 하기 위해서이다.

이 책은 다른 생존분석 책들과는 다르게 본격적인 생존분석에 앞서 '최소한의 수학 지식'에서부터 시작한다. 지수와 로그, 최소한의 미분 등 생존분석을 이해하는 데 꼭 필요한 최소한의 수학 지식을 먼저 점검해본다. 또한 생존분석의 개념, 콕스회귀모형이나 모수적 회귀모형 등을 소개할 때도 가능한 한 복잡한 수학 공식의 나열을 피하고 예제 데이터와 R 코드를 제시하여 각 분석방법들의 개념과 원리를 이해하고 실행해볼 수 있도록 한다. 이를 위해 저자는 직접 여러 R 패키지를 새로 만들어 CRAN에 등록하여 보다 쉽게 생존분석을 수행할 수 있도록 하였다. 저자가 만든 R 패키지를 이용하는 방법은 이 책의 '부록'에 소개되어 있다. 이 책을 통해 더 많은 의료인들이 자신의 데이터를 이용해 생존분석을 수행하고, 의학논문 작성을 위한 표와 그래프 등을 쉽게 만들 수 있게 되기를 기대한다.

이 책에서는 통계 언어로 R을 사용하지만 R 입문서는 아니기 때문에 R에 관한 기초적인 내용을 다루진 않는다. R 프로그램의 기초에 대해서는 저자의 다른 책 《의학논문 작성을 위한 R통계와 그래프》(2015) 또는 다른 R 입문서들을 참조하기 바란다. 또한 책에서 미처 다루지 못한 내용들은 김재희 교수의 《R을 이용한 생존분석 기초》(2016)와 김양진 교수의 《생존분석》(2013)을 참조하기 바란다.

끝으로, 이 책을 쓰는 데 가장 도움을 받은 책은 David G. Kleinbaum과 Mitchel Klein의 《Survival Analysis. A Self-Learning Text(3rd Edition)》(2012)으로 본문에서 소개한 데이터 중 일부도 이 책에서 가져왔다. 데이터를 사용할 수 있도록 허락해준 두 저자께 감사의 마음을 전한다.

2022년 3월

문건웅

차례

3장 Kaplan-Meier 생존곡선과 로그순위검정

4장 콕스비례위험모형

5장 비례위험 가정의 평가

6장 층화된 비례위험모형

7장 시간의존공변량-콕스비례위험모형의 확장

8장 모수적 회귀모형을 사용한 생존분석

9장 군집생존자료분석

10장 재발사건 생존분석

11장 경쟁위험 생존분석

1장

최소한의 수학지식

이번 장에서는 생존분석을 이해하기 위해 꼭 필요한 수학적 지식에 대해 다룬다. 이번 장의 내용 중 많은 부분은 와쿠이 요시유키의 《법칙, 원리, 공식을 쉽게 정리한 수학사전》(2017)을 참조하였다.

1 꼭 필요한 지수의 확장

a를 양의 실수($a \neq 1$)라고 할 때 a^x를 다음과 같이 정의할 수 있다.

(1) x가 자연수일 때 a^x는 a를 x번 곱한다.
(2) x가 0일 때 $a^x = 1$
(3) x가 양의 정수일 때 $a^{-x} = \dfrac{1}{a^x}$
(4) x가 유리수 n/m일 때(단 m, n은 정수이며 $m > 0$) $a^{n/m} = \sqrt[m]{a^n}$
($\sqrt[m]{A}$ 는 m제곱하면 A가 되는 양의 수이다.)

1-1 해설

a^x는 x가 자연수일 경우 'a를 x번 곱한다'는 의미로 설명할 수 있다. 그러나 x가 0, 음의 정수, 유리수, 무리수라면 이 개념으로 설명할 수 없다.

2^x를 예로 들어 지수 x의 확장을 살펴보자. 기본 원리는 자연수의 범위에서 성립하는 다음의 지수법칙 (A), (B), (C)가 좀 더 넓은 범위의 수에도 성립되도록 a^x를 정의하는 것이다.

(A) $a^p a^q = a^{p+q}$
(B) $(a^p)^q = a^{pq}$
(C) $(ab)^p = a^p b^p$

먼저 지수 x가 정수인 경우를 살펴보자. 이때 x가 양의 정수(즉 자연수)인 경우와 음의 정수인 경우로 다시 구분할 수 있다.

(1) x가 양의 정수일 경우, 2^x는 2를 x번 곱한 값이 된다. 예를 들어 $2^2 = 2\times2 = 4$이다.

(2) x가 0일 경우에는 (1)에 따르면 2^0은 2를 0번 곱한 값이 되어 무의미하다. 그래서 $a^0 = 1$로 정의한다. 이렇게 정의할 수 있는 이유는 다음과 같다. 먼저 지수법칙 (A)가 p에 0을 대입해도 성립한다고 가정하면 다음의 식이 된다.

$$a^0 a^p = a^{0+p} = a^p$$

이 식을 $a^q(> 0)$으로 나누면 $a^0 = 1$이 되므로, 지수법칙 (A)가 지수가 0이어도 성립하도록 $a^0 = 1$로 정의한다. 따라서 $2^0 = 1$이다.

(3) x가 음의 정수일 경우, 가령 2^{-2}는 '2를 −2번 곱한 값'이 되는데 이는 성립하지 않는다. 그래서 $a^{-n} = \frac{1}{a^n}$로 정의하는데 그 이유는 다음과 같다. 지수법칙 (A)에서 p가 음의 정수여도 성립한다고 가정한다. 그리고 (A)의 p에 $-n$, q에 n을 대입한다. 단 n은 양의 정수이다. 그러면 x가 0일 경우에 따라 다음이 성립한다.

$$a^{-n}a^n = a^{-n+n} = a^0 = 1$$

이 식을 a^n으로 나누면 $a^{-n} = \frac{1}{a^n}$이 된다. 그러므로 지수법칙 (A)가 지수가 음의 정수여도 성립하도록 $a^{-n} = \frac{1}{a^n}$로 정의한다. 따라서 $2^{-2} = \frac{1}{2^2} = \frac{1}{4}$이 된다.

(4) 지수 x가 유리수일 경우를 살펴보자.

예를 들어 $2^{\frac{2}{3}}$ 같은 경우 어떻게 정의해야 할까? 먼저 지수법칙 (B)의 p에 유리수 $\frac{n}{m}$을, q에 정수 m을 대입한 것이 성립한다고 가정한다. 그러면 $\left(a^{\frac{n}{m}}\right)^m = a^{\frac{n}{m}m} = a^n$이며 이를 통해 '$a^{\frac{n}{m}}$은 m제곱하면 a^n인 수'라고 생각할 수 있다. 이것은 a^n의 m 제곱근이다. 일반적으로 $a^{\frac{n}{m}} = \sqrt[m]{a^n}$이라고 정의한다. 단, m, n은 정수이며 $m > 0$이다. 요컨대 $a^{\frac{n}{m}}$은 'm 제곱근 a의 n제곱', 즉 m제곱하면 a의 n제곱이 되는 양의 수라고 정의한다.

1-2 예제

(1) $3^5 = 3\times3\times3\times3\times3 = 243$

(2) $3^0 = 1$

(3) $3^{-5} = \dfrac{1}{3^5} = \dfrac{1}{243}$

(4) $3^{1/3} = \sqrt[3]{3} \approx 1.44225$ (3제곱하면 2가 되는 양의 수)

(5) $3^{\frac{3}{5}} = \sqrt[5]{3^3} = \sqrt[5]{27} \approx 1.933182$ (5제곱하면 27이 되는 양의 수)

(6) $3^{-\frac{3}{5}} = \sqrt[5]{3^{-3}} = \sqrt[5]{\dfrac{1}{27}} = \dfrac{1}{\sqrt[5]{27}} \approx 0.5172819$

2 지수함수

지수함수는 다음과 같이 정의할 수 있으며, a의 범위에 따라 그래프는 두 형태를 지닌다.

$$y = a^x (a > 0, a \neq 1)$$

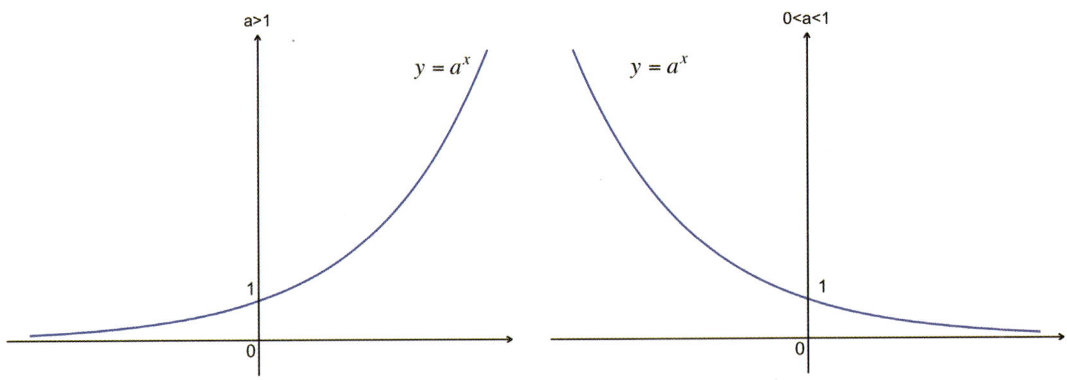

함수 $y = a^x$는 지수 부분에 변수 x가 있으므로 지수함수라고 한다. x가 가질 수 있는 값의 범위는 실수 전체이며, y가 가질 수 있는 값의 범위는 양의 실수이다. 참고로 $y = x^2$은 보통의 함수로 $y = 2^x$와 같은 지수함수와 비슷하게 생겼지만 x의 위치가 다르다.

3 역함수

함수 $y=f(x)$가 있을 때 y의 각각의 값에 대하여 대응하는 x의 값이 하나밖에 없을 경우 그 역인 함수 $x=g(y)$를 $y=f(x)$의 역함수라고 한다. 예를 들어 $y=\frac{1}{2}x+1$의 역함수는 $x=2(y-1)$이다.

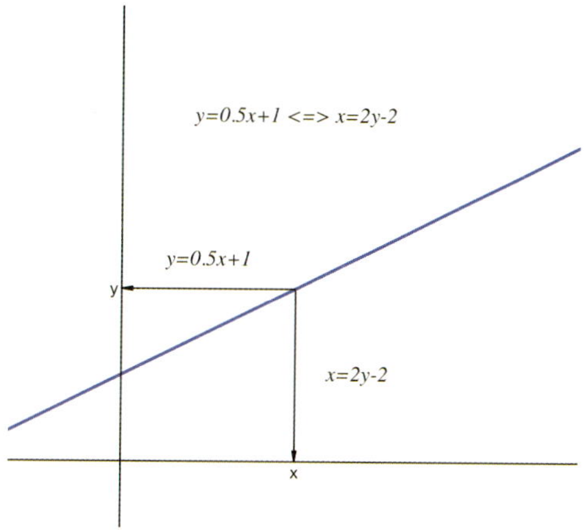

함수 $y=f(x)$의 역함수가 존재하려면 $y=f(x)$는 정의역에서 단조증가(monotone increasing)하거나 단조감소(monotone decreasing)한다는 조건이 필요하다. 단조증가란 x가 증가하면 y도 증가하는 것으로 오른쪽으로 계속 올라가는 그래프 형태를 띤다. 반면 단조감소는 x가 증가하면 반대로 y는 감소하는 것으로 오른쪽으로 계속 내려가는 그래프 형태를 띤다.

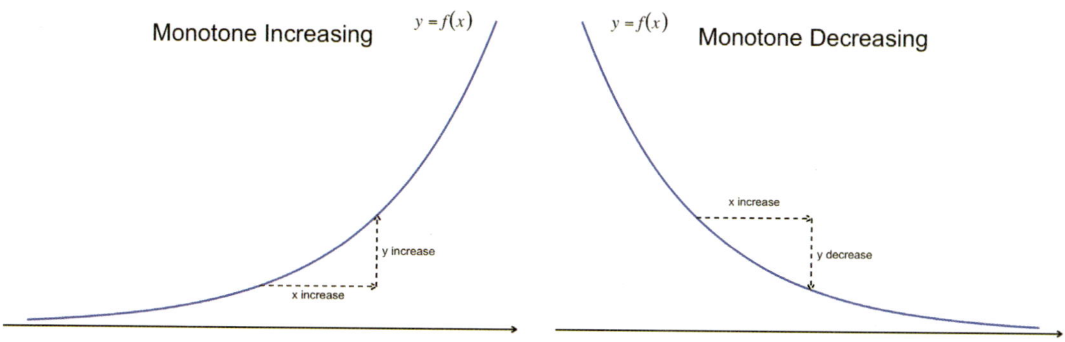

함수 $y=f(x)$의 정의역 안에 증가와 감소가 섞여 있으면 y가 결정되어도 이에 해당하는 x의 값이 하나가 아니라 여러 개가 존재하게 된다. 함수는 대응하는 값이 하나여야 하므로 이처럼 증가와 감소가 섞여 있으면 역함수는 존재하지 않는다. 그러나 정의역을 단조증가 또는 단조감소하는 부분으로 좁히면 역함수가 존재하게 된다.

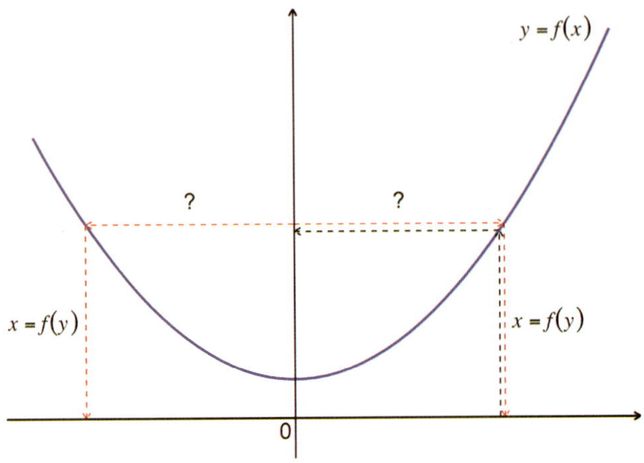

4 로그함수

로그함수란 지수함수 $y=a^x(x>0, a>0, a\neq1)$의 역함수로 $y=\log_a x$라고 표기한다. 이때 a를 밑, x를 진수라고 한다.

a의 범위에 따라 로그함수의 그래프는 다음과 같이 두 형태를 지닌다.

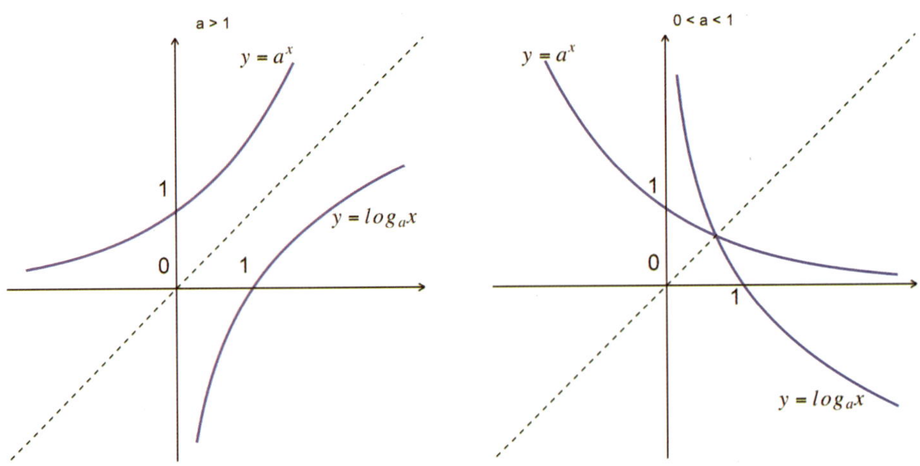

로그함수는 다음과 같은 성질을 지닌다.

(1) $\log_a 1 = 0 \quad \log_a a = 1$

(2) $\log_a MN = \log_a M + \log_a N$

(3) $\log_a \dfrac{M}{N} = \log_a M = \log_a N$

(4) $\log_a M^r = r\log_a M$

(5) $\log_a b = \dfrac{\log_c b}{\log_c a} \cdots c > 0, c \neq 1$ (밑변환공식)

로그함수 $y = \log_a x$의 성질을 보장하는 것은 다음의 지수 법칙이다.

- $a^m a^n = a^{m+n}$
- $(a^m)^n = a^{mn}$
- $(ab)^n = a^n b^n$

위 지수 법칙들을 통해 로그함수 $y = \log_a x$의 성질이 성립하는 이유를 다음과 같이 파악할 수 있다.

(1) $a^0 = 1$이므로 $\log_a 1 = 0$, 또 $a^1 = \text{a}$이므로 $\log_a a = 1$

(2) $a^{x+y} = a^x a^y$이므로 $a^x = M$, $a^y = N$이라고 하면 $a^{x+y} = MN$이다. 따라서 $x + y = \log_a MN$이고 $x = \log_a M$, $y = \log_a N$이므로 $\log_a MN = \log_a M + \log_a N$이다.

(3) $\dfrac{a^x}{a^y} = a^{x-y}$이므로 $a^x = M$, $a^y = N$이라고 하면 $\dfrac{M}{N} = a^{x-y}$이다. 따라서 $x - y = \log_a \dfrac{M}{N}$이고 $x = \log_a M$, $y = \log_a N$이므로 $\log_a \dfrac{M}{N} = \log_a M - \log_a N$이다.

(4) $a^x = M$이라고 하면 $(a^x)^r = M^r$이므로 $a^{xr} = M^r$이다. 따라서 $xr = \log_a M^r$이다. 여기서 $x = \log_a M$이므로 $\log_a M \times r = \log_a M^r$이다. 따라서 $\log_a M^r = r\log_a M^r$이다.

(5) $\log_a b = x$라고 하면 $a^x = \text{b}$이므로 $\log_c a^x = \log_c b$이다. (4)에 따라 $x\log_c a = \log_c b$이다. $a > 0$, $a \neq 1$에 따라 $\log_c a \neq 0$이므로 $x = \dfrac{\log_c b}{\log_c a}$이다.

5 자연로그의 밑 e

스위스의 수학자 야코프 베르누이(Jakob Bernoulli)는 자연로그의 밑 e를 다음의 극한값으로 표현하였다. 이는 가장 일반적으로 정의되는 방법이다.

$$e = \lim_{n \to \infty}\left(1+\frac{1}{n}\right)^n \approx 2.71828\cdots$$

위의 식은 은행에 돈을 저금한 후 원리합계(원금＋이자)를 계산하는 과정에서 고안되었다. 즉 1년에 이자를 100% 준다고 할 때 1파운드를 맡기면 1년 후에는 2파운드가 된다. 하지만 이자를 6개월 단위로 계산할 경우, 즉 6개월에 50%의 이자를 받는 경우 1파운드의 돈은 6개월 후에는 1.5파운드가 되고, 다시 6개월 후에는 $1.5 \times 1.5 = 2.25$ 파운드가 된다. 다시 이자를 3개월에 한 번 25%씩 받기로 한다면 1년 후 원리합계는 $1.25^4 = 2.441406$ 파운드가 된다. 이자를 1개월에 한 번씩 12번에 나누어 계산하면 원리합계는 다음과 같다.

$$\left(1+\frac{1}{12}\right)^{12} = 2.613035$$

매일 365번에 걸쳐 계산하면 다음과 같다.

$$\left(1+\frac{1}{365}\right)^{365} = 2.714567$$

만일 이자를 계산하는 횟수를 무한대로 한다면 이 값은 일정한 값에 수렴하는데, 이 값이 자연로그의 밑이라고 불리는 e이다. 이 값을 그래프로 나타내면 다음과 같다.

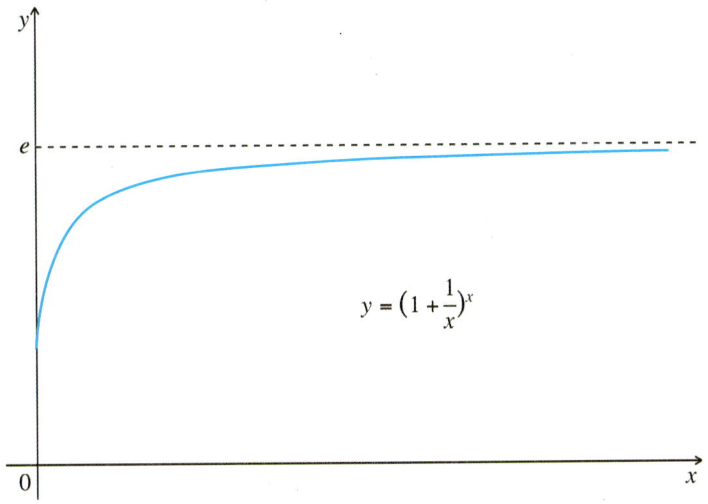

로지스틱 회귀분석이나 생존분석의 결과에서 나타나는 회귀계수는 바로 이 e를 밑으로 하는 지수로 해석해야 한다. 그러므로 생존분석의 결과를 해석하는 데 있어서 e값을 이해하는 것이 필수적이다.

6 최소한의 미분

6-1 미분 가능과 미분계수

x의 함수 $y=f(x)$가 있다고 하자. $x=a$ 근처에서 x의 변화량 Δx가 한없이 0에 가까워질 때 y의 변화량을 x의 변화량으로 나눈 값, 즉 $\frac{\Delta y}{\Delta x} = \frac{f(a+\Delta x)-f(a)}{\Delta x}$가 어떤 일정한 값에 수렴할 때 $x=a$에서 미분 가능이라고 한다. 또한 이 일정한 값을 함수 $f(x)$에서의 미분계수라고 하며 $f'(a)$라고 쓴다.

$$f'(a) = \lim_{\Delta x \to 0} \frac{\Delta y}{\Delta x} = \lim_{\Delta x \to 0} \frac{f(a+\Delta x)-f(a)}{\Delta x} \tag{1-1}$$

식 (1-1)이 수렴 또는 일정한 값에 가까워진다는 것은 점 B를 점 A에 한없이 가깝게 접근시켰을 때 직선 l의 기울기가 일정 값에 가까워진다는 것을 의미한다.

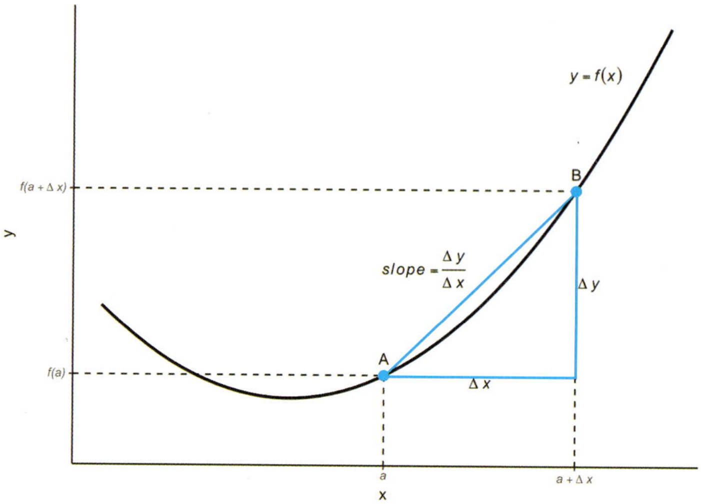

또한 앞의 식 (1-1)이 일정한 값에 수렴할 때는 함수 $f(x)$의 그래프가 $x=a$에서 직선상태가 되며 AB를 지나가는 직선 l은 그 직선상태와 일치한다. 이때의 직선 l은 $y=f(x)$ 그래프의 $x=a$에서의 접선이라고 볼 수 있다. 즉 점 $A(a, f(a))$를 지나고 기울기가 $f'(a)$인 직선의 접선이라고 볼 수 있다.

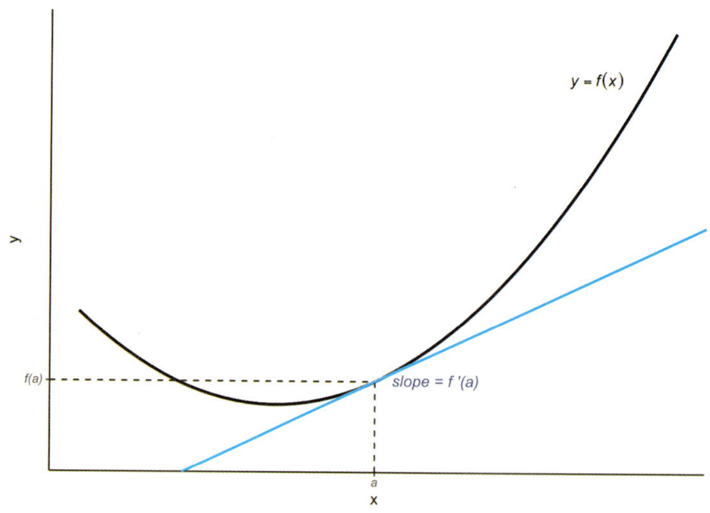

또한 y축 위를 이동하는 점 P의 위치가 시간 x의 함수로써 $y = f(x)$로 표현될 때 $\frac{\Delta y}{\Delta x}$를 시각 a와 $a + \Delta x$ 사이의 평균적인 빠르기, $f'(a)$를 $x = a$에서의 속도라고 생각한다.

6-2 도함수와 기본함수의 도함수

함수 $f(x)$의 정의역 안에 있는 임의의 x에 미분계수 $f'(x)$를 대응시키는 함수를 함수 $f(x)$의 도함수라고 하며 다음과 같이 나타낼 수 있다.

$$f'(x) = \frac{dy}{dx} = \lim_{\Delta x \to 0} \frac{\Delta y}{\Delta x} = \lim_{\Delta x \to 0} \frac{f(x + \Delta x) - f(x)}{\Delta x}$$

Δx, Δy, dx, dy의 관계를 살펴보자. $\frac{\Delta y}{\Delta x}$는 $\Delta y : \Delta x$의 비를 의미한다. $\frac{dy}{dx}$는 Δx를 한없이 0에 가깝게 했을 때 $\Delta y : \Delta x$라는 비의 값의 극한값을 나타낸다.

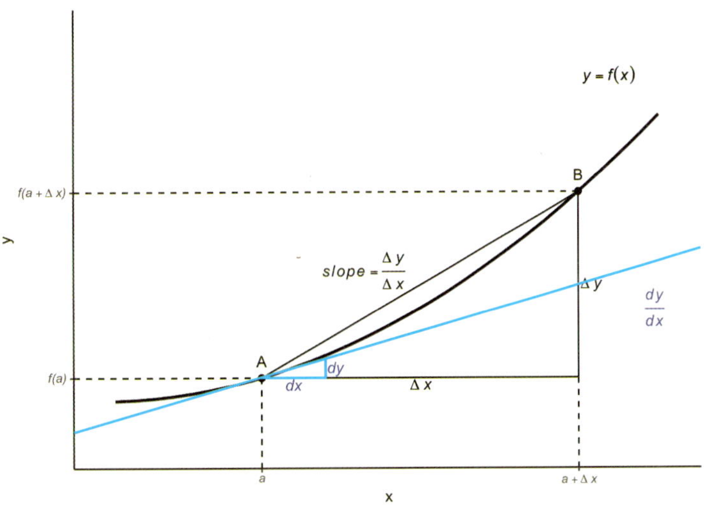

흔히 $\frac{dy}{dx}$는 그 자체로 하나의 기호이며 분수기호가 아닌 것으로 간주되지만 분수의 의미도 충분히 가지고 있어 $\frac{dy}{dx}$를 분수처럼 다룰 때도 있다. 예를 들어, $y = x^2$일 때 $\frac{dy}{dx} = 2x$라고 쓸 수도 있고 $dy = 2xdx$라고도 쓸 수 있다.

도함수를 구해보자.

(1) 함수 $f(x) = x^2$의 도함수 $f'(x)$는

$$
\begin{aligned}
f'(x) &= \lim_{\Delta x \to 0} \frac{\Delta y}{\Delta x} = \lim_{\Delta x \to 0} \frac{f(x+\Delta x) - f(x)}{\Delta x} \\
&= \lim_{\Delta x \to 0} \frac{(x+\Delta x)^2 - (x)^2}{\Delta x} \\
&= \lim_{\Delta x \to 0} (2x + \Delta x) = 2x
\end{aligned}
$$

(2) 함수 $f(x) = x^2 + 2x + 10$의 도함수 $f'(x)$는

$$
\begin{aligned}
f'(x) &= \lim_{\Delta x \to 0} \frac{[(x+\Delta x)^2 + 2(x+\Delta x) + \cancel{10}] - [x^2 + 2x + \cancel{10}]}{\Delta x} \\
&= \lim_{\Delta x \to 0} \frac{\cancel{x^2} + 2x\Delta x + (\Delta x)^2 + \cancel{2x} + 2\Delta x - (\cancel{x^2} + \cancel{2x})}{\Delta x} \\
&= \lim_{\Delta x \to 0} \frac{(2x + \Delta x + 2)\cancel{\Delta x}}{\cancel{\Delta x}} \\
&= \lim_{\Delta x \to 0} (2x + \Delta x + 2) = 2x + 2
\end{aligned}
$$

(3) 함수 $f(x) = \sqrt{3^2 - x^2}$ 의 도함수 $f'(x)$는

$$
\begin{aligned}
f'(x) &= \lim_{\Delta x \to 0} \frac{\sqrt{3^2 - (x+\Delta x)^2} - \sqrt{3^2 - x^2}}{\Delta x} \\
&= \lim_{\Delta x \to 0} \frac{(\sqrt{3^2 - (x+\Delta x)^2} - \sqrt{3^2 - x^2})(\sqrt{3^2 - (x+\Delta x)^2} + \sqrt{3^2 - x^2})}{\Delta x(\sqrt{3^2 - (x+\Delta x)^2} + \sqrt{3^2 - x^2})} \\
&= \lim_{\Delta x \to 0} \frac{-2x - \Delta x}{\Delta x(\sqrt{3^2 - (x+\Delta x)^2} + \sqrt{3^2 - x^2})} = \frac{-x}{\sqrt{3^2 - x^2}}
\end{aligned}
$$

도함수를 구하는 계산은 위의 예에서 보듯이 극한계산이 기본이지만, 이는 일반적으로 쉽게 수행할 수 있는 계산은 아니다. 그래서 실제로는 가장 기본적인 함수의 경우 극한계산으로 도함수를 구하고 그 밖의 함수의 경우 합성함수의 미분법이나 역함수의 미분법 등을 이용해

구한다.

다음은 기본함수의 도함수이다. 아래 기호 중 $e=\lim_{n\to\infty}\left(1+\frac{1}{n}\right)^n=2.71828\cdots$는 오일러 상수이며 ln는 오일러 상수 e를 밑으로 하는 자연로그($\log_e$)이다. 이때 밑 e는 일반적으로 생략하며 10을 밑으로 하는 상용로그($\log_{10}$)와의 혼동을 피하기 위해 ln으로 표기하였다.

함수f(x)	도함수f'(x)
c(c는 정수)	0
x^n(n은 실수)	nx^{n-1}
e^x	e^x
a^x	$a^x \ln a$
$\ln x$	$\frac{1}{x}$
$\log_a X$	$\frac{1}{x\ln a}$

6-3 도함수의 사칙연산

두 함수 $f(x)$, $g(x)$를 어떤 구간에서 미분할 수 있다면 그 구간에서 다음과 같은 계산을 수행할 수 있다.

(1) $\{f(x)\pm g(x)\}'=f'(x)\pm g'(x)$

(2) $\{kf(x)\}'=kf'(x)$ 단, k는 상수

(3) $\{f(x)g(x)\}'=f'(x)g(x)+f(x)g'(x)$

(4) $\left\{\frac{f(x)}{g(x)}\right\}'=\frac{f'(x)g(x)-f(x)g'(x)}{\{g(x)\}^2}$

특히 $\left\{\frac{1}{g(x)}\right\}'=\frac{-g'(x)}{\{g(x)\}^2}$

1) 예제 1

사칙연산으로 구성된 함수의 도함수는 위의 도함수 공식을 이용하면 쉽게 구할 수 있다. 위의 (1), (2)를 이용하면 다음의 계산이 가능하다.

$$\begin{aligned}(x^4-2x^3+3x^2-4x+5)' &= (x^4)'-(2x^3)'+(3x^2)'-(4x)'+(5)' \\ &= (x^4)'-2(x^3)'+3(x^2)'-4(x)'+(5)' \\ &= 4x^3-6x^2+6x-4\end{aligned}$$

앞서 나온 수식 (1)~(4)는 도함수를 구할 때 자주 사용되는데 $f(x)$나 $g(x)$ 같은 기호를 사용한 탓에 복잡하게 느껴진다. 그러므로 공식을 쉽게 기억하기 위해 $f(x)$나 $g(x)$를 사용하지 않고 다음과 같이 간소화할 수 있다.

(1) $(u \pm v)' = u' \pm v'$

(2) $(ku)' = ku'$

(3) $(uv)' = u'v + uv'$

(4) $\left(\dfrac{u}{v}\right)' = \dfrac{u'v - uv'}{v^2}$

특히 $\left(\dfrac{1}{v}\right)' = \dfrac{-v}{v^2}$

직관적으로 이해하기 어려운 (3), (4)를 도함수의 정의 $f'(x) = \lim_{\Delta x \to 0} \dfrac{f(x+\Delta x) - f(x)}{\Delta x}$를 이용하여 증명해보자.

(3) $F(x) = f(x)g(x)$라고 하자.

$$\begin{aligned}F'(x) &= \lim_{\Delta x \to 0} \frac{F(x+\Delta x) - F(x)}{\Delta x} = \frac{f(x+\Delta x)g(x+\Delta x) - f(x)g(x)}{\Delta x} \\ &= \lim_{\Delta x \to 0} \frac{f(x+\Delta x)g(x+\Delta x) - f(x)g(x+\Delta x) + f(x)g(x+\Delta x) - f(x)g(x)}{\Delta x} \\ &= \lim_{\Delta x \to 0} \frac{\{f(x+\Delta x) - f(x)\}g(x+\Delta x) + \{g(x+\Delta x) - g(x)\}f(x)}{\Delta x} \\ &= f'(x)g(x) + f(x)g'(x)\end{aligned}$$

두 번째 줄의 식의 분자 부분에서 원래 없던 $f(x)g(x+\Delta x)$를 더하고 빼서 식을 정리하였다.

(4) 먼저 특수한 경우를 증명한다. 이를 위해 $F(x)=\dfrac{1}{g(x)}$ 라고 하자.

$$
\begin{aligned}
F'(x) &= \lim_{\Delta x\to 0}\frac{F(x+\Delta x)-F(x)}{\Delta x}\\
&= \lim_{\Delta x\to 0}\frac{\dfrac{1}{g(x+\Delta x)}-\dfrac{1}{g(x)}}{\Delta x}\\
&= \lim_{\Delta x\to 0}\frac{g(x)-g(x+\Delta x)}{\Delta x g(x+\Delta x)g(x)}\\
&= \lim_{\Delta x\to 0}\left[-\frac{g(x+\Delta x)-g(x)}{\Delta x}\right]\times\frac{1}{g(x+\Delta x)g(x)}\\
&= \frac{-g'(x)}{\{g(x)\}^2}
\end{aligned}
$$

다음으로 $F(x)=\dfrac{f(x)}{g(x)}$를 생각해보자. $\dfrac{f(x)}{g(x)}=f(x)\times\dfrac{1}{g(x)}$ 이므로,

$$
\begin{aligned}
\left\{\frac{f(x)}{g(x)}\right\}' &= \left\{f(x)\times\frac{1}{g(x)}\right\}'\\
&= f'(x)\frac{1}{g(x)}+f(x)\left\{\frac{-g(x)}{\{g(x)\}^2}\right\}\\
&= \frac{f'(x)g(x)-f(x)g'(x)}{\{g(x)\}^2}
\end{aligned}
$$

2) 예제2 : 도함수의 공식을 사용해보자

(1) $(x^2 - 3x + 5)(2x + 3)$의 도함수를 구한다. ← $(uv)' = u'v + uv'$을 이용한다.

$$\begin{aligned} \{(x^2 - 3x + 5)(2x + 3)\}' &= (x^2 - 3x + 5)'(2x + 3) + (x^2 - 3x + 5)(2x + 3)' \\ &= (2x - 3)(2x + 3) + (x2 - 3x + 5) \times 2 \\ &= 6x^2 - 6x + 1 \end{aligned}$$

(2) $\dfrac{2x+3}{x^2-1}$의 도함수를 구한다. ← $\left(\dfrac{u}{v}\right)' = \dfrac{u'v - uv'}{v^2}$ 을 이용한다.

$$\begin{aligned} \left\{\frac{2x+3}{x^2-1}\right\}' &= \frac{(2x+3)'(x^2-1) - (2x+3)(x^2-1)'}{(x^2-1)^2} \\ &= \frac{2(x^2-1) - (2x+3) \times 2x}{(x^2-1)^2} \\ &= \frac{-2x^2 - 6x - 2}{(x^2-1)^2} \end{aligned}$$

6-4 합성함수의 미분

$y = f(u)$가 u에 대해 미분 가능하고 $u = g(x)$가 x에 대해 미분 가능하면, 합성함수 $y = f(g(x))$는 x에 대해 미분 가능하며 그 도함수는 다음과 같다.

$$\frac{dy}{dx} = \frac{dy}{du}\frac{du}{dy}$$

$y = (3x + 5)^2$과 같은 함수는 합성함수로 볼 수 있다. $u = 3x + 5$라고 하면 y는 u의 함수이며 $y = f(u) = u^2$이며 u는 x의 함수이고 $u = g(x) = 3x + 5$이다. 즉 다음과 같이 표현할 수 있으며, 이때 y를 합성함수라고 할 수 있다.

$$y = f(u) = u^2 = (g(x))^2 = (3x + 5)^2$$

이를 좀 더 일반적으로 나타내면 $y = f(g(x))$가 된다.

예를 들어 $y = (3x+5)^2$를 x에 대해 미분하려면, 먼저 우측의 식을 전개해서 미분한다.

$$\frac{dy}{dx} = \{(3x+5)^2\}' = (9x^2+30x+25)' = 18x+30 = 6(3x+5)$$

하지만 합성함수의 미분법을 쓰면 훨씬 간단하다. y를 u에 대해 미분한 값에 u를 x에 대해 미분한 값을 곱하면 된다.

$$\frac{dy}{dx} = \frac{dy}{du}\frac{du}{dy} = 2(3x+5)^1 \times (3x+5)' = 6(3x+5)$$

전개해서 미분한 결과와 합성함수의 미분으로 풀이한 결과는 동일하다. 물론 합성함수의 미분이 훨씬 간단하다. $y = (5x+3)^{100}$의 예를 보자. 이 경우 우측의 식을 전개하여 계산하려면 매우 어렵지만 합성함수의 미분을 이용하면 간단해진다.

$$\{(5x+3)^{100}\}' = 100(5x+3)^{99} \times (5x+3)' = 500(5x+3)^{99}$$

또한 사칙연산 중 하나인 $\frac{1}{g(x)} = \{g(x)\}^{-1}$의 미분도 합성함수의 미분으로 풀 수 있다.

$$\left\{\frac{1}{g(x)}\right\}' = \{g(x)^{-1}\}' = -1 \times g(x)^{-2} \times g'(x) = \frac{-g'(x)}{\{g(x)\}^2}$$

6-5 역함수의 미분

함수 $y = f(x)$가 미분 가능하고 $f'(x) > 0$ 또는 $f'(x) < 0$일 때 역함수 $x = g(y)$는 미분 가능한 함수이고, 다음의 관계가 성립한다.

$$\frac{dx}{dy} = \frac{1}{\left\{\frac{dx}{dy}\right\}}$$

함수 $y=f(x)$가 있을 때 y의 각각의 값에 대하여 대응하는 x의 값이 하나밖에 없을 경우 그 역인 함수 $x=g(y)$를 $y=f(x)$의 역함수라고 한다. 예를 들어 $y=\frac{1}{2}x+1$의 역함수는 $x=2(y-1)$이다.

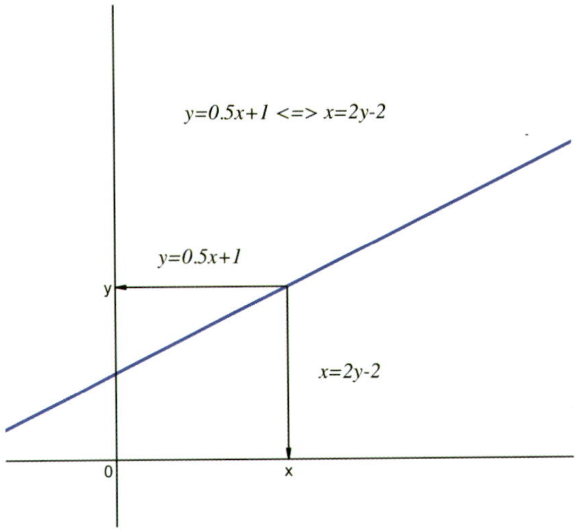

x의 자연로그 $\ln x$의 도함수는 $\frac{d(\ln x)}{dy}=\frac{1}{x}$이다. 이를 이용하여 $y=a^x(a>0)$을 미분해보자.

$y=a^x(a>0)$의 양변에 자연로그를 취하면 $\ln y=x\ln a$가 되고, 양변을 미분하면 $\frac{1}{y}=\frac{dx}{dy}\ln a$가 된다. 양변을 $\ln a$로 나누고 좌우를 바꾸면 $\frac{dy}{dx}=\frac{1}{y\ln a}$가 된다. 따라서 역함수의 미분법에 따라 다음과 같이 할 수 있다.

$$\frac{dy}{dx}=\frac{1}{\frac{dx}{dy}}=y\ln a=a^x\ln a$$

7 실전 예제

7-1 준비운동

다음 함수를 β에 대하여 미분해보자.

$$\log(2e^{\beta}+2)$$

위 함수는 β를 변수로 하는 합성함수로 로그와 자연로그의 밑 e가 포함되어 있다. $e \approx 2.71828\cdots$로 상수이다. 즉 위 함수는 x를 변수로 하는 $\log(2\times 3^{x}+2)$와 형태가 같다. 차이점은 e라는 상수가 쓰였고 x 대신 β를 변수이름으로 사용한 것뿐이다. 합성함수의 미분법에 따라 먼저 $\log(2e^{\beta}+2)$를 미분하고 $2e^{\beta}+2$를 미분하여 곱하면 된다. $(\log(x))' = \dfrac{1}{x}$이므로,

$$\{\log(2e^{\beta}+2)\}' = \frac{(2e^{\beta}+2)'}{2e^{\beta}+2} = \frac{2e^{\beta}}{2e^{\beta}+2} = \frac{e^{\beta}}{e^{\beta}+1}$$

7-2 예제

이번 장에서 배운 수학 지식을 바탕으로 4장 7절에서 소개할 간단한 콕스모형의 가능도함수를 다루어보자. 자세한 내용은 해당 본문을 참조하기로 하고 여기서는 가능도함수가 최대값이 되는 값을 구해본다. 4장 7절의 가능도함수는 다음과 같다.

$$L(\beta) = \frac{e^{\beta}}{(2e^{\beta}+2)\times(e^{\beta}+2)}$$

이 가능도함수에서 로그를 취하면 로그가능도함수가 된다. 로그를 취하면 곱하기는 더하기가 되고 나누기는 빼기가 된다.

$$
\begin{aligned}
l(\beta) &= \log\left(\frac{e^{\beta}}{(2e^{\beta}+2)\times(e^{\beta}+2)}\right) \\
&= \log(e^{\beta}) - \log(2e^{\beta}+2) - (e^{\beta}+2)
\end{aligned}
$$

이 로그가능도함수를 그래프로 나타내면 다음과 같다.

```
pl <- function(beta) {
 psi <- exp(beta)
 result <- log(psi) - log(2*psi + 2) - log(psi + 2)
 result
}

beta=seq(-2,2,length.out=100)
plot(pl(beta) ~ beta, type="l", xlab="beta", ylab="log partial likelihood",
     cex.axis=1.5, cex.lab=1.5, lwd=2, col="black")
```

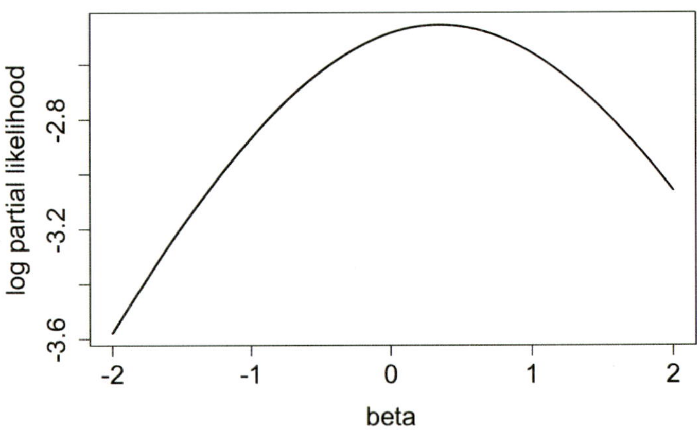

로그가능도함수를 미분한 함수가 스코어함수이다. 스코어함수 값은 로그가능도함수 그래프의 기울기가 된다.

$$
\begin{aligned}
U(\beta) = l'(\beta) &= (\log(e^{\beta}) - \log(2e^{\beta}+2) - \log(e^{\beta}+2))' \\
&= \frac{e^{\beta}}{e^{\beta}} - \frac{2e^{\beta}}{2e^{\beta}+2} - \frac{e^{\beta}}{e^{\beta}+2} \\
&= 1 - \frac{e^{\beta}}{e^{\beta}+1} - \frac{e^{\beta}}{e^{\beta}+2}
\end{aligned}
$$

스코어함수를 그래프로 그려보면 다음과 같다.

```
scoref=function(beta){
 psi <- exp(beta)
 result=1-psi/(psi+1)-psi/(psi+2)
 result
}

plot(scoref(beta) ~ beta, type="l", xlab="beta", ylab="score function",
     cex.axis=1.5, cex.lab=1.5, lwd=2, col="black")
```

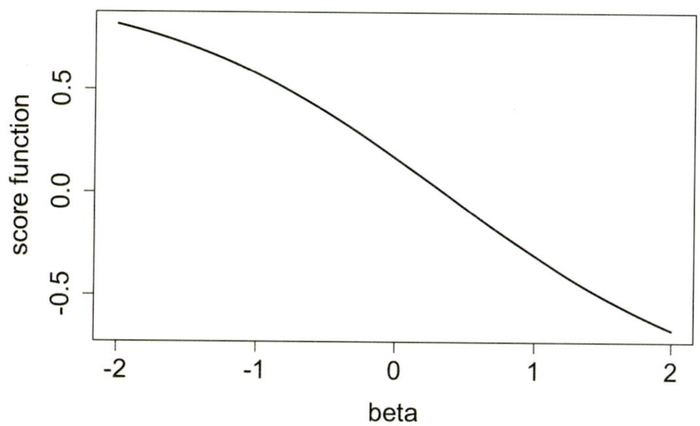

이 값은 스코어함수의 값이 0이 되는 β의 값과 같다. 이 값은 uniroot 함수로 구할 수 있다.

```
result1 <- uniroot(f = scoref, interval=c(-5,5),tol = .Machine$double.eps)
result1$root
```

```
[1] 0.3465736
```

이제 여러분은 e를 포함한 방정식의 로그변환, 미분 등을 두려워하지 않아도 된다. 콕스비례모형에 대한 보다 자세한 내용은 4장을 참조하기로 하고, 다음 장부터는 본격적으로 생존분석에 대해 다루어볼 것이다.

2장

생존분석 소개

1 생존분석이란 무엇인가?

생존분석이란 어떤 사건이 일어날 때까지의 시간을 관심 있는 반응변수로 하는 통계적인 방법이다. 여기서 '시간'이란 한 개인을 추적하기 시작하면서부터 어떤 사건이 일어날 때까지의 며칠, 몇 개월, 몇 년에 걸친 기간을 의미하고, 때로는 연령이 시간이 되기도 한다. 사건이란 사망, 질병의 발생, 재발, 회복, 또는 어떤 사람에게 일어날 수 있는 관심 있는 경험 등이 될 수 있다. 하나의 연구에서 여러 개의 사건이 발생할 수도 있지만 보통 하나의 사건만이 일어나는 것으로 가정하고 분석을 진행한다. 하나 이상의 경쟁적인 사건이나 재발하는 사건 등은 11장과 10장에서 다룰 경쟁위험모형과 재발사건 분석에서 다룰 것이다. 생존분석에서는 보통 시간변수를 '생존시간'이라고 표현하는 경우가 많고 사건의 발생을 '실패'로 표현하기도 한다. 이는 보통 관심이 있는 사건이 사망이나 질병의 발생, 재발 또는 좋지 않은 경험인 경우가 많기 때문이다. 하지만 경우에 따라 생존시간이 '정규 수술 후 직장으로 복귀하기까지의 시간'처럼 긍정적인 사건인 경우도 있다.

2 자료의 중도절단

대부분의 생존분석에서 중요한 문제는 자료의 중도절단(censoring)이다. 중도절단 자료는 생존시간에 대한 어느 정도의 정보는 가지고 있지만 정확한 생존시간을 모를 때 발생한다. 예를 들어, 백혈병 환자를 대상으로 관해상태에 들어간 후 재발할 때까지 관찰하는 연구에서 연구 종료 시점까지 환자가 관해상태를 유지한다면 환자의 생존시간은 중도절단된 것이다. 이 환자에 있어 우리가 관찰한 것보다 생존시간이 길다는 것은 알지만, 완전한 생존시간은 알 수 없다. 일반적으로 중도절단이 일어나는 경우는 다음과 같이 3가지가 있다.

- 연구 종료 시까지 사건이 일어나지 않은 경우
- 연구 기간 동안 추적관찰에 실패한 경우
- 환자가 사망(사망이 관찰하고자 하는 사건이 아닌 경우)이나 다른 이유로(약물 부작용이나 다른 경쟁위험 때문에) 탈락한 경우

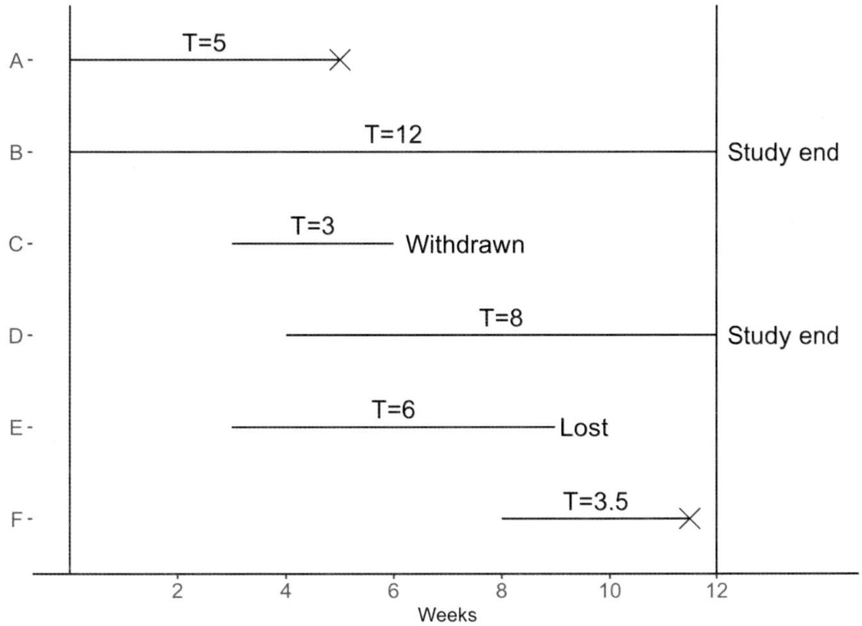

[그림 2-1] 중도절단의 예

[그림 2-1]에서 A는 연구 시작부터 참여하였으며 5주째에 이벤트가 발생하였다. 생존시간은 5주이며 중도절단이 아니다. B는 연구 시작부터 참여하였고 12주 후 연구 종료 시까지 추적하였으며 이벤트가 발생하지 않았다. 생존시간은 12주이며 중도절단 자료이다. C는 3주째에 참여하였고 6주째 탈락하였다. 생존시간은 3주이며 중도절단 자료이다. D는 4주째에 연구에 참여하였고 12주까지 이벤트가 발생하지 않았다. 생존시간은 8주이며 중도절단 자료이다. E는 3주째에 연구에 참여하였고 9주째 추적에서 탈락하였다. 생존시간은 6주이며 중도절단 자료이다. F는 8주째에 연구에 참여하였으며 11.5주째에 이벤트가 발생하였다. 이 자료의 생존시간은 3.5주이며 중도절단이 아니다.

[표 2-1] 자료 요약

name	Suvival time	status
A	5.0	1
B	12.0	0
C	3.0	0
D	8.0	0
E	6.0	0
F	3.5	1

[표 2-1]은 이 자료를 요약한 것이다. status에 중도절단된 자료는 0, 이벤트가 발생한 자료는 1로 기록되어 있다.

[그림 2-1]에서 B, C, D, E, 4명의 자료는 연구가 종료될 때까지 이벤트가 발생하지 않았거나 중도에 탈락하여 정확한 생존기간을 알 수 없는 경우로 우중도절단(right-censored) 자료라고 할 수 있다. 대부분의 생존자료는 우중도절단 자료이다. 반면 관찰된 생존시간보다 실제 생존기간이 짧은 경우 좌중도절단(left-censored) 자료라고 할 수 있다. 예를 들어 HIV에 노출된 후 처음으로 HIV 검사에서 양성으로 나오는 것을 이벤트로 하는 생존분석의 경우 바이러스에 노출된 시간을 정확히 알지 못할 때가 있는데 이런 경우를 좌중도절단 자료라고 할 수 있다.

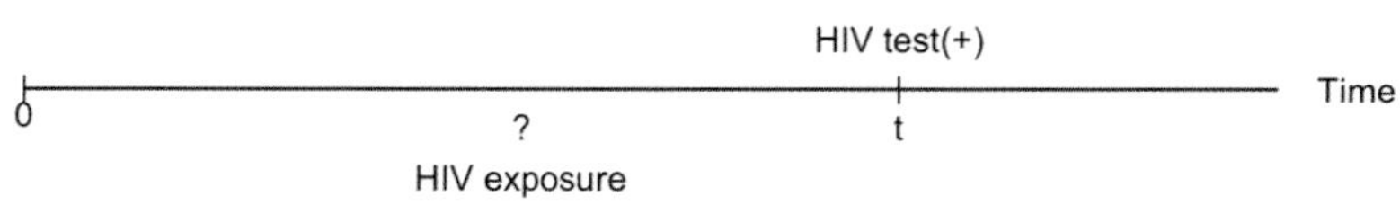

[그림 2-2] 좌중도절단의 예

바꿔 말하자면 어떤 사람이 시간 t에서 좌중도절단되었다고 하는 것은 [그림 2-2]와 같이 사건의 발생이 0과 t 사이에 있었다는 것은 알지만 정확한 시간은 모르는 경우이다. 또한 구간중도절단(interval-censored)의 경우는 실제 생존시간이 어떤 구간 내에 발생하는 경우이다.

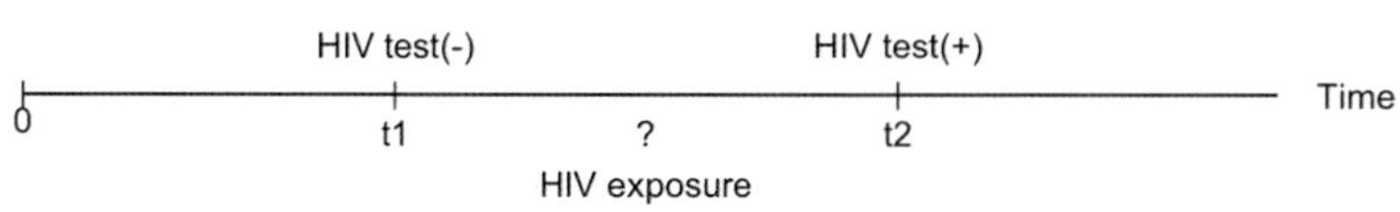

[그림 2-3] 구간중도절단의 예

[그림 2-3]과 같이 HIV 검사를 2번 하였고 t1에서는 음성으로 나왔으며 t2에서는 양성으로 나왔지만 정확한 노출시간을 알지 못 할 경우 시간구간 (t1, t2) 사이에서 구간중도절단되었다고 할 수 있다.

3 용어와 표기

생존분석에 사용되는 기본적인 수학 용어 및 표기에 대해 소개하고자 한다. 먼저 대문자 T는 어떤 개인의 생존시간을 의미하는 확률변수(random variable)로 시간을 나타내므로 음수가 아닌 모든 숫자가 가능하다. 소문자 t는 생존시간 T 중 관심 있는 특정한 값을 나타낸다. 예를 들어 암 수술 후 5년 이상 생존하였는지(Survival > 5years?) 평가하고자 한다면 $t=5$이며 $T>t=5$인지 평가하는 것이다. 또한 소문자 d는 중도절단 또는 실패를 의미하는 무작위변수로 0은 중도절단을 나타내고 1은 사건발생(실패)을 나타낸다. 연구대상자에게 이벤트가 발생하지 않은 경우 항상 중도절단이 된다. $d=0$인 경우는 연구 종료 시까지 환자가 생존하거나 추적에 실패한 경우, 또는 중도탈락한 경우를 의미한다.

3-1 생존함수

생존함수(survivor function)는 $S(t)$로 표기하고 위험함수(hazard function)는 $h(t)$로 표기한다. 생존함수 $S(t)$는 특정 시간 t보다 오래 생존할 확률을 말해준다. 즉 $S(t)$는 생존시간 T가 특정한 시간 t보다 클 확률을 말한다. 또한 이는 전체에서 생존시간 T가 특정한 시간 t보다 작거나 같은 확률을 뺀 것 과 같다.

$$S(t) = P(T > t) = 1 - P(T \le t),\ \ 0 < t < \infty$$

생존함수는 생존분석에서 필수적인데 생존데이터로부터 각 시간별로 생존확률을 계산하는 것이 결정적이기 때문이다.

다음 [그림 2-4]는 이론적인 생존함수와 실제 생존함수를 그래프로 나타낸 것이다. t가 0에서 무한대까지 변화할 때 생존함수는 이론적으로는 매끈한 곡선으로 나타난다. 그래프에서 나타난 바와 같이 생존함수는 다음과 같은 이론적인 특징을 갖는다.

- 생존함수는 증가하지 않는다. 즉 t가 증가함에 따라 감소한다.
- $t = 0$일 때 $S(t) = S(0) = 1$이다. 즉 연구가 시작되었을 때 아직 이벤트가 일어나지 않았으므로 생존함수는 1이다.
- $t = \infty$일 때 $S(t) = S(\infty) = 0$이다. 즉 이론적으로는 연구 기간의 제한이 없다면 결국 모든 대상자가 사망하므로 생존함수는 0이다.

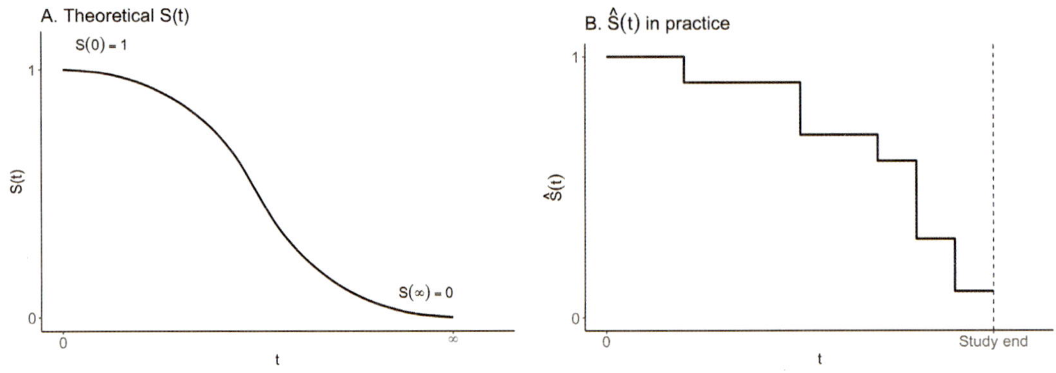

[그림 2-4] 이론적인 생존함수와 실제 생존함수

하지만 실제 연구에 있어서는 매끈한 곡선이 아닌 계단 형태의 생존함수를 보여준다. 또한 연구 기간이 제한되어 있고 경쟁위험도 생길 수 있다. 모든 연구 대상자에게 이벤트가 생기지는 않을 수도 있기 때문에 연구 종료 시 추정생존함수($\hat{S}(t)$)가 반드시 0이 되지는 않는다.

3-2 위험함수

위험함수 $h(t)$는 다음 식으로 나타낼 수 있다. 위험함수는 순간적인 실패율을 말하는 것으로, 어떤 대상이 특정한 시간 t 이상 생존하였다고 가정할 때 t로부터 아주 짧은 시간 간격 안에 실패할 확률을 그 짧은 시간 간격으로 나눈 것이다. 이 식은 얼핏 보기에 매우 이해하기 어렵지만, 그렇다고 책을 덮어버리지 말고 천천히 다음 설명을 읽어보기 바란다.

$$h(t) = \lim_{\Delta t \to 0} \frac{P(t < T < t + \Delta t \mid T > t)}{\Delta t}$$

먼저 $P(A|B)$는 조건부확률을 뜻하는 것으로 주어진 사건 B가 일어났다는 가정하에 A가 일어날 확률을 말한다. $P(t < T < t+\Delta t \mid T > t)$는 어떤 대상이 특정한 시간 t보다 더 생존하였다고 가정할 때 그 대상이 특정한 시간으로부터 아주 짧은 시간 간격 안에 실패할 확률을 이야기한다. 생존함수는 조건부확률을 단위시간으로 나눈 것으로 확률이 아니라 비율이 된다. 조건부확률은 0과 1 사이의 값을 가지지만 위험함수는 0부터 무한대의 값을 가진다.

예를 들어 확률 P가 1/3일 때 시간 간격이 1/2day라면 확률을 시간 간격으로 나눈 값은 0.67/day가 되지만 시간 간격이 달라져 1/14week라면 확률을 시간 간격으로 나눈 값은 4.67/week가 된다.

[표 2-2] 확률과 비율

P	Δt	$P/\Delta t$=rate
1/3	1/2 *day*	(1/3)÷(1/2)=0.67/*day*
1/3	1/14 *week*	(1/3)÷(1/14)=4.67/*week*

위험함수 식 중 우측의 $\lim_{\Delta t \to 0}$ 부분은 시간 간격(Δt)이 점점 짧아져 0에 가까워질 때 주어진 시간 t에서의 순간적인 실패가능성을 이야기한다.

위험함수도 생존함수와 같이 그래프로 나타낼 수 있다.

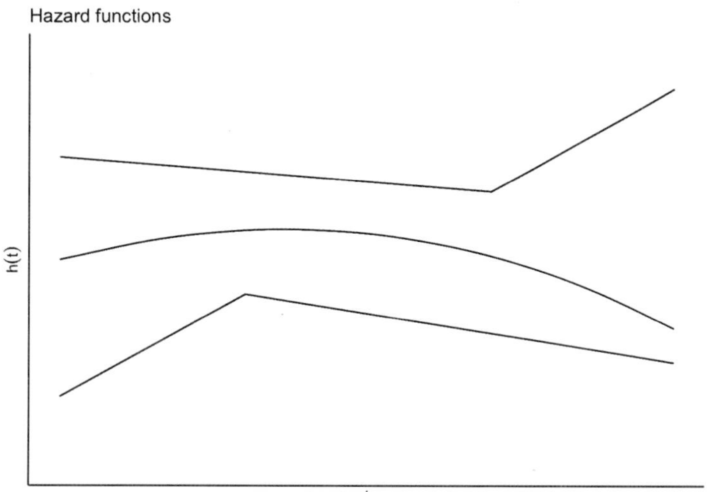

[그림 2-5] 위험함수의 예

[그림 2-5]는 3개의 위험함수를 보여준다. 생존함수가 1에서 시작하여 감소하는 것과 달리 위험함수는 아무 곳에서나 시작하고 시간이 흐름에 따라 증가할 수도 있고 감소할 수도 있다. 특히 특정한 시간 t에 대하여 위험함수 $h(t)$는 다음과 같은 특징을 갖는다.

- 항상 음수가 아닌 값을 갖는다.
- 0부터 무한대의 값을 가질 수 있다.

생존분석을 할 때 위험함수에 관심을 갖는 이유는 다음과 같다.

- 생존함수는 그 시간까지의 누적생존을 나타내지만 위험함수는 순간적인 실패가능성을 이야기한다.
- 생존데이터에 맞는 특정 모형을 찾는 데 사용될 수 있다. 지수분포, 와이블분포, 로그정규분포 등의 모형이 사용된다.
- 생존데이터를 수학적으로 분석할 때 매개가 된다.

3-3 생존분포의 다른 용어들

생존함수와 위험함수 외에 생존분포를 나타내는 다른 용어들이 있다. 먼저 누적분포함수(cumulative distribution function, CDF)는 $F(t)$로 표현하며 다음과 같이 정의된다.

$$F(t) = P(T \le t) = 1 - S(t),\ 0 < t < \infty$$

확률밀도함수(probability density function, PDF) $f(t)$는 CDF의 변화율이다.

$$f(t) = \frac{d}{dt}F(t) = -\frac{d}{dt}S(t)$$

위험함수는 PDF 및 생존함수와 관계가 있으며 다음과 같이 쓸 수 있다.

$$h(t) = \frac{f(t)}{S(t)}$$

누적위험함수(cumulative hazard function)는 위험함수 아래의 면적을 특정 시간 t까지 적분한 것이다.

$$H(t) = \int_0^t h(u)du$$

3-4 생존함수와 위험함수

일반적으로 생존함수와 누적함수는 다음과 같은 관계를 갖는다.

$$S(t) = \exp\left[-\int_0^t h(u)du\right] = \exp(-H(t))$$

$$h(t) = -\frac{dS(t)/dt}{S(t)} = -\frac{S'(t)}{S(t)} = -\frac{d}{dt}\log(S(t))$$

따라서 $S(t)$를 알면 $h(t)$를 구할 수 있고 $h(t)$에서 $S(t)$를 구할 수 있다. 실제 데이터 분석에서는 컴퓨터 프로그램이 $S(t)$에서 $h(t)$로 수학적인 변환을 해주므로 분석을 하는 사람이 이 공식을 사용해 계산할 일은 없다. 여기서 기억할 것은 $S(t)$나 $h(t)$ 둘 중 하나를 알면 다른 하나도 계산할 수 있다는 점이다.

3-5 생존분석의 목표

생존분석의 기본적인 목표는 3가지이다.

첫째, 생존데이터로부터 생존함수와 위험함수를 추정한다.

다음에 보이는 생존곡선 2개의 해석은 매우 다르다. 왼쪽의 생존곡선은 추적기간 중 초기에는 생존확률이 급격히 떨어지지만 이후에는 서서히 떨어진다. 반면 오른쪽 생존곡선은 초기에는 생존확률이 서서히 떨어지지만 후기에 급격히 떨어진다.

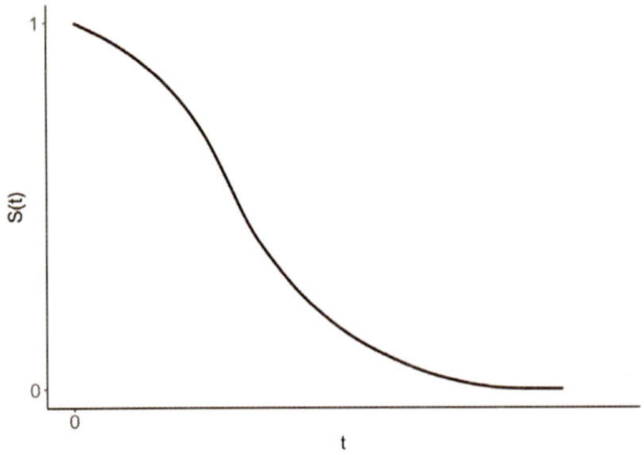

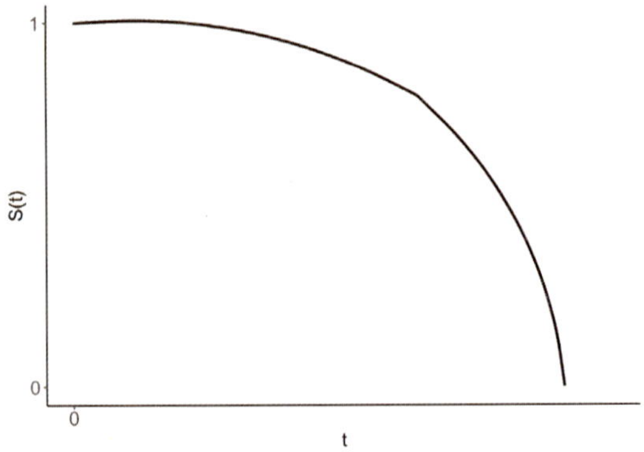

둘째, 생존함수와 위험함수를 비교한다.

아래 그림은 치료군과 위약군의 생존곡선을 하나의 그래프에 나타낸 것이다. 약 6주까지는 치료군의 생존곡선이 위약군에 비해 위쪽에 위치하고 있으나 6주 이후에는 거의 같아진다. 이 그래프는 6주까지는 치료가 위약에 비해 생존의 향상에 도움이 된다는 것을 시사한다.

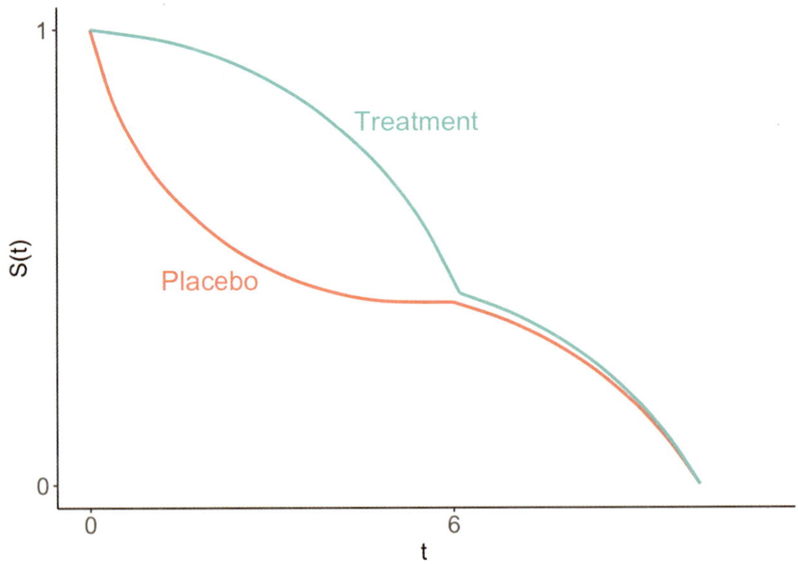

셋째, 설명변수들과 생존시간의 관계를 평가한다.

설명변수들과 생존시간의 관계를 평가하기 위해서는 보통 콕스비례위험모형과 같은 수학적 모형에 적합시키는 것이 필요하다. 생존분석을 위한 여러 수학적 모형에 대해서는 이 책의 나머지 부분에서 다룬다.

3-6 선형회귀 및 로지스틱회귀 분석과의 차이

생존분석에서는 여러 설명변수들을 모형에 포함시켜 설명변수들과 생존시간의 관계를 평가한다. 여러 설명변수들을 포함시킨다는 점은 선형회귀모형이나 로지스틱회귀모형과 같지만 생존분석에서는 '이벤트 발생까지의 시간'이 반응변수인 반면, 회귀분석에서는 연속형변수가, 로지스틱회귀분석에서는 이분형변수가 반응변수이다. 또한 선형회귀모형에서 효과의 추정은 회귀계수 β로 추정하는 반면, 로지스틱회귀모형에서는 오즈비(odds ratio) e^{β}로 추정하고, 생존분석에서는 위험비(hazard ratio) e^{β}로 추정한다.

모형	반응변수	효과추정
생존분석	time to event(with censoring)	Hazard ratio e^{β}
선형회귀	연속형변수(예:자동차의 연비)	회귀계수 β
로지스틱회귀	이분형변수(예: 사망/생존)	odds ratio e^{β}

3장

Kaplan-Meier 생존곡선과 로그순위검정

이번 장에서는 생존데이터에서 생존율을 계산하는 방법과 R을 이용하여 Kaplan-Meier(KM) 생존곡선을 그리는 방법을 알아본다. 또한 2개 이상의 생존곡선이 같은지를 검정하는 로그순위검정 방법을 알아본다.

1 KM 생존곡선

autoReg 패키지에 포함되어 있는 anderson 데이터를 사용한다. anderson 데이터는 42명의 백혈병 환자 데이터로 time은 추적 주수(weeks), status는 재발한 경우는 1, 재발하지 않은 경우(중도절단의 경우)는 0으로 되어 있다. sex는 성별이고 logWBC는 백혈구 숫자의 로그값, rx는 치료군은 0, 대조군은 1로 되어 있다. 회귀분석에서는 대조군을 0, 치료군을 1로 입력하는 것이 보통이지만, 콕스모형에서는 대조군을 1, 치료군을 0으로 입력하는 것이 편하다. 위험비가 1보다 큰 것을 해석하는 것이 보다 직관적이기 때문이다. 설명을 쉽게 하기 위해 이 데이터 중 rx가 0인 것만 골라 data라는 데이터를 새로 만든다.

```
library(autoReg)
library(survival)
library(survminer)
library(howto)
library(flextable)
library(ftExtra)
library(tidyverse)

data=subset(anderson,rx==0)  ## 입력할 때 등호가 2개("==")인 것을 주의
```

생존분석은 다른 분석과는 달리 이벤트가 생기지 않은 모든 예에서 정확한 생존기간을 알 수 없기 때문에 모두 중도절단 자료로 취급한다. 즉, 연구 종료 시까지 이벤트가 생기지 않고 종료된 경우나 추적실패(follow-up loss) 또는 중도탈락(drop-out)의 경우도 모두 절단된 데이터이다. 이 데이터에서 time은 숫자로 되어 있으나 생존분석을 위해 중도절단된 자료에는 숫자에 '+'를 붙여 중도절단임을 나타내야 한다. survival 패키지의 Surv 함수가 그 역할을 해준다.

```
data$time
```

```
 [1] 35 34 32 32 25 23 22 20 19 17 16 13 11 10 10  9  7  6  6  6  6
```

```
with(data, Surv(time,status))
```

```
 [1] 35+ 34+ 32+ 32+ 25+ 23  22  20+ 19+ 17+ 16  13  11+ 10+ 10   9+  7   6+  6
[20]  6   6
```

평균생존시간($\bar{T}$)은 중도절단을 고려하지 않고 생존시간의 평균을 계산한다. 중도절단된 자료는 정확한 생존시간을 알 수 없으므로 실제 생존시간은 평균생존시간보다 길다. 평균위험률(average hazard rate, $\bar{h}$)은 전체 실패 수를 생존시간의 합계로 나눈 값이다. anderson 데이터에서 치료군(rx)에 따라 평균생존시간과 평균위험률을 계산해보면 다음과 같다.

```
anderson %>%
 group_by(rx) %>%
 dplyr::summarize(T=mean(time), h=sum(status)/sum(time))
```

```
# A tibble: 2 × 3
     rx      T       h
  <dbl>  <dbl>   <dbl>
1     0  17.1   0.0251
2     1   8.67  0.115
```

치료군(rx = 0)에서 평균생존시간이 더 길고 평균위험률이 더 낮은 것을 알 수 있다. 이제 설명의 편의를 위해 시간순으로 정렬하여 치료군의 데이터를 대상으로 생존율을 계산한다. R에서는 survfit 함수를 쓰면 생존율을 계산해준다.

```
fit=survfit(Surv(time,status)~1,data=data)
fit
```

```
Call: survfit(formula = Surv(time, status) ~ 1, data = data)

       n  events  median  0.95LCL  0.95UCL
[1,]  21       9      23       16       NA
```

위의 R 출력결과에서 median survival과 95% 신뢰구간을 알 수 있다. median survival은 생존율이 50%인 시간이다. 각 시기별 생존율은 다음과 같이 알 수 있다.

```
summary(fit)
```

```
Call: survfit(formula = Surv(time, status) ~ 1, data = data)

 time  n.risk  n.event  survival  std.err  lower 95% CI  upper 95% CI
    6      21        3     0.857   0.0764         0.720         1.000
    7      17        1     0.807   0.0869         0.653         0.996
   10      15        1     0.753   0.0963         0.586         0.968
   13      12        1     0.690   0.1068         0.510         0.935
   16      11        1     0.627   0.1141         0.439         0.896
   22       7        1     0.538   0.1282         0.337         0.858
   23       6        1     0.448   0.1346         0.249         0.807
```

위 결과를 보면 각 시기별로 생존율과 생존율의 95% 신뢰구간을 알 수 있다. 생존율의 95% 신뢰구간은 다음과 같이 계산한다.

$$\hat{S}(t) \pm 1.96 \times \sqrt{\widehat{Var}(\hat{S}(t))}$$

생존율의 추정분산 $\widehat{Var}(\hat{S}(t))$는 Greenwood 식(Greenwood's formula)을 사용하여 계산한 것이다.

$$\widehat{Var}(\hat{S}(t) = (\hat{S}(t))^2 \times \sum_{f:t_{(f)} \le t} \left[\frac{m_f}{n_f(n_f - m_f)} \right]$$

위 식에서 $t_{(f)}$는 실패시간, m_f는 $t_{(f)}$에서의 실패수, n_f는 $t_{(f)}$에서의 number at risk이다. 생존율을 계산하는 과정을 설명하기 위해 howto 패키지의 howto( ) 함수를 사용하여 계산 과정을 보여준다.

```
fit=survfit(Surv(time,status)~1,data=data)
howto(fit) %>%
 highlight(i=1,j=6,color="yellow") %>%
 highlight(i=2,j=c(2,3,5),color="yellow")
```

time	n.risk	n.event	n.censor		surv
0	21	0	0		1.0000
6	21	3	1	1.0000 × (18 ÷ 21)	0.8571
7	17	1	0	0.8571 × (16 ÷ 17)	0.8067
10	15	1	2	0.8067 × (14 ÷ 15)	0.7529
13	12	1	1	0.7529 × (11 ÷ 12)	0.6902
16	11	1	0	0.6902 × (10 ÷ 11)	0.6275
22	7	1	3	0.6275 × (6 ÷ 7)	0.5378
23	6	1	0	0.5378 × (5 ÷ 6)	0.4482

먼저 연구 시작 시점에서 대상환자수(number at risk, n.risk)는 21명이었고 아직 이벤트가 발생하지 않았으므로(n.event = 0) 생존율은 21/21 = 1이다. 6주째에 3명에게 이벤트가 발생하였다. 6주째의 n.risk는 21명이고 이 중 이벤트가 발생한 3명을 제외하고 18명이 생존하였다. 따라서 6주째 생존율은 다음과 같다. $\hat{S}(6)$은 $S(6)$의 추정량이라는 뜻이다.

$$\hat{S}(6) = 1 \times \frac{(21-3)}{21} = 1 \times \frac{18}{21} = 0.8571$$

7주째의 number at risk는 6주째에 3명 실패(이벤트 발생), 1명 중도절단되어 17명이고 생존율은 0.8571×(16÷17) = 0.8067이 된다. 이 값은 다음과 같다.

$$\hat{S}(7) = 1 \times \frac{18}{21} \times \frac{16}{17}$$

13주째 생존율은 다음과 같이 계산된다.

$$\hat{S}(13) = 1 \times \frac{18}{21} \times \frac{16}{17} \times \frac{14}{15} \times \frac{11}{12} = 0.6902$$

이를 이용하여 생존율 그래프를 그릴 수 있다. 이 그래프에서 생존율이 0.5인 시간이 median survival이 된다.

```
plot(fit)
median=fit$time[min(which(fit$surv<0.5))]
arrows(0,0.5,median,0.5,angle=15,col="red")
arrows(median,0.5,median,0,angle=15,col="red")
text(median,0,median,pos=1,offset=0.1)
```

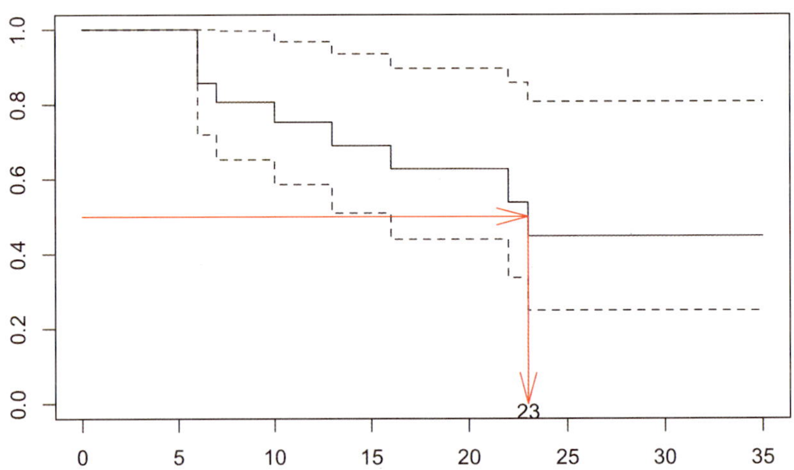

survminer 패키지의 ggsurvplot( )을 이용하면 보다 보기 좋은 그래프를 얻을 수 있다.

```
library(survminer)
ggsurvplot(fit,data=data)
```

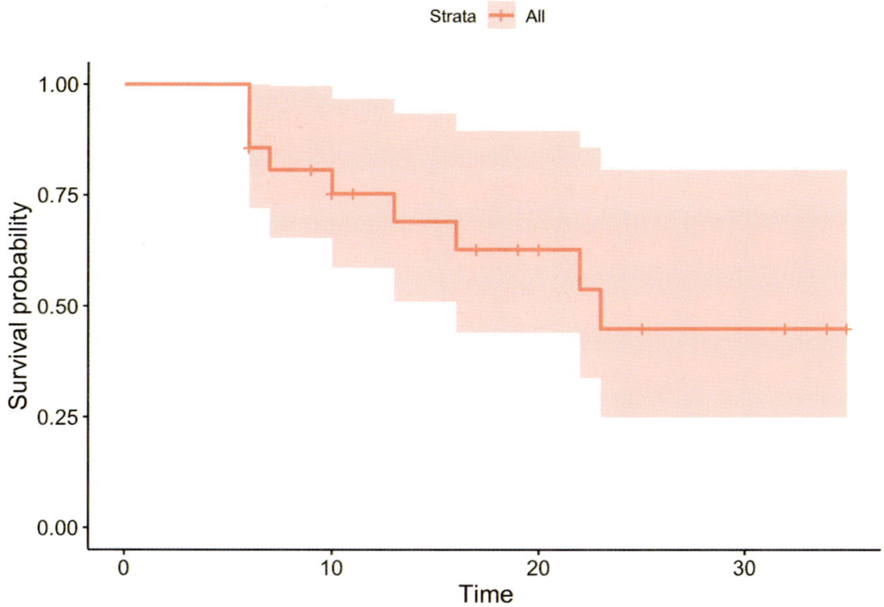

1-1 참고: 조건부확률

먼저 연구 시작 시점에서 대상환자수(number at risk, n.risk)는 21명이었고 아직 이벤트가 발생하지 않았으므로(n.event = 0) 생존율은 21/21 = 1이다. 6주째에 3명에게 이벤트가 발생하였다. 따라서 생존율은 1.0×(21 - 3)÷21 = 18÷21 = 0.8571이 된다. 이를 달리 표현하면 6주까지 살아 있는 사람 중 6주를 초과하여 살아 있는 사람의 비율이다.

$$\hat{S}(6) = P(T > 6 \mid T \geq 6) = \frac{18}{21}$$

여기서 잠깐 조건부확률에 관한 수학 지식을 복습해보자. A라는 사건이 일어날 확률을 $P(A)$, B라는 사건이 일어날 확률을 $P(B)$라고 하면 사건 B가 일어났다는 가정하에 사건 A가 일어날 조건부확률을 $P(A \mid B)$로 표기한다. 이 조건부확률은 다음과 같다.

$$P(A \mid B) = \frac{P(A \cap B)}{P(B)}$$

A와 B가 동시에 일어날 확률 $P(A \cap B)$는 다음과 같다.

$$P(A \cap B) = P(A|B) \times P(B) = P(B|A) \times P(A)$$

따라서 조건부확률 $P(A|B)$를 다음과 같이 쓸 수 있다.

$$P(A|B) = \frac{P(A \cap B)}{P(B)} = \frac{P(A) \times P(B|A)}{P(B)}$$

위에서 $\hat{S}(6) = P(T > 6 | T \geq 6)$는 조건부확률로 $T > 6$인 경우 항상 $T \geq 6$이므로 다음과 같이 쓸 수 있다.

$$P(T > 6 | T \geq 6) = \frac{P(T > 6) \times P(T \geq 6 | T > 6)}{P(T \geq 6)} = \frac{P(T > 6)}{P(T \geq 6)} = \frac{18}{21}$$

1-2 KM 생존율의 일반화

위에서 살펴본 KM 생존율을 일반화하면 다음과 같다. f번째 시간 t_f의 생존율은 그 시간 전까지의 추정생존율에 조건부확률인 $P(T > t_{(f)} | P \geq t_{(f)})$을 곱한 값이 된다.

$$\hat{S}(t_{(f)}) = \hat{S}(t_{(f-1)}) \times \hat{P}(T > t_{(f)} | T \geq t_{(f)})$$

KM 생존율을 구하는 승법극한추정량(product limit estimator)은 다음과 같다.

$$\hat{S}(t_{(f)}) = \prod_{i=1}^{f} \hat{P}(T > t_{(f)} | T \geq t_{(f)})$$

1-3 연습문제

anderson1 데이터를 이용해 생존곡선을 구하고 있다. 앞 절에서는 설명의 편의상 치료군만을 대상으로 생존율을 구하였으나, 여기서는 치료군, 대조군 모두에서 생존율을 구하고자 한다. 다음 표의 빈칸을 채워보자.

```
fit=survfit(Surv(time,status)~rx,data=anderson1)
howto(fit) %>% hide(i=5:7,j=6:7) %>% hide(i=14:17,j=6:7,color="blue")
```

strata	time	n.risk	n.event	n.censor		surv
rx=Treatment						
	0	21	0	0		1.0000
	6	21	3	1	1.0000 × (18 ÷ 21)	0.8571
	7	17	1	0	0.8571 × (16 ÷ 17)	0.8067
	10	15	1	2		
	13	12	1	1		
	16	11	1	0		
	22	7	1	3	0.6275 × (6 ÷ 7)	0.5378
	23	6	1	0	0.5378 × (5 ÷ 6)	0.4482
rx=Control						
	0	21	0	0		1.0000
	1	21	2	0	1.0000 × (19 ÷ 21)	0.9048
	2	19	2	0	0.9048 × (17 ÷ 19)	0.8095
	3	17	1	0		
	4	16	2	0		
	5	14	2	0		
	8	12	4	0		
	11	8	2	0	0.3810 × (6 ÷ 8)	0.2857
	12	6	2	0	0.2857 × (4 ÷ 6)	0.1905

15	4	1	0	0.1905 × (3 ÷ 4)	0.1429
17	3	1	0	0.1429 × (2 ÷ 3)	0.0952
22	2	1	0	0.0952 × (1 ÷ 2)	0.0476
23	1	1	0	0.0476 × (0 ÷ 1)	0.0000

2 로그순위검정

2-1 두 군 간의 KM 생존곡선 비교

로그순위검정(log-rank test)은 2개의 생존곡선이 통계적으로 동등한지를 검정하는 것이다. 2개의 생존곡선이 통계적으로 동등하다는 것은 전체적으로 볼 때 true survival curve가 다르다는 근거가 없다는 뜻이다. 로그순위검정은 2개의 생존곡선을 전체적으로 비교하기 위해 각각의 시간에서 두 군의 기대값과 관찰값의 차이를 구하여 검정통계량을 계산하는 카이제곱검정의 일종이라고 보면 된다. autoReg 패키지의 anderson1 데이터를 예로 검정통계량을 구해보자. 먼저 두 군의 비교를 위해 survfit 함수를 이용해 분석해보자.

```
fit1=survfit(Surv(time,status)~rx,data=anderson1)
summary(fit1)

Call: survfit(formula = Surv(time, status) ~ rx, data = anderson1)

        rx=Treatment
 time  n.risk  n.event  survival  std.err  lower 95% CI  upper 95% CI
    6      21        3     0.857   0.0764         0.720         1.000
    7      17        1     0.807   0.0869         0.653         0.996
   10      15        1     0.753   0.0963         0.586         0.968
   13      12        1     0.690   0.1068         0.510         0.935
   16      11        1     0.627   0.1141         0.439         0.896
   22       7        1     0.538   0.1282         0.337         0.858
   23       6        1     0.448   0.1346         0.249         0.807
```

```
      rx=Control
time  n.risk  n.event  survival  std.err  lower 95% CI  upper 95% CI
   1      21        2    0.9048   0.0641       0.78754         1.000
   2      19        2    0.8095   0.0857       0.65785         0.996
   3      17        1    0.7619   0.0929       0.59988         0.968
   4      16        2    0.6667   0.1029       0.49268         0.902
   5      14        2    0.5714   0.1080       0.39455         0.828
   8      12        4    0.3810   0.1060       0.22085         0.657
  11       8        2    0.2857   0.0986       0.14529         0.562
  12       6        2    0.1905   0.0857       0.07887         0.460
  15       4        1    0.1429   0.0764       0.05011         0.407
  17       3        1    0.0952   0.0641       0.02549         0.356
  22       2        1    0.0476   0.0465       0.00703         0.322
  23       1        1    0.0000      NaN            NA            NA
```

위 결과를 보면 치료군 21명 중 23주째의 생존율은 0.448이고, 대조군의 23주째 생존율은 0이다. 두 군 간 생존곡선을 그려보면 다음과 같다.

```
ggsurvplot(fit1,data=anderson1,pval=TRUE)
```

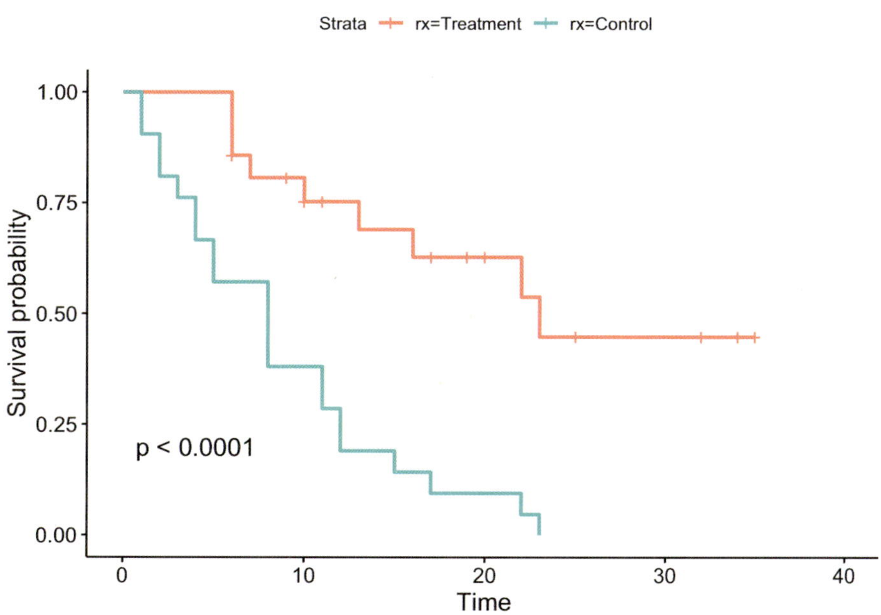

위 그래프에서 보이는 p값이 로그순위검정의 p값으로, 다음과 같은 R 명령어로 구할 수 있다.

```
survdiff(Surv(time,status)~rx,data=anderson1)

Call:
survdiff(formula = Surv(time, status) ~ rx, data = anderson1)

               N Observed Expected (O-E)^2/E (O-E)^2/V
rx=Treatment  21        9     19.3      5.46      16.8
rx=Control    21       21     10.7      9.77      16.8

 Chisq= 16.8  on 1 degrees of freedom, p= 4e-05
```

로그순위검정 통계량은 16.8이며 이 통계량은 자유도 1인 카이제곱분포를 따르고 p값은 매우 낮으므로 두 곡선은 동등하지 않다고 할 수 있다.

위의 검정량을 구하는 과정을 살펴보자.

```
ft=howto2(fit1)
ft %>% highlight(i=2,j=c(2:7))
```

	# Failures		# at risk		# Expected		Obs-Exp		Var(O-E)
t	f1	f2	n1	n2	e1f	e2f	f1-e1f	f2-e2f	varOE
1	2	0	21	21	(21 ÷ 42) × 2	(21 ÷ 42) × 2	1.00	−1.00	0.49
2	2	0	19	21	(19 ÷ 40) × 2	(21 ÷ 40) × 2	1.05	−1.05	0.49
3	1	0	17	21	(17 ÷ 38) × 1	(21 ÷ 38) × 1	0.55	−0.55	0.25
4	2	0	16	21	(16 ÷ 37) × 2	(21 ÷ 37) × 2	1.14	−1.14	0.48
5	2	0	14	21	(14 ÷ 35) × 2	(21 ÷ 35) × 2	1.20	−1.20	0.47
6	0	3	12	21	(12 ÷ 33) × 3	(21 ÷ 33) × 3	−1.09	1.09	0.65
7	0	1	12	17	(12 ÷ 29) × 1	(17 ÷ 29) × 1	−0.41	0.41	0.24
8	4	0	12	16	(12 ÷ 28) × 4	(16 ÷ 28) × 4	2.29	−2.29	0.87

10	0	1	8	15	(8 ÷ 23) × 1	(15 ÷ 23) × 1	−0.35	0.35	0.23
11	2	0	8	13	(8 ÷ 21) × 2	(13 ÷ 21) × 2	1.24	−1.24	0.45
12	2	0	6	12	(6 ÷ 18) × 2	(12 ÷ 18) × 2	1.33	−1.33	0.42
13	0	1	4	12	(4 ÷ 16) × 1	(12 ÷ 16) × 1	−0.25	0.25	0.19
15	1	0	4	11	(4 ÷ 15) × 1	(11 ÷ 15) × 1	0.73	−0.73	0.20
16	0	1	3	11	(3 ÷ 14) × 1	(11 ÷ 14) × 1	−0.21	0.21	0.17
17	1	0	3	10	(3 ÷ 13) × 1	(10 ÷ 13) × 1	0.77	−0.77	0.18
22	1	1	2	7	(2 ÷ 9) × 2	(7 ÷ 9) × 2	0.56	−0.56	0.30
23	1	1	1	6	(1 ÷ 7) × 2	(6 ÷ 7) × 2	0.71	−0.71	0.20
Total	21	9			10.75	19.25	10.25	−10.25	6.26

Log-rank statistic=16.79 on 1 degrees of freedom, p= 4.169e-05

위의 표 중 첫 번째 열은 시간(t)으로 주수를 나타내고, 2~3번째 열은 각각 대조군(f1)과 치료군(f2)의 실패 건수를 나타내며 이 값은 관찰값이다. 4~5번째 열은 대조군(n1)과 치료군(n2)의 number at risk를 나타낸다. 6~7번째 열은 대조군(e1f)과 실험군(e2f)에서 실패의 기대값이 된다. 8~9번째 열은 관찰값에서 기대값을 뺀 값이고, 10번째 열은 관찰값과 기대값에 대한 분산이다. 노란색으로 하이라이트된 두 번째 행을 보자. 2주째에 n.risk는 대조군과 실험군에서 각각 19명, 21명이며, 실패는 대조군에서 2, 치료군에서 0이 관찰되었다. 이때 실패의 기대값은 대조군에서는 $(n1/(n1+n2))\times(n1+n2)$이며, 치료군에서는 $(n2/(n1+n2))\times(n1+n2)$이다. 관찰값에서 기대값을 뺀 값은 열 f1−e1f과 f2−e2f에 계산되어 있다. 또한 관찰값-기대값의 추정분산은 다음 공식으로 계산한다.

$$Var(O_i - E_i) = \frac{n1n2(f1+f2)(n1+n2-f1-f2)}{(n1+n2)^2(n1-n2-1)}$$

로그순위검정량(log-rank statistic)은 다음 공식으로 계산한다.

$$Log-rank\ statistic = \frac{(O_2 - E_2)^2}{Var(O_2 - E_2)} = \frac{(-10.25)^2}{6.26} \approx 16.79$$

위의 값은 반올림된 값으로 실제 값은 attr(ft,"x2")에 저장되어 있다. 이 통계량은 자유도 1인 카이제곱분포를 따르므로 p값은 다음과 같이 계산할 수 있다.

```
attr(ft,"x2")
[1] 16.79294
pchisq(attr(ft,"x2"),df=1,lower.tail=FALSE)
[1] 4.168809e-05
```

2-2 세 군 이상인 경우의 로그순위검정

세 군 이상인 경우의 로그순위검정도 survdiff( ) 함수를 이용해 시행할 수 있다. 이때 로그순위검정의 귀무가설(Null hypothesis: H_0)은 '모든 생존곡선이 동등하다'이다. 세 군 이상의 로그순위검정을 하기 위해서는 각 군의 관찰값과 기대값의 합의 분산과 공분산을 포함하는 복잡한 수식이 사용되지만 이를 수작업으로 계산하지는 않는다. 예제로 survival 패키지의 대장암 데이터를 사용한다. 이 데이터는 stage B/C의 대장암 환자 데이터로 관찰군(Obs(ervation))과 Lev(amisole), Lev(amisole) + 5 - FU, 세 군의 생존을 비교한다.

```
data(cancer,package="survival")
survdiff(Surv(time,status)~rx,data=colon)

Call:
survdiff(formula = Surv(time, status) ~ rx, data = colon)

               N  Observed  Expected  (O-E)^2/E  (O-E)^2/V
rx=Obs       630       345       299       7.01      10.40
rx=Lev       620       333       295       4.93       7.26
rx=Lev+5FU   608       242       326      21.61      33.54

 Chisq= 33.6  on 2 degrees of freedom, p= 5e-08
```

세 군 이상의 로그순위검정에서 통계량은 다음의 근사식을 사용하여 구한다. 이 통계량은 군의 개수-1의 자유도를 갖는 카이제곱분포를 따른다.

$$\chi^2 \approx \sum_{i=1}^{n} \frac{(O_i - E_i)^2}{E_i}$$

위의 경우 통계량은 33.6(자유도 2)으로 매우 적은 p값을 보인다. 이 데이터로 생존곡선을 그려보면 다음과 같다.

```
fit2=survfit(Surv(time,status)~rx,data=colon)
ggsurvplot(fit2,data=colon,pval=TRUE)
```

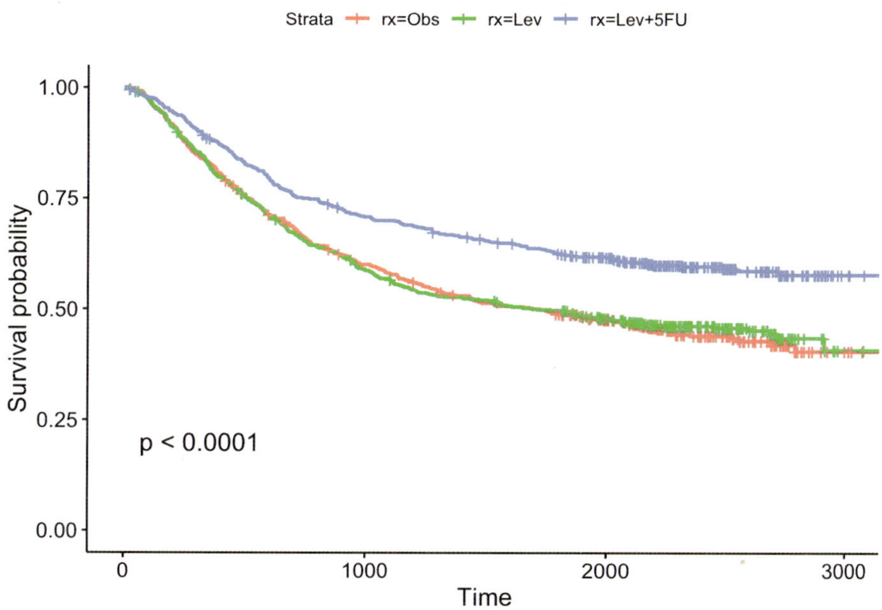

2-3 로그순위검정의 대안

로그순위검정의 대안으로 여러 가지 통계적인 방법들이 제안된다. 이 방법들은 통계량을 구할 때 가중치를 주어 계산한다. Wilcoxon, Tarone-Ware, Peto, Flemington-Harrington 검정 등이 알려져 있는데 방법에 따라 초기 실패에 더 가중치를 주기도 한다.

$$Test\ statistic = \frac{(\Sigma_f w(t_f)(O_i - E_i))^2}{Var(\Sigma_f w(t_f)(O_i - E_i))}$$

위 식에서 가중치 $W(t_f) = weight\ at\ fth\ failure\ time$으로, 여러 검정 방법들은 가중치에 따라 그 결과가 달라진다.

Test Statistic	$w(t_f)$
Log Lank	1
Wilcoxon	n_f
Tarone-Ware	sqrt(n_f)
Peto	$s(t_f)$
Flemington-Harrington	$S(t_{(f1)})^p \times [1-S(t_{(f1)})]^q$

pancreatic2 데이터는 췌장암 환자의 생존에 관한 데이터로 asaur 패키지에 포함되어 있다. 이 데이터에서 pfs는 병기의 진행이 없는 생존(progression free survival)을 나타낸다. 이 데이터로 병기에 따른 생존곡선을 비교해보자.

```
data(pancreatic2,package="asaur")
survdiff(Surv(pfs)~stage,data=pancreatic2)
```

```
Call:
survdiff(formula = Surv(pfs) ~ stage, data = pancreatic2)

           N  Observed  Expected  (O-E)^2/E  (O-E)^2/V
stage=LA   8         8      12.3       1.49       2.25
stage=M   33        33      28.7       0.64       2.25

 Chisq= 2.2  on 1 degrees of freedom, p= 0.1
```

로그순위검정에서 국소진행암(locally advanced, LA)과 전이된 암(metastatic, M)의 pfs 생존곡선이 동등하지 않다는 근거는 없다고 할 수 있다. 생존곡선을 보면 다음과 같다.

```
fit4=survfit(Surv(pfs)~stage,data=pancreatic2)
ggsurvplot(fit4,data=pancreatic2,pval=TRUE)
```

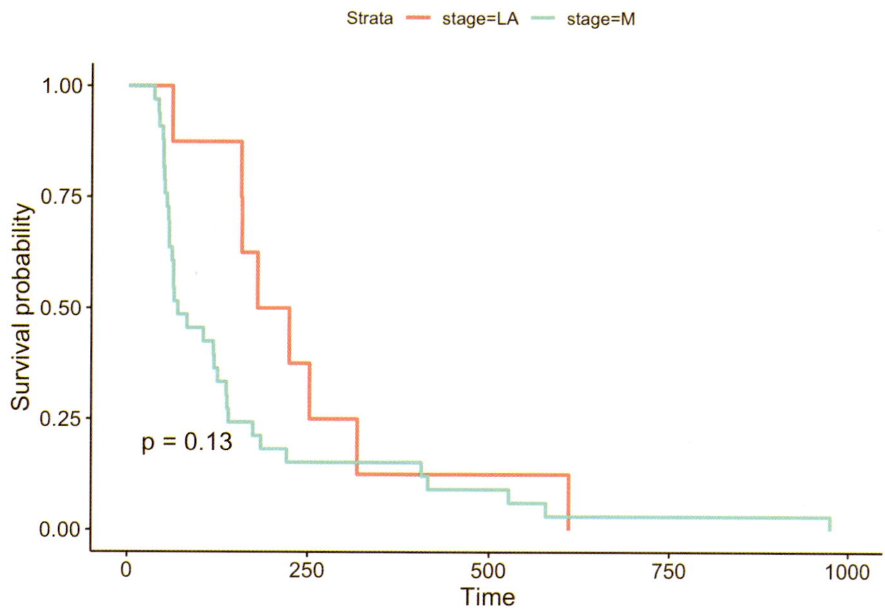

이 데이터에서 survdiff( ) 함수에 rho = 1로 옵션을 주어 검정하면, Peto의 수정방법으로 검정을 한다.

```
survdiff(Surv(pfs)~stage,data=pancreatic2,rho=1)

Call:
survdiff(formula = Surv(pfs) ~ stage, data = pancreatic2, rho = 1)

            N  Observed  Expected  (O-E)^2/E  (O-E)^2/V
stage=LA    8      2.34      5.88      2.128       4.71
stage=M    33     18.76     15.22      0.822       4.71

 Chisq= 4.7  on 1 degrees of freedom, p= 0.03
```

검정 결과 p값은 0.03으로 유의하다. 이 검정방법은 초기 생존시간에 가중치를 주기 때문에 국소진행암이 초기 생존에 유리한 것으로 나타난다. 생존곡선을 그릴 때 ggsurvplot( ) 함수의 log.rank.weights 인수를 조절하면 이 값을 그래프에 나타낼 수 있다.

```
ggsurvplot(fit4,data=pancreatic2,pval=TRUE,log.rank.weights="S1")
```

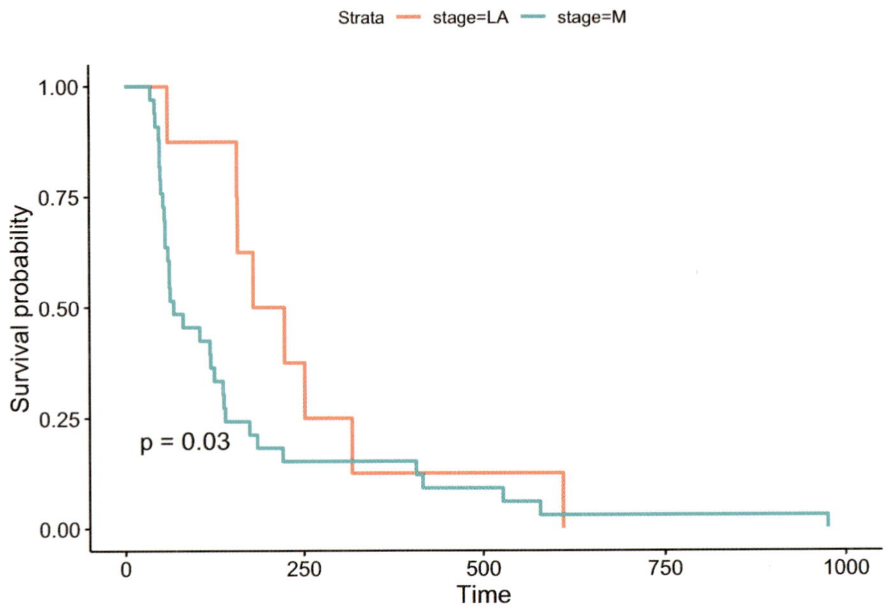

2-4 연습문제

로그순위검정을 위해 기대값을 계산하고자 한다. 다음 예에서 빈칸을 채워보자.

```
fit=survfit(Surv(time,status)~x,data=aml)
howto2(fit) %>% hide(i=5:7,j=6:7) %>% hide(i=10:11,j=3:5,color="blue")
```

	# Failures		# at risk		# Expected		Obs-Exp		Var(O-E)
t	f1	f2	n1	n2	e1f	e2f	f1-e1f	f2-e2f	varOE
5	0	2	11	12	(11 ÷ 23) × 2	(12 ÷ 23) × 2	-0.96	0.96	0.48
8	0	2	11	10	(11 ÷ 21) × 2	(10 ÷ 21) × 2	-1.05	1.05	0.47
9	1	0	11	8	(11 ÷ 19) × 1	(8 ÷ 19) × 1	0.42	-0.42	0.24
12	0	1	10	8	(10 ÷ 18) × 1	(8 ÷ 18) × 1	-0.56	0.56	0.25
13	1	0	10	7			0.41	-0.41	0.24
18	1	0	8	6			0.43	-0.43	0.24
23	1	1	7	6			-0.08	0.08	0.46
27	0	1	6	5	(6 ÷ 11) × 1	(5 ÷ 11) × 1	-0.55	0.55	0.25

30	0	1	5	4	(5 ÷ 9) × 1	(4 ÷ 9) × 1	−0.56	0.56	0.25
31	1				(5 ÷ 8) × 1	(3 ÷ 8) × 1	0.38	−0.38	0.23
33	0				(4 ÷ 7) × 1	(3 ÷ 7) × 1	−0.57	0.57	0.24
34	1	0	4	2	(4 ÷ 6) × 1	(2 ÷ 6) × 1	0.33	−0.33	0.22
43	0	1	3	2	(3 ÷ 5) × 1	(2 ÷ 5) × 1	−0.60	0.60	0.24
45	0	1	3	1	(3 ÷ 4) × 1	(1 ÷ 4) × 1	−0.75	0.75	0.19
48	1	0	2	0	(2 ÷ 2) × 1	(0 ÷ 2) × 1	0.00	0.00	0.00
Total	7	11			10.69	7.31	−3.69	3.69	4.01

Log-rank statistic=3.4 on 1 degrees of freedom, p= 0.06534

2-5 층화된 로그순위검정

1) 예제 1

두 군 간의 생존곡선을 비교할 때, 다른 공변량을 보정해야 할 경우 층화된 비례위험모형을 사용할 수도 있고(6장 참조), 보정할 공변량의 수준이 적을 때는 층화된 로그순위검정을 할 수도 있다. 층화된 로그순위검정의 귀무가설은 $H_0{:}h_{0j}(t) = h_{1j(t)}$ $for\ j = 1, 2, \cdots, G$이다. 이때 두 번째 변수의 각 수준에 대해 스코어통계량 U_{0g}와 분산 V_{0g}를 계산한다(이때 $g = 1, \cdots, G$는 첫 번째 변수의 group이다). 검정통계량은 다음과 같으며, 이 통계량은 자유도가 1인 카이제곱분포를 따른다.

$$\chi^2 = \frac{(\Sigma_{g=1}^{G} U_{0g})^2}{\Sigma_{g=1}^{G} V_{0g}^2}$$

치료한 병원, 나이군, 성별 등이 층화할 변수의 예이다. asaur 패키지의 pharmacoSmoking은 금연 치료로 패치만을 사용한 군과 복합약물치료를 한 군 간의 재발(다시 흡연)까지 걸린 시간에 관한 데이터이다. 두 군 간의 생존을 비교하면 다음과 같다.

```
data(pharmacoSmoking,package="asaur")
survdiff(Surv(ttr,relapse)~grp,data=pharmacoSmoking)
```

```
Call:
survdiff(formula = Surv(ttr, relapse) ~ grp, data = pharmacoSmoking)

                   N  Observed  Expected  (O-E)^2/E  (O-E)^2/V
grp=combination   61        37      49.9       3.36       8.03
grp=patchOnly     64        52      39.1       4.29       8.03

 Chisq= 8  on 1 degrees of freedom, p= 0.005
```

```
fit=survfit(Surv(ttr,relapse)~grp,data=pharmacoSmoking)
ggsurvplot(fit,data=pharmacoSmoking,pval=TRUE,legend=c(0.7,0.85))
```

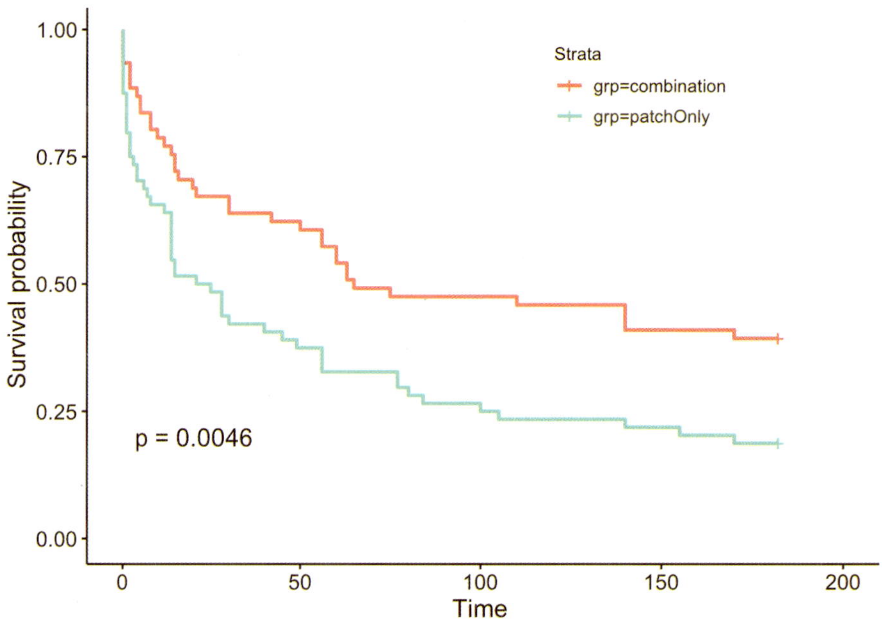

이때 나이의 영향을 보정하기 위해 ageGroup2를 사용하여 층화된 로그순위검정을 하면 다음과 같다.

```
survdiff(Surv(ttr, relapse) ~ grp+strata(ageGroup2),data=pharmacoSmoking)
```

```
Call:
survdiff(formula = Surv(ttr, relapse) ~ grp + strata(ageGroup2),
    data = pharmacoSmoking)

                   N Observed Expected (O-E)^2/E (O-E)^2/V
grp=combination   61       37     49.1      2.99      7.03
grp=patchOnly     64       52     39.9      3.68      7.03

 Chisq= 7  on 1 degrees of freedom, p= 0.008
```

```
labs=c("Combination, age 21-49","Combination, age 50+","patchOnly, age 21-49","patchOnly,
age 50+")
ggsurvplot(survfit(Surv(ttr, relapse) ~ grp+strata(ageGroup2),data=pharmacoSmoking),
        data=pharmacoSmoking,legend=c(0.7,0.85),legend.labs=labs,pval=TRUE)
```

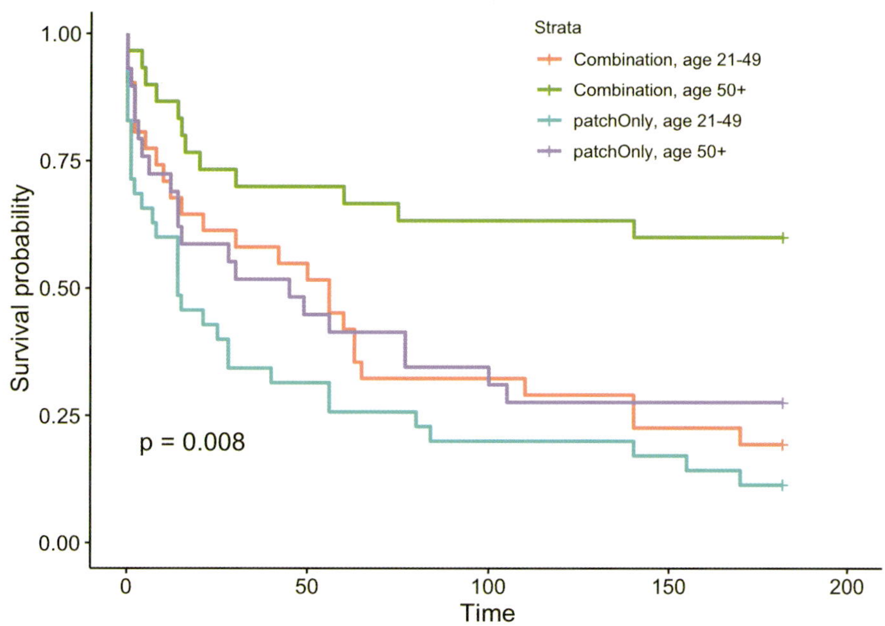

이 예에서는 공변량인 ageGroup2의 효과를 보정하기 전과 보정한 후의 차이가 많지 않아 이 변수에 대하여 층화된 로그순위검정을 할 필요는 없어 보인다. 다음 절에서는 혼동변수의 효과에 대하여 알아본다.

2) 예제 2

이번에 살펴볼 예제는 《Applied Survival Analysis Using R》(Moore, 2016)의 p51~52에 소개된 내용이다. 대조군과 치료군을 비교하기 위한 임상연구를 시뮬레이션하여 데이터를 만든다. 단순하게 하기 위해 생존시간은 지수적으로 분포한다고 가정하고 질환이 아주 치명적이어서 중도절단이 없는 것으로 가정한다. 혼동변수로 2가지 genotype(유전자타입)인 wild type(정상)과 mutant type(돌연변이)을 가정하고 이 중 돌연변이인 경우 상당히 나쁜 예후를 보이는 것으로 가정한다. 구체적으로는 대조군의 mutant인 경우 매일 0.03의 위험비를 보이고, 치료하는 경우 위험을 0.55의 비율로 감소시키는 것으로 한다. 정상인 wild type에서는 mutant에 비해 위험비가 20%로 감소하는 것으로 하고 치료 효과는 비슷한 것으로 한다. R을 이용해 4가지 위험비를 다음과 같이 정의한다.

```
lambda.mutant.0 <- 0.03
lambda.mutant.1 <- 0.03*0.55
lambda.wt.0 <- 0.03*0.2
lambda.wt.1 <- 0.03*0.2*0.55
```

다음으로 무작위변수 발생기를 초기화시키고 지수분포를 갖는 변수를 무작위로 발생시켜 geneConfounder 데이터를 만든다.

```
set.seed(4321)
tt.control.mutant <- rexp(25, rate=lambda.mutant.0)
tt.treat.mutant <- rexp(125, rate=lambda.mutant.1)
tt.control.wt <- rexp(125, rate=lambda.wt.0)
tt.treat.wt <- rexp(25, rate=lambda.wt.1)
ttAll <- c(tt.control.mutant, tt.treat.mutant, tt.control.wt,
         tt.treat.wt)

status <- rep(1, length(ttAll))
genotype <- c(rep("mutant", 150), rep("wt", 150))
trt <- c(rep(0, 25), rep(1, 125), rep(0, 125), rep(1, 25))

geneConfounder <- data.frame(ttAll, status, trt, genotype)
```

이 데이터를 이용해 치료(trt)에 따른 두 생존곡선을 비교해보자.

```
survdiff(Surv(ttAll, status) ~ trt, data=geneConfounder)

Call:
survdiff(formula = Surv(ttAll, status) ~ trt, data = geneConfounder)

        N  Observed  Expected  (O-E)^2/E  (O-E)^2/V
trt=0 150       150       183       6.00       15.9
trt=1 150       150       117       9.41       15.9

 Chisq= 15.9 on 1 degrees of freedom, p= 7e-05

fit=survfit(Surv(ttAll, status) ~ trt, data=geneConfounder)
labs=c("Control","Treated")
ggsurvplot(fit,data=geneConfounder,legend=c(0.7,0.9),legend.title="",
           legend.labs=labs,pval=TRUE)
```

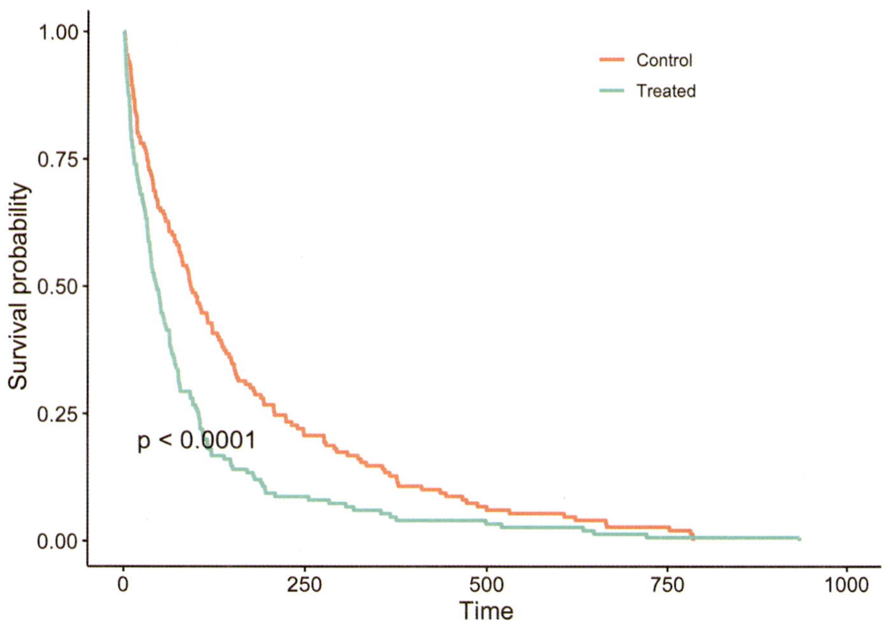

로그순위검정의 결과와 생존곡선을 살펴보면 치료를 하면 생존이 감소하는 것으로 보이고, p값이 매우 낮은 것을 알 수 있다.

혼동변수인 genotype의 영향을 보정하여 생존곡선을 그리고 로그순위검정을 해보자.

```
survdiff(Surv(ttAll, status) ~ trt + strata(genotype), data=geneConfounder)
```

```
Call:
survdiff(formula = Surv(ttAll, status) ~ trt + strata(genotype),
    data = geneConfounder)


        N  Observed  Expected  (O-E)^2/E  (O-E)^2/V
trt=0  150       150       133       2.17       7.57
trt=1  150       150       167       1.73       7.57

 Chisq= 7.6  on 1 degrees of freedom, p= 0.006
```

```
fit=survfit(Surv(ttAll, status) ~ trt+strata(genotype), data=geneConfounder)
labs=c("Control Mutant","Control Wildtype","Treated Mutant","Treated Wildtype")
ggsurvplot(fit,data=geneConfounder,legend=c(0.75,0.85),legend.labs=labs)
```

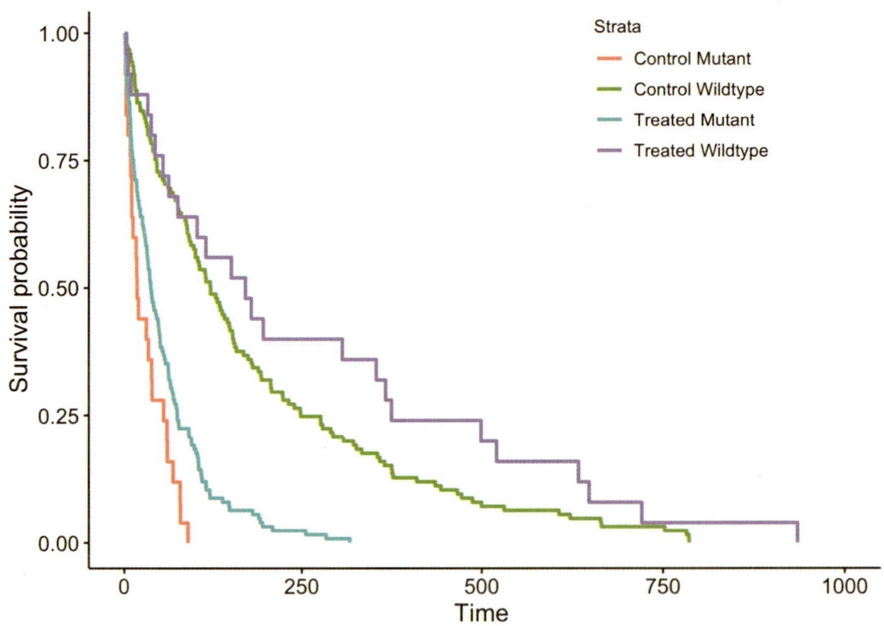

survdiff( ) 함수의 출력결과는 어느 치료가 우월한지 알아보기가 쉽지 않기 때문에 생존곡선을 그려 비교하는 것이 중요하다. 혼동변수인 genotype의 영향을 보정한 후 치료군의 생존이 대조군보다 우월한 것으로 나타났으며 매우 유의한 p값을 보였다. 이 연구 결과는 다음과 같이 해석할 수 있다. ①치료군은 대조군에 비해 우월한 생존을 보인다. ②wild type은 mutant에 비해 우월한 생존을 보인다. ③대조군에 비해 치료군에 mutant가 많이 포함되어 있어 유전자 타입을 고려하지 않은 경우 치료군의 생존이 더 나쁜 것으로 보인다. 관찰연구에서는 이러한 형태의 혼동변수의 영향이 흔히 관찰된다. 예를 들어, 민족 간에 돌연변이의 출현빈도가 다르게 나타나고, 새로운 실험적인 치료를 받을 수 있는 기회도 국가마다 다를 수 있다. 이러한 경우가 있기 때문에 혼동변수가 의심될 때는 혼동변수의 영향을 보정하는 것이 바람직하다.

4장

콕스비례위험모형

이번 장에서는 생존데이터 분석에 널리 쓰이는 콕스비례위험모형(Cox proportional hazard(PH) model)을 다룬다. 먼저 R의 출력결과를 보면서 회귀모형이나 로지스틱회귀모형과 비교해보고 콕스비례위험모형의 장점 및 회귀계수의 최대가능도 추정량과 위험비 식, 보정된 생존곡선을 그리는 방법 등을 알아본다.

1 콕스PH모형에 적합시킨 여러 모형의 비교

콕스PH모형은 위험함수에 공변량에 대한 회귀식을 포함하는 모형으로 생존시간 데이터의 분포에 대한 가정이 필요 없고 추정된 회귀계수로부터 위험비를 구할 수 있어 널리 사용된다. 먼저 autoReg 패키지에 포함되어 있는 anderson 데이터를 사용하여 콕스비례위험모형에 적합시켜본다. anderson 데이터는 백혈병 환자 42명의 데이터로 대조군(rx = 1)과 치료군(rx = 0)의 재발(status = 1)까지의 시간[time, 단위: 주수(weeks)]을 기록한 생존데이터이다. 이 데이터에는 성별(sex 0:Female, 1:Male)과 로그백혈구 수(logWBC)가 포함되어 있다. 생존시간의 설명변수로 각각 rx, logWBC, rx*logWBC를 하는 콕스비례위험모형 3개를 만들어 표로 정리하였다.

```
library(autoReg)
library(survival)
library(survminer)
library(flextable)
library(ftExtra)
library(interpretCI)

fit1=coxph(Surv(time,status)~rx,data=anderson)
fit2=coxph(Surv(time,status)~rx+logWBC,data=anderson)
fit3=coxph(Surv(time,status)~rx*logWBC,data=anderson)
modelsSummaryTable(list(fit1,fit2,fit3)) %>% highlight(j=7,part="all")
```

[표 4-1] 콕스비례위험모형 요약

Dependent: Surv(time, status), data=anderson

Model		coef	se(coef)	z	Pr(>|z|)	HR	lower	upper
Model 1								
	rx	1.572	0.412	3.812	<.001	4.817	2.147	10.809
Model 2								
	rx	1.386	0.425	3.263	.001	3.999	1.739	9.195
	logWBC	1.691	0.336	5.034	<.001	5.424	2.808	10.478
Model 3								
	rx	2.375	1.705	1.393	.164	10.750	0.380	304.162
	logWBC	1.872	0.451	4.148	<.001	6.504	2.685	15.755
	rx:logWBC	−0.318	0.526	−0.604	.546	0.728	0.260	2.040

위의 출력결과를 보면 회귀분석이나 로지스틱회귀분석의 출력결과와 비슷해 보인다. 다른 점은 7열의 HR 부분이다. 콕스비례위험모형에서는 회귀계수 coef로부터 위험비(hazard ratio, HR)가 계산된다. 첫 번째 모형의 rx에 대한 회귀계수는 1.572이며 HR은 다음과 같이 계산된다(HR은 소수점 셋째자리에서 반올림하였다).

$$HR = e^{coef} = e^{1.572} \approx 4.817$$

R에서 자연로그의 역함수인 e^x는 다음과 같이 계산한다.

```
exp(1.572)

[1] 4.816271
```

다음으로 회귀계수와 p값을 설명하기 위해 세 번째 모형을 보자.

```
gaze(fit3) %>% myft() %>% highlight(i=1,j=1:4)
```

	coef	se(coef)	z	Pr(>|z|)	HR	lower	upper
rx	2.375	1.705	1.393	.164	10.750	0.380	304.162
logWBC	1.872	0.451	4.148	<.001	6.504	2.685	15.755
rx:logWBC	−0.318	0.526	−0.604	.546	0.728	0.260	2.040

n=42, events=30, Likelihood ratio test=47.07 on 3 df (p< .001)

첫 번째 열에 설명변수가 있고, 두 번째 열에는 회귀계수, 세 번째 열에는 회귀계수의 표준오차, 네 번째 열에는 z 통계량, 다섯 번째 열에는 p값이 기록되어 있다. 첫 번째 행인 rx를 예로 들어 설명하면 z 통계량은 회귀계수를 회귀계수의 표준오차로 나눈 값으로 Wald 통계량이라고도 한다.

```
2.375/1.705
[1] 1.392962
```

다음 열의 p값은 Wald 검정의 결과이다. Wald 검정의 귀무가설은 H_0:*coefficient* = 0이며 p값은 표준정규분포에서 z 통계량보다 더 극단적인 값을 가질 확률이다. 이를 표준정규분포표에서 확인해보면 다음과 같다.

```
show_z_table(z=1.392962)
```

z	−3.090	−2.576	−2.326	−1.960	−1.645	−1.393	−1.282	−0.674	−0.253
p	0.002	0.010	0.020	0.050	0.100	0.164	0.200	0.500	0.800

이 값을 표준정규분포곡선에서 확인하면 다음과 같다. 양측검정이므로 p값은 0.164가 된다. 따라서 귀무가설 H_0를 기각하기에는 근거가 부족하다.

```
draw_n(z=1.392962)
```

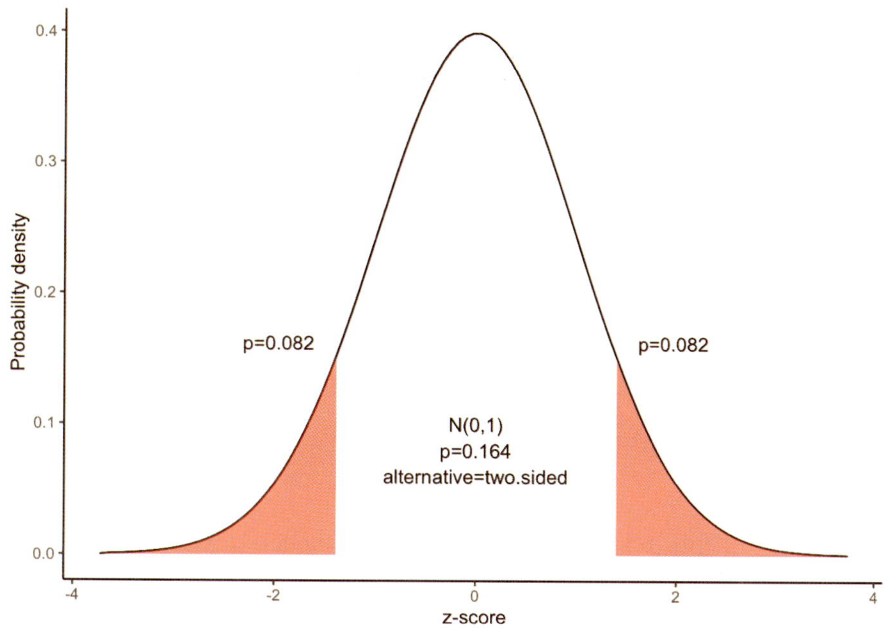

다음으로는 HR의 95% 신뢰구간인데 이는 회귀계수의 신뢰구간을 구한 후 지수함수 값을 취한 것이다. 회귀계수의 95% 신뢰구간은 회귀계수±1.96×표준오차로 정해진다. 설명변수 rx의 경우 회귀계수는 2.375, 회귀계수의 표준오차는 1.705이므로 회귀계수의 95% 신뢰구간은 다음과 같다.

```
2.37491+c(-1,1)*1.96*1.70547
```

```
[1] -0.9678112 5.7176312
```

HR의 95% 신뢰구간은 다음과 같이 계산된다.

```
exp(2.37491+c(-1,1)*1.96*1.70547)
```

```
[1] 0.3799137 304.1835189
```

다음으로, 표의 아랫부분을 보면 대상환자수와 event 발생건수, 가능도비검정(likelihood ratio test) 결과가 표시되어 있다.

```
gaze(fit3) %>% myft() %>% highlight(i=1,part="footer")
```

	coef	se(coef)	z	Pr(>|z|)	HR	lower	upper
rx	2.375	1.705	1.393	.164	10.750	0.380	304.162
logWBC	1.872	0.451	4.148	<.001	6.504	2.685	15.755
rx:logWBC	−0.318	0.526	−0.604	.546	0.728	0.260	2.040

n=42, events=30, Likelihood ratio test=47.07 on 3 df (p<.001)

가능도비검정은 설명변수가 하나도 없는 영모형(null model)의 로그가능도와 현재 모형의 로그가능도를 비교한 것이다. 영모형은 다음과 같다.

```
fit0=coxph(Surv(time,status)~1,data=anderson)
fit0
```

```
Call: coxph(formula = Surv(time, status) ~ 1, data = anderson)

Null model
 log likelihood= -93.18427
 n= 42
```

영모형의 로그가능도는 −93.18이며 현재 모형의 로그가능도는 다음에서 알 수 있다.

```
fit3$loglik
```

```
[1] -93.18427 -69.64839
```

여기에는 2개의 값이 저장되어 있는데, 첫 번째 값은 영가설의 로그가능도이고, 두 번째 값이 현재 모형의 로그가능도이다. 가능도비검정에 쓰이는 LR 통계량은 영모형의 로그가능도에

–2를 곱한 값과 현재 모형의 로그가능도에 –2를 곱한 값의 차이이다.

```
-2*(fit0$loglik)-(-2*(fit3$loglik[2]))
[1] 47.07177
```

LR 통계량은 공변량의 개수를 자유도로 하는 카이제곱분포를 따른다. 가능도비검정 결과의 p값은 다음 R 코드로 얻을 수 있다. 이 값은 R의 출력결과와 동일하다.

```
pchisq(47.07177,df=3,lower.tail=FALSE)
[1] 3.355553e-10
```

세 번째 설명변수인 rx:logWBC는 치료와 로그백혈구 수의 곱으로 표시한 것으로 두 변수 간의 상호작용을 나타낸다. 이 변수에 대한 Wald 검정 결과는 $p = 0.546$으로 유의하지 않다. 상호작용이 없는 두 번째 모형과 가능도비검정을 하기 위해 LR 통계량을 구해보면 다음과 같다.

```
-2*(fit2$loglik[2]-fit3$loglik[2])
[1] 0.3594296
```

이 통계량은 두 모형의 공변량 개수의 차이를 자유도로 하는 카이제곱분포를 따르므로 p값은 다음과 같다.

```
pchisq(0.3594296,df=1,lower.tail=FALSE)
[1] 0.5488232
```

이 값을 카이제곱분포곡선에서 확인해보면 다음과 같다.

```
draw_x2(q=0.3594296,df=1)
```

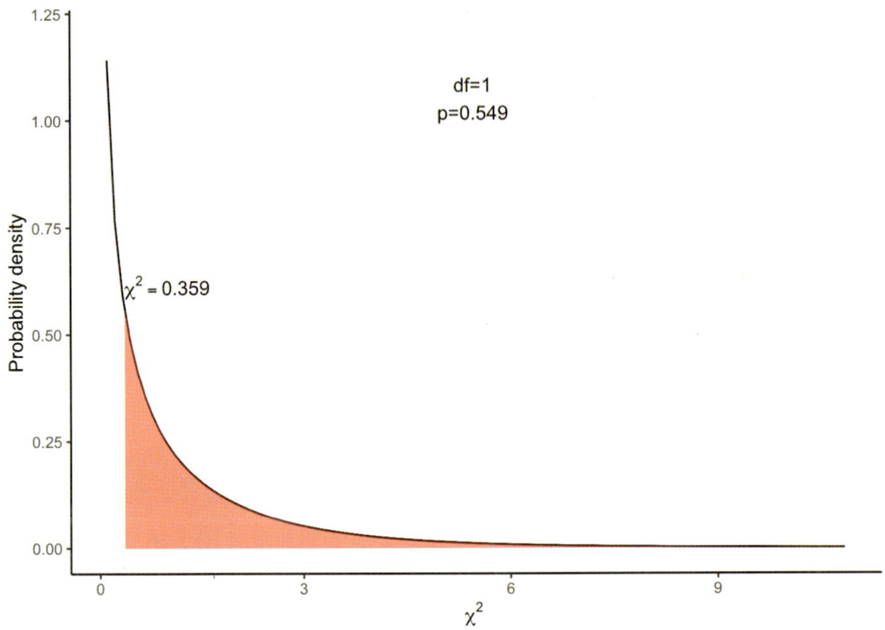

가능도비검정의 p값(0.549)은 Wald 검정의 p값(0.546)과 같지는 않지만 거의 비슷한 결과를 보여준다. 만약 두 검정 결과가 다르다면 가능도비검정이 보다 좋은 통계학적 특성을 가지고 있기 때문에 가능도비검정을 사용해야 한다. 모형 2와 모형 3을 비교하는 또 다른 방법은 drop1( ) 함수를 사용하는 방법이다. drop1 함수는 AIC(Akaike information criterion)를 기준으로 모형을 비교해준다. AIC 값은 $AIC = 2k - 2\log(\hat{L})$으로 계산되는데 k는 공변량의 개수이고 $\log(\hat{L})$는 로그가능도이다. 따라서 모형 3의 AIC 값은 다음과 같이 계산된다.

```
2*3-2*fit3$loglik[2]
```

```
[1] 145.2968
```

AIC 값은 낮을수록 좋은 모형이며 drop1( )을 사용하면 현재 모형과 설명변수를 하나 누락시킨 모형의 AIC 값을 비교해준다.

```
drop1(fit3)

Single term deletions

Model:
Surv(time, status) ~ rx * logWBC
           Df     AIC
<none>          145.30
rx:logWBC   1   143.66
```

위의 출력결과를 보면 모형 3의 AIC 값이 145.3이며 rx:logWBC를 누락시킨 모형의 AIC 값이 더 낮은 것을 알 수 있다. 따라서 모형 3에 비해 모형 2가 더 좋은 모형이다. 다음으로 모형 2와 모형 1을 가능도비검정으로 비교해보면 다음과 같다.

```
LR=-2*(fit1$loglik[2]-fit2$loglik[2])
pchisq(LR,df=1,lower.tail=FALSE)

[1] 3.587325e-08
```

모형 2의 Wald 검정($p < 0.001$) 및 가능도비검정($p < 0.001$) 결과, 모형 2의 예측변수 logWBC는 통계적으로 유의한 변수임을 알 수 있다. 따라서 3가지 모형 중 모형 2를 가장 좋은 모형이라고 할 수 있으며, 모형 2의 rx에 대하여 "logWBC의 효과를 보정한 후 치료효과는 통계적으로 유의하며 위험비는 4.0(95% 신뢰구간 1.74-9.20)으로 추정된다."라고 기술할 수 있다.

모형 2의 위험비를 그림으로 나타내면 다음과 같다. 이 그림에서 두 예측변수의 위험비의 95% 신뢰구간이 0을 포함하지 않아 유의한 것을 알 수 있다.

```
modelPlot(fit2,widths=c(1,0,2.1,3))
```

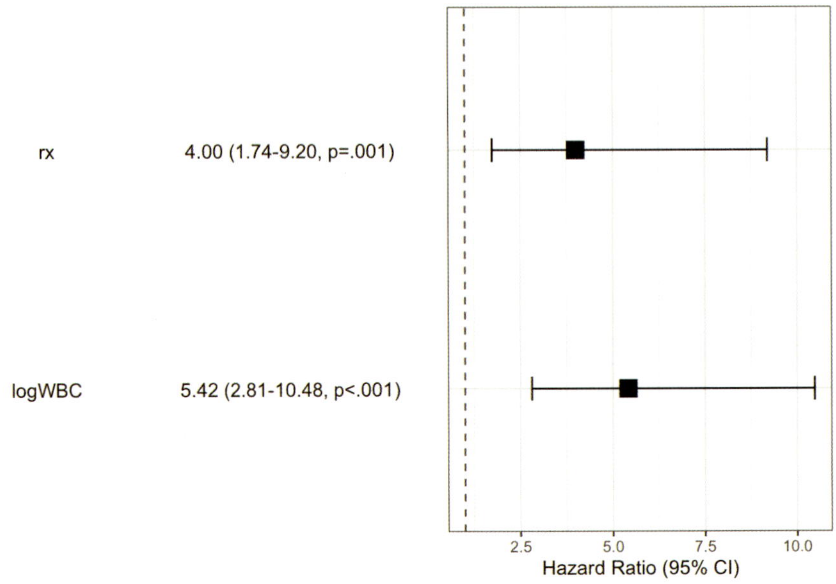

모형 2에서 logWBC를 보정한 후 rx에 대한 생존곡선을 그려보면 다음과 같다.

```
adjustedPlot(fit2,xnames="rx")
```

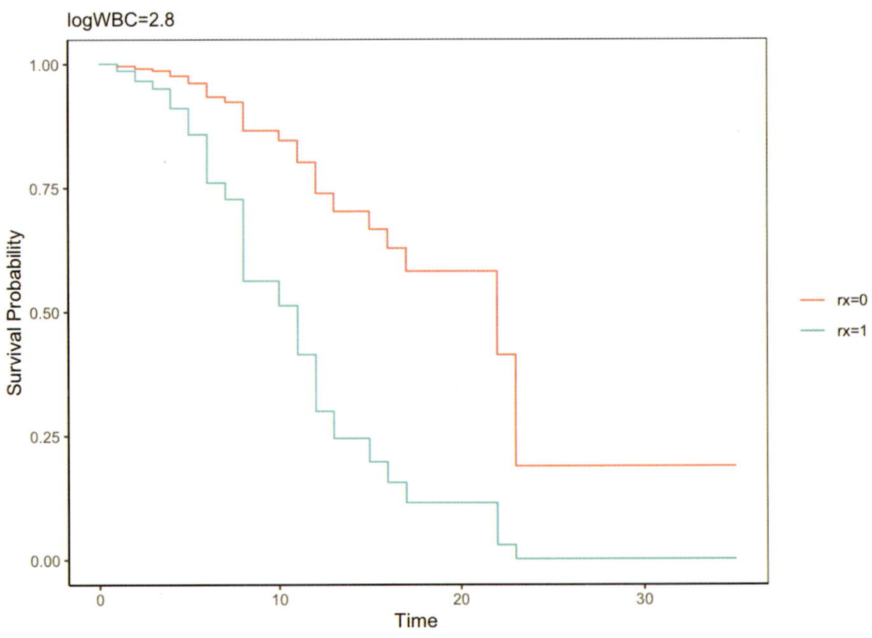

지금까지 우리는 콕스비례위험모형의 공식에 대한 고찰 없이 분석을 진행하고 가장 좋은 모형을 선택하였다. 다음 절에서는 콕스비례위험모형의 모형식(formula)을 살펴보기로 한다.

2 콕스PH모형식

설명변수 $X=(X_1, X_2, \cdots, X_p)$가 있는 콕스비례위험모형의 위험함수는 다음 식으로 표현할 수 있다.

$$h(t,X) = h_0(t) \times e^{\Sigma_{i=1}^{p}\beta_i X_i}$$

위의 위험함수는 설명변수 X를 가진 어떤 대상환자의 t시간에서의 위험을 나타낸 것이다. 위 식은 기저함수인 $h_0(t)$와 $e^{\Sigma_{i=1}^{p}\beta_i X}$ 두 성분으로 나누어 생각해볼 수 있다.

$h_0(t)$	$\exp\left(\sum_{i=1}^{k}\beta_i X_i\right)$
Baseline hazard	exponential
Involves t	Involves X
but not X's	not not t
	X's are **time-independent**

위의 표에서 보는 바와 같이 첫 번째 성분인 $h_0(t)$는 기저위험함수(baseline hazard function)라고 하는데 이 함수는 시간 t의 함수이며 공변량인 X는 포함하고 있지 않다. 반면 지수부분인 $e^{\Sigma_{i=1}^{p}\beta_i X}$는 X를 포함하지만 시간 t는 포함되어 있지 않다. 따라서 X는 시간에 의존하지 않는다. X가 시간에 따라 변화하는 경우도 있는데 이러한 경우는 시간의존공변량(time-dependent covariate)이라고 하며, 7장에서 다룰 것이다.

시간에 따라 변화하지 않는 공변량의 예는 성별이나 흡연상태 등이 있다. 사실 흡연상태 등은 시간에 따라 변화할 수도 있지만 PH모형에서는 분석을 위해 한 번 정해지면 변화하지 않는 것으로 가정하고 분석한다. 시간에 따라 변화하는 변수로는 나이나 몸무게 등이 있다. 시간에 따라 직선적으로 변화하는 나이 등은 시간의존공변량으로 볼 때와 시간에 따라 변하지 않는 것으로 가정하는 경우의 차이가 없다(7장 2-2절 참조). 몸무게 등의 변화가 크지 않을 때는 시간에 따라 변화하지 않는 것으로 가정하고 분석할 수 있으며 이때는 대상환자당 하나의 측정값만을 사용한다.

콕스PH모형식에서 모든 공변량이 0일 경우 시간 t에서의 위험함수는 $h_0(t)$와 같아지며 이와 같은 특성 때문에 $h_0(t)$를 기저위험함수라 부른다.

$$\begin{aligned} h(t,X) &= h_0(t)\times e^{\Sigma_{i=1}^{p}\beta_i X_i} \\ &= h_0(t)\times e^0 \leftarrow X_1 = X_2 = \cdots X_p = 0 \\ &= h_0(t) \end{aligned}$$

또한 공변량이 없는 경우에도 시간 t에서의 위험함수 $h(t,X)=h_0(t)$가 된다.

콕스PH모형의 기저위험함수 $h_0(t)$는 모수적 가정을 하지 않으므로 준모수적인(semiparametric) 방법이라고 할 수 있으며, 이는 콕스PH모형의 중요한 특징 중 하나이다. 반면 기저위험함수의 분포가 알려져 있는 모수적인 회귀모형을 사용한 생존분석 방법도 있는데 와이블모형(Weibull model)이 대표적이며, 이는 8장에서 다룰 것이다.

3 콕스PH모형의 강점

콕스PH모형이 널리 사용되는 가장 중요한 이유는 기저위험함수의 분포에 대한 가정 없이도 회귀계수 및 위험비를 잘 추정해주고, 다양한 데이터에서 보정된 생존곡선을 그릴 수 있다는 점 때문이다. 다르게 말하면, 콕스PH모형은 매우 강건(robust)하기 때문에 정확한 모수적인 모형의 추정 결과와 매우 근접한 추정 결과를 얻을 수 있다. 예를 들어, 기저위험함수가 와이블모형에 따른다면 콕스모형을 통해 와이블모형의 결과와 근접한 결과를 얻을 수 있으며, 정확한 모형이 지수모형이라면 역시 콕스모형을 통해 매우 근접한 결과를 얻을 수 있다. 만일 정확한 모수적 모형에 대한 확신이 있다면 모수적 모형을 선호할 수 있다. 그러나 모수적 모형에 대한 적합도 검정(goodness of fit test)을 시행하더라도 그 모수적 모형이 맞는지 완전히 확신할 수는 없다. 모수적인 가정이 의심스러울 경우 콕스PH모형을 통해 신뢰할 수 있는 결과를 얻을 수 있으므로 대부분의 경우 콕스모형을 사용하는 것이 안전한 방법이다.

콕스PH모형이 널리 사용되는 두 번째 이유는 콕스모형의 위험함수 식 중 지수 부분인 $e^{\sum_{i=1}^{p}\beta_i X}$에 있다. 이 지수 부분의 값은 항상 0보다 크기 때문에 위험비가 0부터 무한대의 값을 가질 수 있다($0 \le h(t,X) \le \infty$).

또 한 가지 중요한 이유는 기저위험함수인 $h_0(t)$를 계산할 필요 없이 회귀계수 및 위험비의 추정이 가능하고 보정된 생존곡선을 얻을 수 있다는 점이다. 마지막으로 생존시간 및 중도탈락에 대한 정보가 있다면 콕스PH모형이 보다 많은 정보인 생존시간 및 중도탈락에 대한 정보를 사용하기 때문에 생존시간 및 중도탈락에 대한 정보를 무시하는 로지스틱회귀모형보다 선호된다.

4 콕스PH모형에서 회귀계수의 추정

앞서 나온 모형 2를 다시 살펴보자.

```
gaze(fit2) %>% myft() %>% highlight(j=2,part="all")
```

	coef	se(coef)	z	Pr(>|z|)	HR	lower	upper
rx	1.386	0.425	3.263	.001	3.999	1.739	9.195
logWBC	1.691	0.336	5.034	<.001	5.424	2.808	10.478

n=42, events=30, Likelihood ratio test=46.71 on 2 df (p< .001)

두 번째 열에 기록된 것이 콕스모형의 최대가능도(maximum likelihood) 추정량이며 $\hat{\beta}_i$로 표기한다. 이 모형에는 2개의 설명변수가 있고 2개의 회귀계수 추정량이 있다. 이 모형에서의 위험함수는 다음과 같이 추정할 수 있다.

$$\hat{h}(t,X) = \hat{h}_0(t) \times e^{1.386rx + 1.691\log WBC}$$

로지스틱회귀에서와 마찬가지로 콕스모형에서의 최대가능도 추정량은 가능도함수(likelihood function)를 최대화하는 추정량이다. 가능도함수는 보통 $L(\beta)$로 표기하는데 모형에서 고려할 여러 설명변수들(β)의 함수라는 수학적인 표현이다. 특히 콕스모형에서 사용하는 가능도함수는 부분가능도(partial likelihood)함수라고 부르는데, 실패한 대상의 확률만을 고려하고 중도절단된 대상들의 확률은 명시적으로 고려하지 않기 때문에 '부분'이라는 용어를 사용한다. 부분가능도함수는 k개의 실패시간에 해당하는 여러 가능도들의 곱으로 쓸 수 있다. 따라서 f번째 실패시간의 가능도인 L_f는 그 시간까지 생존했다는 조건하에 그 시간에 실패할 가능성을 나타내는 조건부확률이다. 여기서 j번째 실패시간까지 생존한 위험의 대상들을 "risk set" $R(t_{(f)})$이라고 할 수 있는데 이 대상들은 시간이 진행될수록 그 숫자가 감소한다.

$$L = L_1 \times L_2 \times L_3 \times \cdots \times L_k = \prod_{j=1}^{k} L_j$$

부분가능도함수는 실패한 대상의 확률만을 고려하지만 중도절단된 대상들의 중도절단되기 전까지의 생존시간을 고려하기 때문에 f번째 실패시간 이후에 중도절단된 대상들은 L_f를 계산할 때 risk set으로 사용된다. 주어진 모형에서 가능도함수가 만들어지면 가능도를 최대화하기 위해 컴퓨터를 이용해 계산하는데 보통 로그가능도함수를 미분한 방정식의 해를 구한다.

$$\frac{\partial \log L}{\partial \beta_i} = 0, \quad i = 1, 2, 3, \cdots, p \quad (p = number\ of\ parameter)$$

이렇게 구한 최대부분가능도추정량 $\hat{\beta}$를 기반으로 누적위험함수를 구하기 위해 Breslow 추정량을 이용한다.

$$\widehat{H_0}(t) = \sum_{t_i < t} \widehat{h_0}(t) = \sum_{t_i < t} \frac{1}{\Sigma_{j \in R_j} e^{\beta x_i}}$$

이번 장의 끝부분에 적은 데이터를 가지고 가능도 식을 만드는 예가 있다.

5 위험비의 계산

위험비는 어떤 대상의 위험을 다른 대상의 위험으로 나눈 값이며, 이들은 설명변수 X가 다른 대상이다. 어떤 대상의 설명변수들을 X^*라고 하고 다른 대상의 설명변수들을 X라고 하면 위험비는 다음과 같이 나타낼 수 있다.

$$\widehat{HR} = \frac{\hat{h}(t, X^*)}{\hat{h}(t, X)}$$

위험비가 1보다 작은 경우보다 1보다 큰 경우가 해석하기 쉽기 때문에 보통 위험이 큰 대상을 X^*(예: 대조군)로 하고 위험이 작은 대상을 X로 한다(예: 치료군). 위험비의 식을 기저위험함수와 지수식의 곱으로 나타내보면 분자, 분모에 있는 기저위험함수는 약분되어 사라지고 지수식만 남게 된다. 또한 밑이 같은 지수식의 나눗셈은 지수 간의 뺄셈으로 바꿀 수 있으므로 위의 식을 간단하게 하면 다음과 같다.

$$\widehat{HR} = \frac{\hat{h}(t, X^*)}{\hat{h}(t, X)} = \frac{\hat{h}_0(t) \times e^{\sum_{i=1}^{p} \hat{\beta} X_i^*}}{\hat{h}_0(t) \times e^{\sum_{i=1}^{p} \hat{\beta} X_i}} = e^{\sum_{i=1}^{p} \hat{\beta}_i (X_i^* - X_i)}$$

위 식의 지수 부분을 exp을 써서 바꾸면 다음과 같다.

$$\widehat{HR} = \exp\left(\sum_{i=1}^{p} \hat{\beta}_i (X_i^* - X_i) \right)$$

위험비의 계산에서 시간에 따라 변화하는 기저위험함수가 사라지고 설명변수와 회귀계수 부분만 남게 된다. 즉 위험비는 시간이 변하더라도 변하지 않고 일정하다. 따라서 콕스는 위험비를 '비례위험'이라고 하였다.

위 식에 모형 1과 같이 설명변수가 하나(X_1)이고 0과 1로 표현할 수 있는 경우는 $X_1^* = 1$이 되고 $X_1 = 0$이 된다.

	coef	se(coef)	z	Pr(>|z|)	HR	lower	upper
rx	1.572	0.412	3.812	<.001	4.817	2.147	10.809

n=42, events=30, Likelihood ratio test=16.35 on 1 df (p< .001)

$$\widehat{HR} = \exp(\hat{\beta}_1(X_1^* - X_1))$$
$$= \exp(\hat{\beta}_1(1-0)) = e^{\hat{\beta}_1} = e^{1.572} = 4.817$$

모형 2와 같이 설명변수가 2개인 경우 $X^* = (1,\ logWBC)$이고 $X = (0,\ logWBC)$이다. logWBC가 같을 경우 대조군과 치료군의 위험비는 다음과 같다.

	coef	se(coef)	z	Pr(>|z|)	HR	lower	upper
rx	1.386	0.425	3.263	.001	3.999	1.739	9.195
logWBC	1.691	0.336	5.034	<.001	5.424	2.808	10.478

n=42, events=30, Likelihood ratio test=46.71 on 2 df (p< .001)

$$\widehat{HR} = \exp(\hat{\beta}_1(X_1^* - X_1) + \hat{\beta}_2(X_2^* - X_2))$$
$$= \exp(1.386(1-0) + 1.691(\log WBC - \log WBC))$$
$$= e^{1.386(1)+1.691(0)} = e^{1.386} = 3.999$$

모형 3과 같이 설명변수 간 상호작용이 있는 경우의 비례위험을 계산해보자. $X^* = (1,\ logWBC,\ 1 \times logWBC)$이고 $X = (0,\ logWBC,\ 0 \times logWBC)$이다. logWBC가 같을 경우 대조군과 치료군의 위험비는 다음과 같다.

	coef	se(coef)	z	Pr(>|z|)	HR	lower	upper
rx	2.375	1.705	1.393	.164	10.750	0.380	304.162
logWBC	1.872	0.451	4.148	<.001	6.504	2.685	15.755
rx:logWBC	−0.318	0.526	−0.604	.546	0.728	0.260	2.040

n=42, events=30, Likelihood ratio test=47.07 on 3 df (p< .001)

$$\widehat{HR} = \exp(\sum_{i=0}^{3} \hat{\beta}_i (X_i^* - X_i))$$
$$= \exp(2.375(1-0) + 1.873(\log WBC - \log WBC) - 0.318(1 \times \log WBC - 0 \times \log WBC))$$
$$= \exp(2.375(1) - 0.318 \times \log WBC)$$

대조군과 치료군의 logWBC가 2일 경우 위험비는 다음과 같이 계산된다.

$$\widehat{HR} = \exp(2.375(1) - 0.318 \times 2) = e^{1.739} = 5.692$$

6 콕스PH모형을 이용한 보정된 생존곡선

R을 이용해 생존곡선을 그릴 때는 survfit 함수를 쓴다. 먼저 anderson 데이터에서 rx에 따른 생존곡선을 그려보면 다음과 같다.

```
fit=survfit(Surv(time,status)~rx,data=anderson)
plot(fit)
```

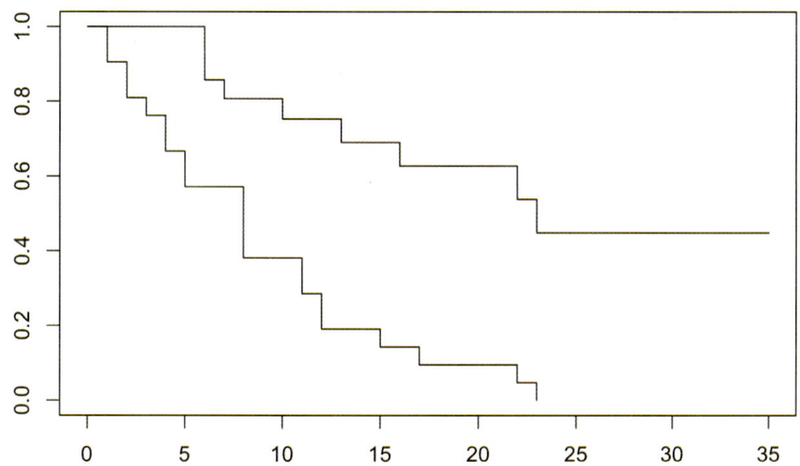

앞 절에서 살펴보았듯이 anderson 데이터에서 가장 좋은 모형은 모형 2로, 모형 2는 rx와 logWBC를 설명변수로 하는 콕스모형이었다. 이 모형에 근거하여 logWBC의 효과를 보정하고 rx에 따른 생존곡선을 그리려면 먼저 그림을 그릴 새로운 데이터를 만든다. 이 데이터에는 rx의 값과 logWBC의 값을 정해주어야 한다. 이 예에서는 logWBC의 중앙값을 사용해본다.

```
fit2=coxph(Surv(time,status)~rx+logWBC,data=anderson)
rx=c(0,1)
logWBC=median(anderson$logWBC)
newdata=data.frame(rx,logWBC)
plot(survfit(fit2,newdata=newdata),col=1:2,lty=1:2)
legend("topright",legend=c("treated","control"),col=1:2,lty=1:2)
```

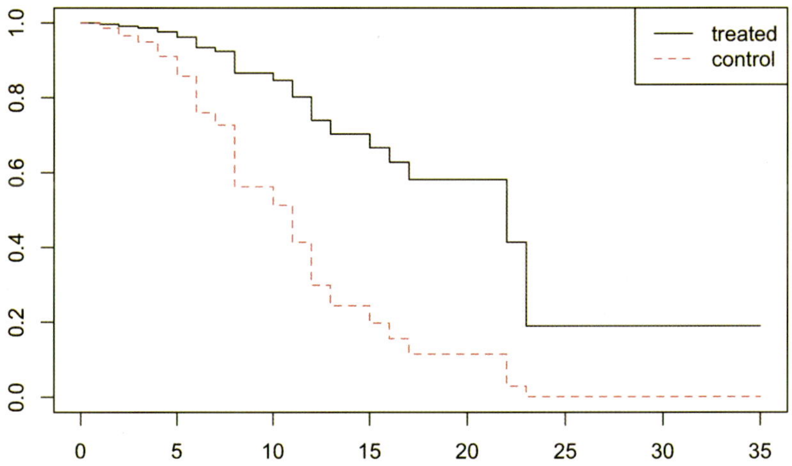

autoReg 패키지에 포함되어 있는 adjustedPlot을 이용하면 보정된 생존곡선을 쉽게 그릴 수 있다.

```
fit2=coxph(Surv(time,status)~rx+logWBC,data=anderson)
adjustedPlot(fit2,xnames="rx")
```

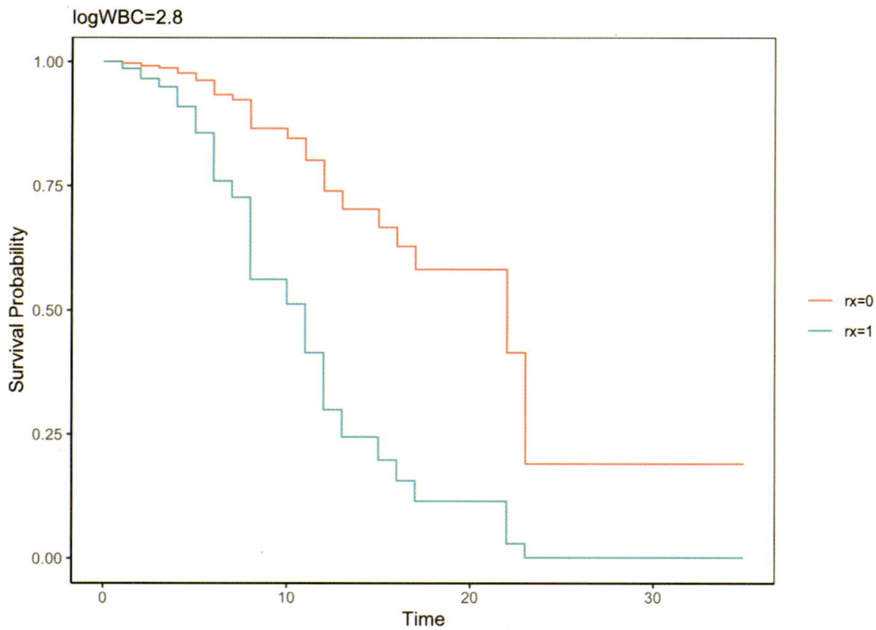

설명변수가 여러 개 있는 경우에도 보정된 생존곡선을 그릴 수 있다.

```
data(cancer,package="survival")
fit=coxph(Surv(time,status)~rx+strata(sex)+age+differ,data=colon)
adjustedPlot(fit,xnames=c("sex","rx"))
```

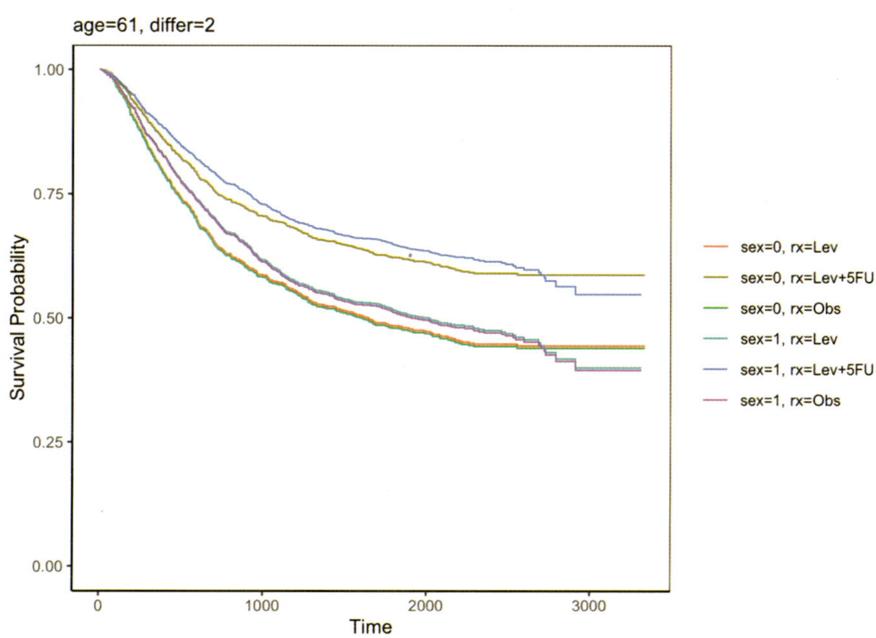

설명변수가 여러 개인 경우 면을 분할하여 생존곡선을 그릴 수 있다. 이때에는 facet 인수에 면을 분할할 변수명을 써주어야 한다. facet 인수에는 변수를 1개 또는 2개까지 지정할 수 있다.

```
adjustedPlot(fit,xnames=c("rx","sex","differ"),facet=c("sex","rx"))
```

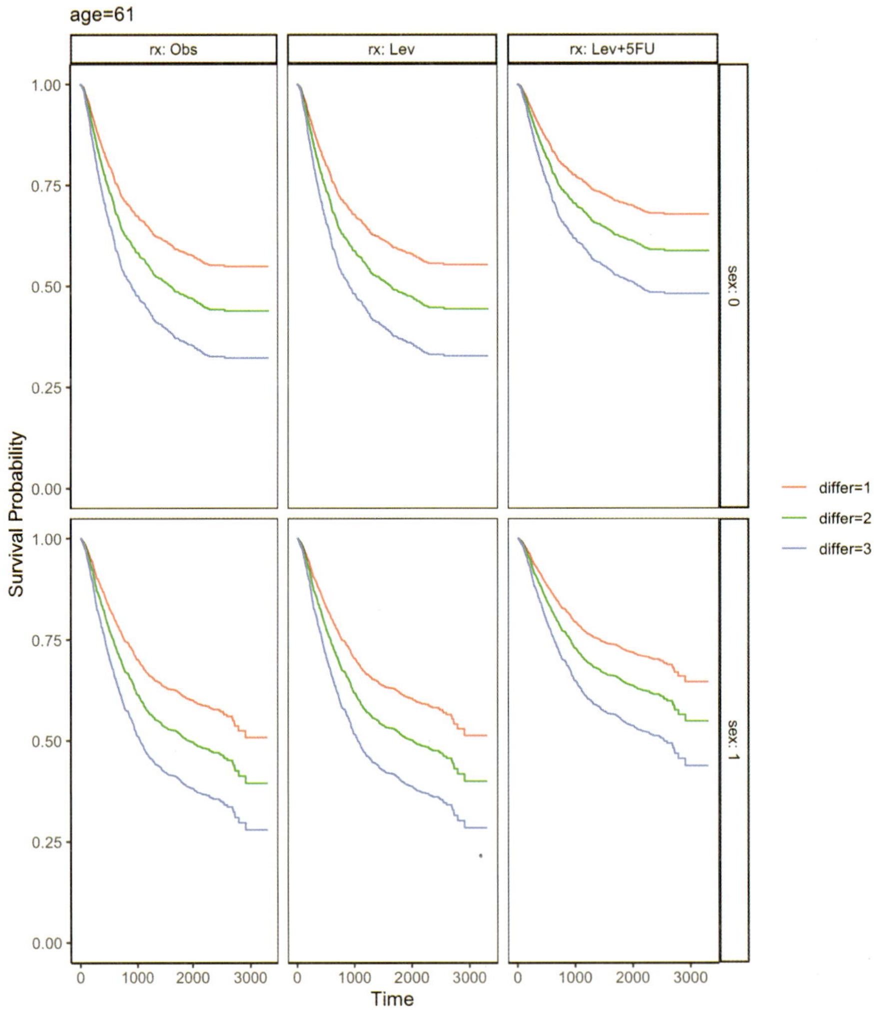

7 콕스가능도

보통 가능도함수는 결과변수의 분포에 의존하지만 콕스모형은 결과변수인 '실패할 때까지의 시간(time to event)'에 대해 가정하지 않는다. 따라서 모수모형에서처럼 완전한 가능도함수는 만들어지지 않으며, 이벤트의 분포가 아닌 관찰된 순서에 의존하여 콕스가능도(Cox likelihood)가 만들어지므로 부분가능도라고 불린다.

콕스모형의 가능도 식을 이해하기 위해 다음과 같은 상황을 생각해보자. 영희, 철수, 영수 3명이 계를 들었다. 계를 타는 사람을 일정한 시간 간격(t_j, $j = 1, 2, \cdots$)으로 뽑는다고 하자. 한 번 계를 탄 사람은 탈락되고 다시는 계를 탈 수 없다. 이때 영희가 먼저 계를 타고, 그 후에 철수가 타고, 제일 마지막으로 영수가 계를 탈 확률은 얼마일까? 제일 먼저 영희가 계를 탈 확률은 3명 중 1명이므로 1/3이고, 다음으로 철수가 계를 탈 확률은 둘 중 하나이므로 1/2이고, 마지막으로 영수가 계를 탈 확률은 1이므로 영희, 철수, 영수 순으로 계를 탈 확률은 1/6이 된다.

$$Probability = \frac{1}{3} \times \frac{1}{2} \times \frac{1}{1} = \frac{1}{6}$$

이제 문제를 바꿔 계를 탈 수 있는 표가 있고, 사람마다 가지고 있는 표의 개수가 다르다고 가정하자. 영희는 4장, 철수는 1장, 영수는 2장의 표를 가지고 있다. 모두의 표를 모은 다음 무작위로 1장을 선택해서 표의 주인이 계를 타는데 한 번 계를 탄 사람은 다음에는 제외된다. 이 경우 영희, 철수, 영수 순으로 계를 탈 확률은 어떻게 될까?

전체 표의 개수는 7장이고 이 중 영희의 표가 4장이므로 처음에 영희의 표가 선택될 가능성은 4/7이다. 영희가 당첨된 후 철수와 영수가 남는데 철수는 표가 1장, 영수는 2장이므로 두 번째에 철수가 선택될 가능성은 1/3이고 세 번째는 영수가 무조건 당첨된다. 따라서 영희, 철수, 영수 순으로 당첨될 확률은 4/21가 된다.

$$Probability = \frac{4}{7} \times \frac{1}{3} \times \frac{1}{1} = \frac{4}{21}$$

앞서 든 두 예시에서 각자 가지고 있는 표의 개수는 특정 순서로 당첨될 확률에 영향을 미쳤다. 이처럼 콕스모형에서는 각 대상환자가 가지고 있는 특성이 이벤트의 발생순서 가능도에 영향을 미친다. 다음과 같은 데이터를 생각해보자.

id	time	status	smoke
영희	2	1	1
철수	3	1	0
영수	5	0	0
기수	8	1	1

위의 표를 보면 영희가 time = 2년째에 이벤트가 발생했고, 철수는 3년째에 발생했다. 영수는 5년째에 중도절단되었다. 기수는 8년째에 이벤트가 발생하였다. 또한 영희와 기수는 흡연을 하며 철수와 영수는 흡연을 하지 않는다. 이 데이터에서 흡연을 설명변수로 하는 콕스비례위험모형을 생각해보자. 영희, 철수, 영수, 기수의 위험도는 아래 표와 같다.

$$h(t) = h_0(t)e^{\beta_1 Smoke}$$

id	Hazard
영희	$h_0(t)\exp(\beta_1)$
철수	$h_0(t)\exp(0)$
영수	$h_0(t)\exp(0)$
기수	$h_0(t)\exp(\beta_1)$

앞에서 계를 타는 확률에 각자 가진 표의 개수가 영향을 미친 것처럼 각자의 위험도가 콕스가능도에 영향을 미친다. 즉, 담배를 피는 경우 다른 사람보다 표를 하나 더 가지고 있는 것처럼 이벤트의 발생 확률에 영향을 미친다. 2년째에 영희에게 이벤트가 발생하였다. 이 시기에는 4명 모두 이벤트가 발생할 수 있는 위험대상이다. 첫 번째 가능도(L_1)는 4명의 위험도를 분모에 놓고 영희의 위험도를 분자에 놓으면 된다.

$$L_1 = \frac{h_0(t)e^{\beta_1}}{h_0(t)e^{\beta_1} + h_0(t)e^{0} + h_0(t)e^{0} + h_0(t)e^{\beta_1}}$$

철수는 3년째에 이벤트가 발생하였다. 이때 위험대상은 철수, 영수, 기수 3명이다. 따라서 두 번째 가능도(L_2)는 3명의 위험도의 합을 분모로 하고 철수의 위험도를 분자로 한다.

$$L_2 = \frac{h_0(t)e^0}{h_0(t)e^0 + h_0(t)e^0 + h_0(t)e^{\beta_1}}$$

다음 이벤트는 8년째에 발생하였다. 영수는 5년째에 중도절단되었으므로 8년째 위험대상은 기수 혼자이다. 따라서 L_3은 다음과 같다.

$$L_3 = \frac{h_0(t)e^{\beta_1}}{h_0(t)e^{\beta_1}}$$

콕스가능도는 모든 가능도의 곱이며 기저위험함수인 $h_0(t)$는 분자, 분모에 모두 나타나므로 약분되어 생략하고 다음과 같이 나타낼 수 있다.

$$L = L_1 \times L_2 \times L_3$$

$$L = \left[\frac{e^{\beta_1}}{e^{\beta_1} + e^0 + e^0 + e^{\beta_1}}\right] \times \left[\frac{e^0}{e^0 + e^0 + e^{\beta_1}}\right] \times \left[\frac{e^{\beta_1}}{e^{\beta_1}}\right]$$

콕스가능도의 가장 중요한 특성은 기저위험함수가 각 식에서 약분되어 사라짐으로써 콕스모형을 만들 때 기저위험함수를 구체화할 필요가 없다는 점이다. 콕스가능도는 이벤트의 발생순서와 중도절단의 발생순서에 의해 결정되며 분포에 의존하지 않는다. 마지막으로 다음과 같은 2가지의 경우를 살펴보자.

Data A

id	time	status	smoke
영희	2	1	1
철수	3	1	0
영수	5	0	0
기수	8	1	1

Data B

id	time	status	smoke
영희	1	1	1
철수	7	1	0
영수	8	0	0
기수	63	1	1

데이터 A와 데이터 B에서 시간은 다르지만 이벤트의 발생순서는 같다. 두 데이터에서 이벤트의 발생순서가 같기 때문에 콕스위험도는 동일하다. 위에서 살펴본 콕스가능도를 일반화하면 다음과 같다. 데이터에 k개의 실패시간이 있을 때 f번째 실패시간의 가능도를 L_f라고 하면 콕스가능도는 k개의 항의 곱으로 나타난다.

$$L = L_1 \times L_2 \times L_3 \times \cdots \times L_k = \prod_{f=1}^{k} L_f$$

위와 같이 가능도 식이 완성된 후 다음 단계는 콕스가능도 L을 최대화하는 회귀계수의 값을 추정하는 것이다. 추정을 위해 콕스가능도의 자연로그를 편미분한 식을 0으로 만드는 해를 구한다(스코어함수와 정보행렬을 이용한다).

$$\frac{\partial InL}{\partial \beta_i} = 0, \quad i = 1, 2, 3, \cdots, p \quad (p = number\ of\ parameter)$$

7-1 콕스가능도, 로그콕스가능도, 스코어함수

위의 예에서 콕스가능도는 다음과 같았다.

$$L = \left[\frac{e^{\beta_1}}{e^{\beta_1} + e^0 + e^0 + e^{\beta_1}}\right] \times \left[\frac{e^0}{e^0 + e^0 + e^{\beta_1}}\right] \times \left[\frac{e^{\beta_1}}{e^{\beta_1}}\right]$$

이를 정리해보면 다음과 같다. 여기서 설명변수는 하나이므로 $\beta 1$을 β로 표기한다.

$$\begin{aligned} L(\beta) &= \left[\frac{e^{\beta}}{2e^{\beta} + 2}\right] \times \left[\frac{1}{e^{\beta} + 2}\right] \times 1 \\ &= \frac{e^{\beta}}{(2e^{\beta} + 2) \times (e^{\beta} + 2)} \end{aligned}$$

앞서 식의 양변의 로그를 취하면 로그가능도함수를 얻는다.

$$
\begin{aligned}
l(\beta) &= \log\left(\frac{e^{\beta}}{(2e^{\beta}+2)\times(e^{\beta}+2)}\right) \\
&= \log(e^{\beta}) - \log(2e^{\beta}+2) - \log(e^{\beta}+2)
\end{aligned}
$$

로그가능도함수를 그래프로 나타내면 다음과 같다.

```
pl <- function(beta) {
 psi <- exp(beta)
 result <- log(psi) - log(2*psi + 2) - log(psi + 2)
 result
}

beta=seq(-2,2,length.out=100)
plot(pl(beta) ~ beta, type="l", xlab="beta", ylab="log partial likelihood",
     cex.axis=1.5, cex.lab=1.5, lwd=2, col="black")
```

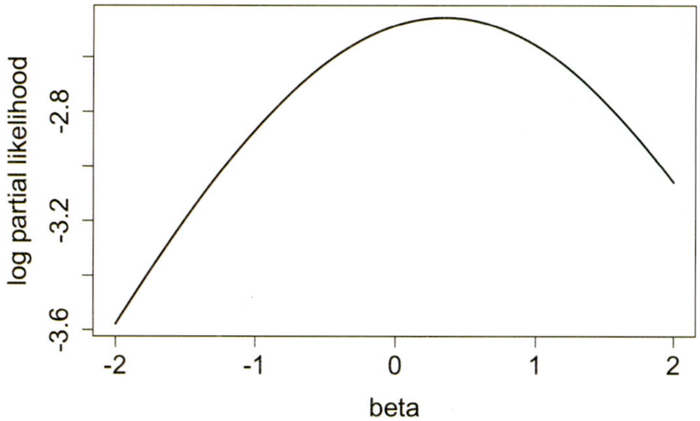

로그가능도함수를 미분한 함수가 스코어함수(score function)이다. 스코어함수 값은 로그가능도함수 그래프의 기울기가 된다.

$$\begin{aligned} U(\beta) = l'(\beta) &= (\log(e^{\beta}) - \log(2e^{\beta}+2) - \log(e^{\beta}+2))' \\ &= \frac{e^{\beta}}{e^{\beta}} - \frac{2e^{\beta}}{2e^{\beta}+2} - \frac{e^{\beta}}{e^{\beta}+2} \\ &= 1 - \frac{2e^{\beta}}{2e^{\beta}+2} - \frac{e^{\beta}}{e^{\beta}+2} \end{aligned}$$

스코어함수를 그래프로 그려보면 다음과 같다.

```
scoref=function(beta){
 psi <- exp(beta)
 result=1-2*psi/(2*psi+2)-psi/(psi+2)
 result
}

plot(scoref(beta) ~ beta, type="l", xlab="beta", ylab="score function",
     cex.axis=1.5, cex.lab=1.5, lwd=2, col="black")
```

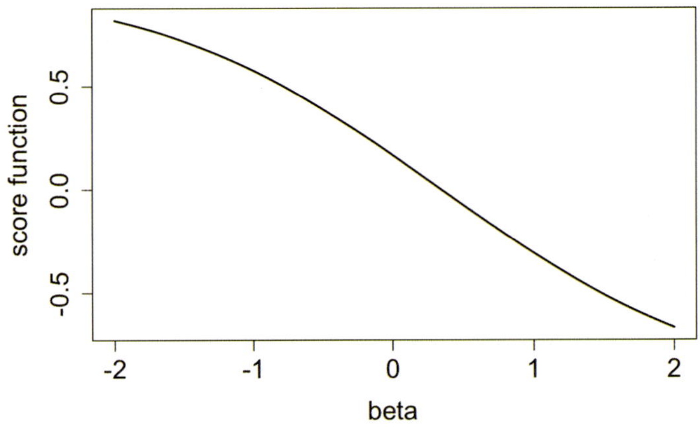

로그가능도함수의 값이 최대가 되는 β의 값이 회귀계수의 추정치이다. 최대부분가능도 추정치(maximum partial likelyhood estimate)는 R의 optim 함수로 얻을 수 있다.

```
result=optim(par=0, fn=pl, method="L-BFGS-B",
             control=list(fnscale=-1), lower=-3, upper=1)
result$par
```

```
[1] 0.3465736
```

이 값은 스코어함수의 값이 0이 되는 β의 값과 같다. 이 값은 uniroot 함수로 구할 수 있다.

```
result1 <- uniroot(f=scoref, interval=c(-5,5),tol=.Machine$double.eps)
result1$root
```

```
[1] 0.3465736
```

이 값은 콕스모형에서 회귀계수의 추정치이다.

```
fit.cox=coxph(Surv(time,status)~smoke)
fit.cox$coef
```

```
    smoke
0.3465736
```

귀무가설인 $\beta=0$에 해당하는 로그부분가능도함수의 값은 -2.485이다. 점 (0, -2.485)에서 로그부분가능도함수의 곡선에 접선을 그리면 그 접선의 기울기는 스코어함수의 값이 된다.

```
scoref(0)
```

```
[1] 0.1666667
```

이 값은 흥미롭게도 로그순위검정의 U 통계량과 같다. 즉, 다음의 로그순위검정에서 관찰값-기대값의 합계와 같다.

```
library(howto)
fit=survfit(Surv(time,status)~smoke)
howto2(fit,digits=3)
```

	# Failures		# at risk		# Expected		Obs-Exp		Var(O-E)
t	f1	f2	n1	n2	e1f	e2f	f1-e1f	f2-e2f	varOE
2	0	1	2	2	(2 ÷ 4) × 1	(2 ÷ 4) × 1	-0.500	0.500	0.250
3	1	0	2	1	(2 ÷ 3) × 1	(1 ÷ 3) × 1	0.333	-0.333	0.222
8	0	1	0	1	(0 ÷ 1) × 1	(1 ÷ 1) × 1	0.000	0.000	0.000
Total	1	2			1.167	1.833	-0.167	0.167	0.472

Log-rank statistic=0.059 on 1 degrees of freedom, p= 0.8084

다음 함수는 로그가능도함수 곡선의 임의의 β 값에서 접선을 그려준다.

```
add_tangent=function(x,col="black"){
  (y=pl(x))
  points(x,y,col=col,pch=19)
  (slope=scoref(x))
  intercept=y-slope*x
  abline(a=intercept,b=slope,col=col)
}
```

이 함수을 이용해 로그부분가능도함수 곡선 및 최대로그부분가능도, $\beta = 0$일 때의 접선을 그려보면 다음과 같다.

```
plot(pl(beta) ~ beta, type="l", xlab="beta", ylab="log partial likelihood",
     cex.axis=1.5, cex.lab=1.5, lwd=2, col="black")
abline(v=result1$root, lty=2)
abline(v=0, lty=2,col="red")
add_tangent(0,col="red")
add_tangent(result1$root)
```

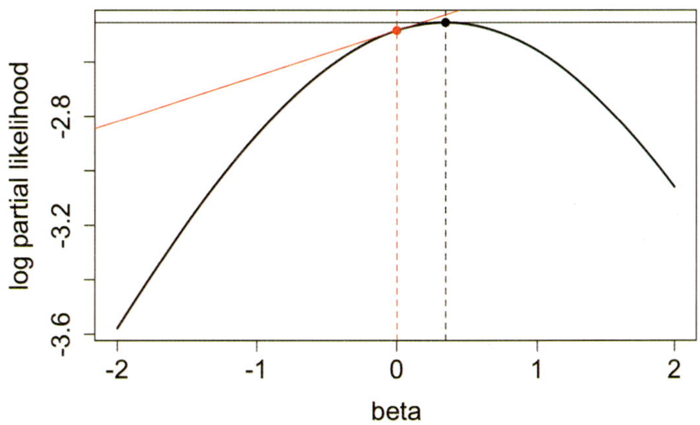

8 여러 개의 공변량이 있을 때 콕스부분가능도

앞 절에서는 설명의 편의를 위해 공변량이 하나인 모형에 대해 살펴보았다. 이번 절에서는 여러 개의 공변량을 갖는 콕스모형의 부분가능도에 대해 알아본다. 식을 간단히 하기 위해 i번째 공변량 z_i의 회귀계수를 β라고 할 때 $\psi = e^{z_i \beta}$로 정의한다. 부분가능도는 각 실패시간(1부터 j)의 가능도의 곱으로 계산되며 j번째 실패시간 t_j의 가능도는 위험대상 R_j의 모든 위험을 분모로 하고 위험대상 R_j 중 실패를 경험한 대상의 위험이 된다. D는 위험대상 중 사망한 수를 나타낸다.

$$L(\beta) = \prod_{j=1}^{D} \frac{h_0(t_j)\psi_j}{\Sigma_{k \in R_j} h_0(t_j)\psi_k} = \prod_{j=1}^{D} \frac{\psi_j}{\Sigma_{k \in R_j} \psi_k}$$

위의 콕스부분가능도함수의 로그를 취하면 로그콕스부분가능도가 된다.

$$l(\beta) = \sum_{j=1}^{D} \left[\log(\psi_j) - \log\left(\sum_{k \in R_j} \psi_k \right) \right] = \sum_{j=1}^{D} z_j \beta - \sum_{j=1}^{D} \log\left(\sum_{k \in R_j} e^{z_k \beta} \right)$$

스코어함수는 로그콕스부분가능도 $l(\beta)$를 미분한 것으로 공변량의 개수가 j개인 경우 j개로 구성된다. 스코어함수의 첫 번째 구성성분은 다음과 같다.

$$S_l(\beta) = \frac{\partial l(\beta)}{\partial \beta_l} = \sum_{j=1}^{D} \left[z_{jl} - \frac{\Sigma_{k \in R_j} z_{jk} e^{z_j \beta}}{\Sigma_{k \in R_j} e^{z_j \beta}} \right]$$

위 식에서 $log(\psi_j) = z_j \beta$이고 $z_{jl} = \partial log(\psi_j) / \partial \beta_l$이다.

k개의 공변량들의 모든 가능한 조합을 갖는 로그부분가능도를 2번 미분하면 정보행렬(information matrix)을 얻을 수 있다.

$$I(\beta; z) = -\frac{\partial^2 l(\beta)}{\partial \beta \partial \beta'} = -\frac{\partial S(\beta)}{\partial \beta}$$

위의 정보행렬은 헤시안 행렬(Hessian matrix)이라고도 알려져 있다. 귀무가설 $H_0{:}\beta = 0$에 대한 Wald 통계량(X_w^2), 스코어통계량(X_s^2), 로그가능도검정통계량(X_l^2)은 다음과 같다.

$$\begin{aligned} X_w^2 &= \hat{\beta}' I(\hat{\beta}; z) \hat{\beta} \\ X_s^2 &= S'(\beta = 0; z) \times I^{-1}(\beta = 0; z) \times S(\beta; z) \\ X_l^2 &= 2\{l(\beta = \hat{\beta}) - l(\beta = 0)\} \end{aligned}$$

3개의 통계량 모두 공변량의 개수는 자유도를 갖는 카이제곱분포를 따른다. R에서 콕스모형에 적합시킨 후 모형을 summary( )로 확인하면 3개의 통계량을 모두 볼 수 있다.

```
library(autoReg)
summary(coxph(Surv(time,status)~rx+logWBC,data=anderson))
```

```
Call:
coxph(formula = Surv(time, status) ~ rx + logWBC, data = anderson)

 n= 42, number of events= 30

         coef  exp(coef)  se(coef)     z  Pr(>|z|)
rx     1.3861     3.9991    0.4248 3.263    0.0011 **
logWBC 1.6909     5.4243    0.3359 5.034   4.8e-07 ***
---
Signif. codes: 0 '***' 0.001 '**' 0.01 '*' 0.05 '.' 0.1 ' ' 1

       exp(coef)  exp(-coef)  lower .95  upper .95
rx         3.999      0.2501      1.739      9.195
logWBC     5.424      0.1844      2.808     10.478

Concordance= 0.852  (se = 0.04 )
Likelihood ratio test = 46.71  on 2 df,  p=7e-11
Wald test             = 33.6   on 2 df,  p=5e-08
Score (logrank) test  = 46.07  on 2 df,  p=1e-10
```

5장

비례위험 가정의 평가

이번 장에서는 비례위험 가정을 평가하는 방법에 대해 알아본다. 비례위험 가정을 평가하는 방법으로는 그래프를 이용하는 방법, 잔차를 이용한 적합도 평가방법, 적합도 검정을 이용하는 방법, 시간의존공변량을 사용하는 방법이 있다. 이 중 시간의존공변량을 사용하는 방법은 7장에서 다룰 것이다. 이번 장에서는 그래프를 이용하는 방법과 잔차를 이용하는 방법, 적합도 검정을 이용하는 방법을 다룬다.

1 그래프를 이용하는 방법

비례위험 가정을 평가하는 방법 중 그래프를 이용하는 방법은 2가지가 있다. 첫 번째는 로그-로그(log-log)생존곡선을 비교하는 방법이고, 두 번째는 관찰생존곡선-기대생존곡선을 비교하는 방법이다.

1-1 로그-로그생존곡선 그림

두 그룹 간의 생존을 비교할 때 콕스비례위험 가정하에 두 그룹의 생존은 다음과 같은 관계를 갖는다. S_0를 첫 번째 그룹의 생존, S_1을 두 번째 그룹의 생존이라고 하면 다음과 같다. 이때 $exp(\beta)$는 비례위험상수이다.

$$S_1(t) = S_0(t)^{exp(\beta)}$$

양변의 로그를 취하면 다음과 같다.

$$log[S_1(t)] = exp(\beta) \times log[S_0(t)]$$

생존함수는 1보다 작으므로 생존함수의 로그는 음수값이 된다. 양변에 -1을 곱한 후 다시 양변의 로그를 취하면 다음과 같다.

$$log(-log[S_1(t)]) = \beta + log(-log[S_0(t)])$$

따라서 비례위험 가정이 맞으면, 그리고 두 그룹의 생존곡선의 로그-로그를 취한다면 서로 평행하여야 한다. 예를 들어 다음의 경우를 보자.

```
library(survival)
library(autoReg)
fit=survfit(Surv(time,status)~rx,data=anderson)
loglogplot(fit)
```

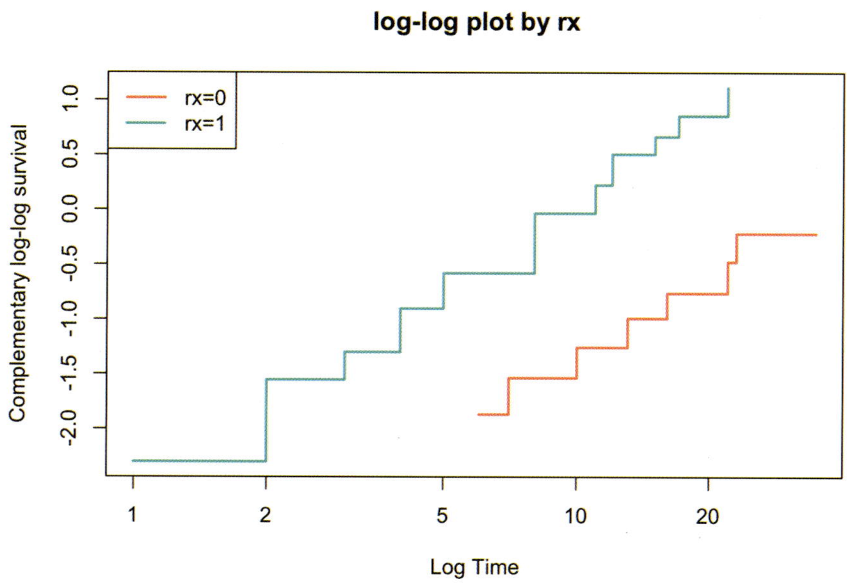

그림에서 보는 것처럼 대조군(rx = 1)과 치료군(rx = 0)의 로그-로그생존곡선이 서로 평행하기 때문에 비례위험 가정이 맞다는 것을 알 수 있다.

이번에는 같은 데이터에서 sex를 설명변수로 하는 모형이 콕스비례위험 가정을 만족하는지 살펴보자.

```
fit1=survfit(Surv(time,status)~sex,data=anderson)
loglogplot(fit1)
```

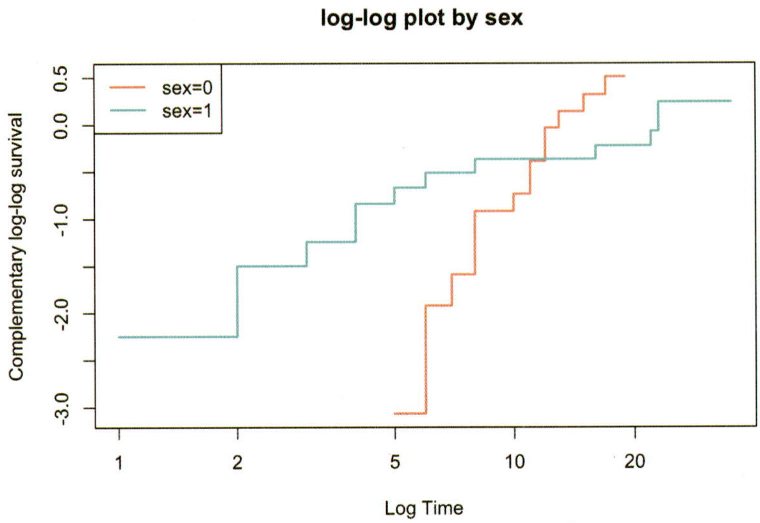

이전 그림과는 달리 남자(sex = 0)와 여자(sex = 1)의 로그-로그생존곡선이 서로 교차한다. 이런 경우 비례위험 가정이 맞지 않는다고 볼 수 있다.

세 번째로 logWBC를 설명변수로 하는 모형의 로그-로그생존곡선의 그림을 살펴보자. logWBC는 연속형변수로 로그-로그생존곡선을 그리기 위해서는 몇 개의 그룹으로 나누어주어야 한다. 하지만 autoReg 패키지의 loglogplot( ) 함수는 연속형변수가 설명변수일 경우 자동으로 3개의 그룹으로 나누어 그려준다.

```
fit2=survfit(Surv(time,status)~logWBC,data=anderson)
loglogplot(fit2)
```

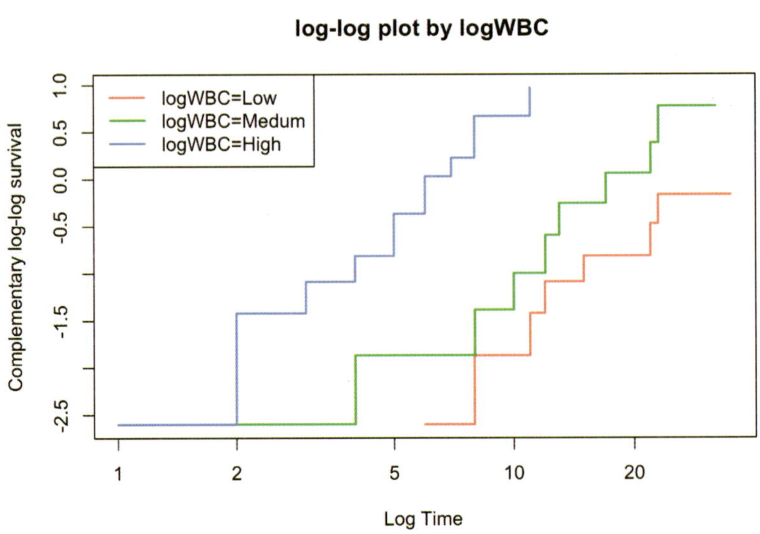

만일 2개의 그룹으로 나누어 그리고 싶다면 loglogplot을 호출할 때 no = 2로 지정해주면 된다. loglogplot 함수는 내부적으로 maxstat 패키지의 maxstat.test( ) 함수를 호출하여 가장 좋은 cutpoint를 계산하여 2개의 그룹으로 나누어 그림을 그려준다.

```
fit3=survfit(Surv(time,status)~logWBC,data=anderson)
loglogplot(fit3,no=2)
```

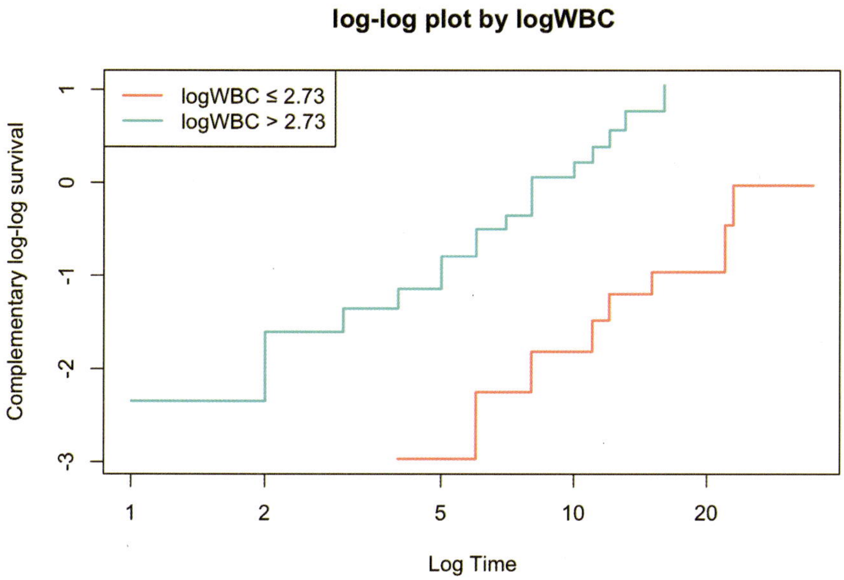

2개의 설명변수를 한꺼번에 평가할 수도 있다. 이때는 첫 번째 설명변수의 개수와 두 번째 설명변수의 개수의 곱만큼 곡선이 그려진다.

```
fit4=survfit(Surv(time,status)~rx+logWBC,data=anderson)
loglogplot(fit4,no=2)
```

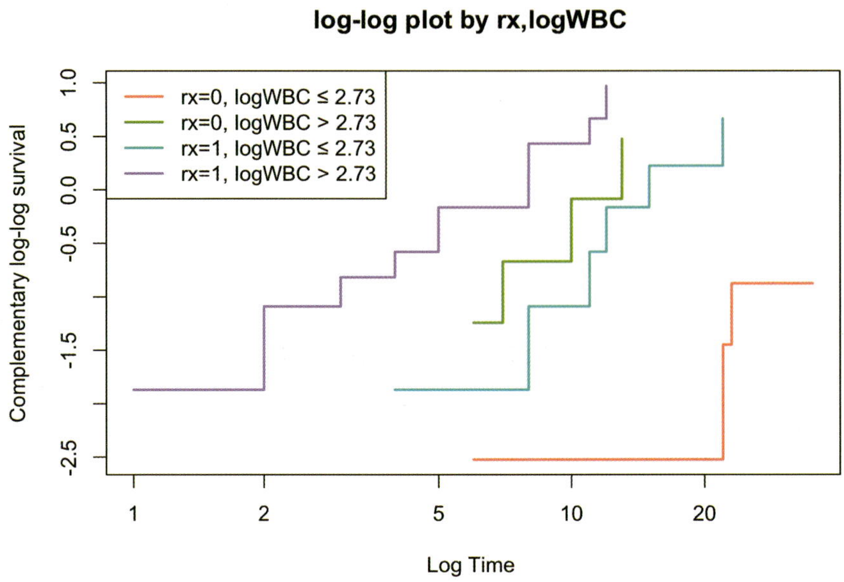

이와 같이 로그-로그생존곡선을 이용하여 비례위험 가정을 평가하는 방법은 직관적이기는 하지만 통계적 유의성을 평가할 수 없다는 한계가 있다. 특히 데이터의 수가 적은 경우 문제가 된다. 또한 여러 변수에 대하여 한꺼번에 로그-로그생존곡선을 그리는 경우 각 그룹에 속한 데이터의 개수가 더 작아지므로 가능하면 하나의 변수를 평가하는 것이 바람직하다.

1-2 관측-기대값 그림

관측-기대값 그림(observed versus expected plot)은 다음 절에서 다룰 적합도(goodness of fit, GOF)검정을 그래프로 그린 것이라 볼 수 있으며, 로그-로그생존곡선의 대안이 될 수 있다. autoReg 패키지의 OEplot( ) 함수를 쓰면 관측-기대값 그림을 그릴 수 있다.

```
fit5=coxph(Surv(time,status)~rx,data=anderson)
OEplot(fit5)
```

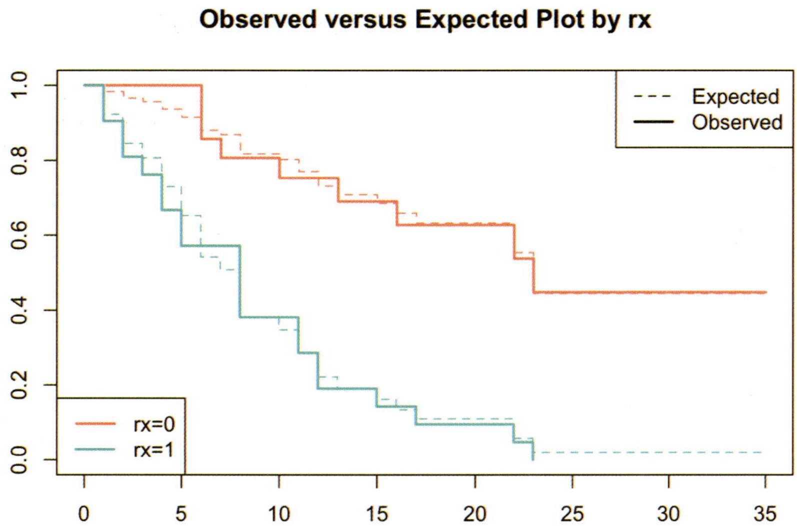

위 그림에서 점선으로 나타낸 기대값과 실선으로 나타낸 관측값 곡선이 가까우면 비례위험 가정에 적합한 것이고, 관측값과 기대값 곡선에 차이가 있으면 비례위험 가정에 위배된다고 할 수 있다. 로그-로그곡선이 '얼마나 평행해야 평행한 것인가?'라는 한계가 있는 것과 마찬가지로 관측-기대값 그림 또한 '얼마나 가까워야 가까운 것인가?'라는 문제가 있다. 이 그림을 판단할 때는 관측값과 기대값의 차이가 심하게 나타날 때 비례위험 가정에 위반된다고 평가하는 것이 바람직하다.

두 번째로 logWBC에 대한 관측-기대값 그림을 그려보자. OEplot( ) 함수는 로그-로그생존곡선과 마찬가지로 연속형변수가 설명변수인 경우 자동으로 몇 개의 그룹으로 나누어 그림을 그려준다.

```
fit6=coxph(Surv(time,status)~logWBC,data=anderson)
OEplot(fit6)
```

Observed versus Expected Plot by logWBC

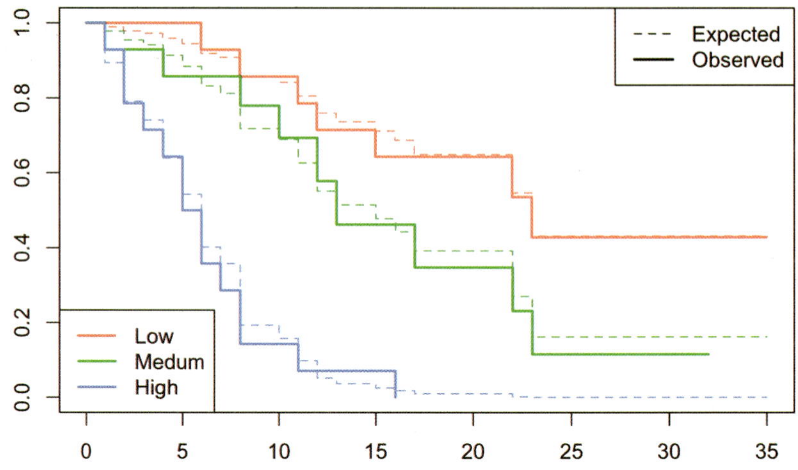

다음으로 성별을 설명변수로 하는 모형의 OEplot( )을 그려보자.

```
fit6=coxph(Surv(time,status)~sex,data=anderson)
OEplot(fit6)
```

Observed versus Expected Plot by sex

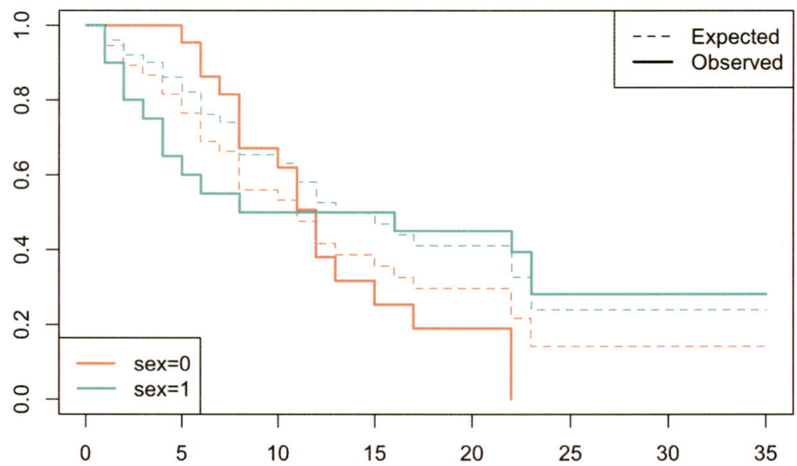

남녀의 관측값 곡선은 12주 근처에서 서로 교차하지만 기대값 곡선은 교차하지 않으며, 여성의 기대값 곡선은 추적기간 내내 남성의 곡선보다 아래에 위치해 있다. 또한 남성과 여성 모

두 관찰값과 기대값이 상당히 다르다. 따라서 위 곡선은 설명변수 성별은 비례위험 가정을 만족하지 못한다는 것을 시사해준다.

2 잔차를 이용한 적합도 평가

선형회귀에서 잔차를 이용하여 모형을 평가하는 방법은 잘 알려져 있다. 모형의 잔차를 예측변수 등과 같이 그래프로 나타낸 후 패턴을 관찰함으로써 적합된 모형을 진단할 수 있다. 어떤 잔차들은 모형을 진단할 뿐만 아니라 데이터에 보다 잘 적합되는 다른 모형을 제시해주기도 한다. 생존분석에서도 선형회귀에서 사용하는 잔차들을 일반화하여 사용할 수 있으며 선형회귀와는 달리 시간을 다루고 비례위험 같은 가정을 필요로 하기 때문에 추가적인 진단목적의 잔차들이 개발되었다.

2-1 마팅게일잔차와 편차잔차

마팅게일잔차(Martingale residual)는 이벤트의 발생 여부(0 또는 1)에서 누적위험함수값을 빼서 계산한다. 여기서 누적위험함수 값은 콕스비례위험모형에 적합한 후 구한 값이다. 마팅게일잔차(m_i)는 다음과 같이 정의된다.

$$m_i = \delta_i - \hat{H}_0(t_i) \times e^{z_i'\beta}$$

마팅게일잔차의 값은 비대칭 값을 가지며($-\infty < m_i \le 1$) 합은 0이다. 선형회귀에서는 잔차제곱합이 모형에 대한 적합도로 활용되며 경쟁모형들 중 잔차제곱합이 작을수록 모형적합도가 크다. 하지만 생존분석에서 마팅게일잔차는 모형의 적합도를 평가하는 데 사용되지 않는다. 생존분석에서 모형의 적합도를 평가할 때는 편차(deviance)잔차가 사용된다. 편차잔차(d_i)는 마팅게일잔차가 비대칭이라는 단점을 극복하기 위하여 다음과 같이 계산된다.

$$d_i = sign(m_i) \times \sqrt{-2 \times (m_i + \delta_i \log(\delta_i - m_i))}$$

편차잔차는 0을 중심으로 대칭구조를 가지지만($-\infty < d_i < \infty$) 그 합은 0이 아니다. 편차잔차는 일반화회귀모형의 편차와 유사하며 편차잔차의 절대값이 큰 경우 이상치로 생각할 수 있다. 마팅게일잔차는 공변량의 적절한 함수 형태를 찾는 데 사용된다.

1) 마팅게일잔차의 활용

survival 패키지의 원발성담즙성간병변증(primary biliary cirrhosis, pbc) 데이터에서 나이(age)와 빌리루빈(bili)을 예측변수로 하는 콕스모형을 만들려고 한다. 이때 age와 bili의 적절한 형태를 찾기 위해 설명변수가 없는 영모형(null model)을 만든 후 영모형의 마팅게일잔차와 공변량을 이용하여 그림을 그려볼 수 있다.

```
library(survival)
fit0=coxph(Surv(time,status==2)~1,data=pbc)
r1=residuals(fit0,type='martingale')
plot(pbc$age,r1,xlab="age",ylab="martingale residual")
lines(lowess(pbc$age,r1))
```

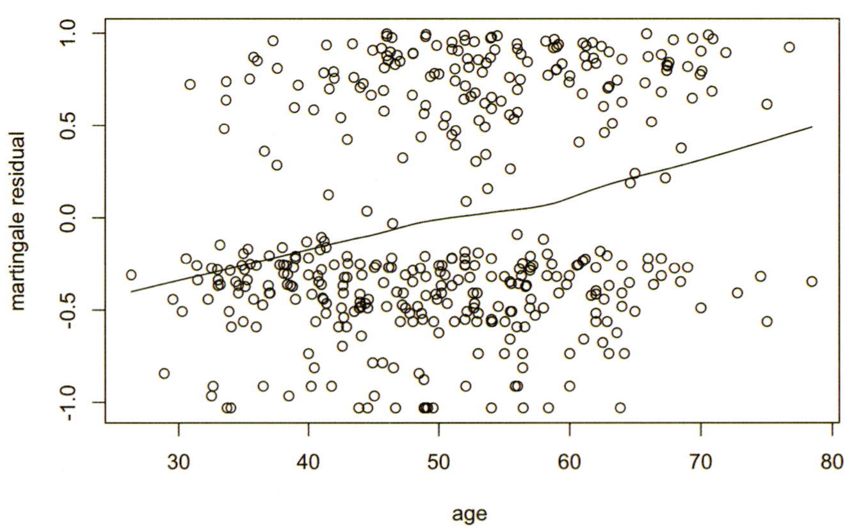

앞의 그림에서 age와 마팅게일잔차는 선형 관계처럼 보인다. 따라서 age는 로그변환 없이 사용하는 것이 적절해 보인다. 다음으로 빌리루빈과 로그빌리루빈에 대하여 잔차산점도를 그려보자.

```
plot(pbc$bili,r1,xlab="bilirubin",ylab="martingale residual")
lines(lowess(pbc$bili,r1))
plot(log(pbc$bili),r1,xlab="log(bilirubin)",ylab="martingale residual")
lines(lowess(log(pbc$bili),r1))
```

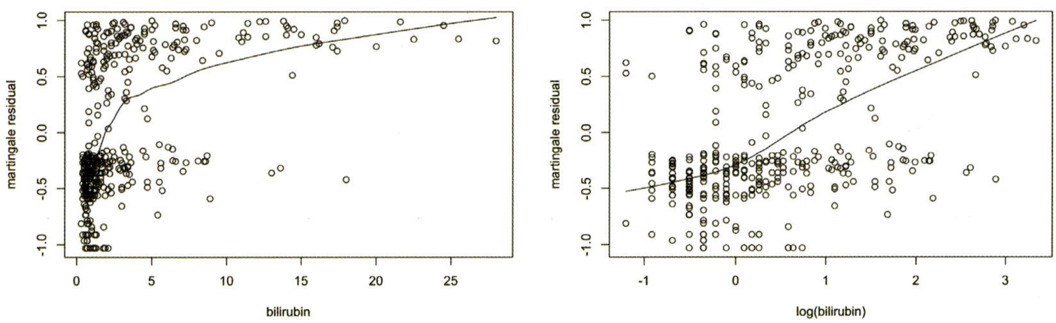

위 그림에서 빌리루빈의 잔차산점도는 나이의 잔차산점도와 달리 선형관계를 보이지 않으며, 로그변환한 후의 잔차산점도는 선형관계를 보여 빌리루빈의 경우 로그변환하는 것이 적절해 보인다. autoReg 패키지의 residualNull 함수는 영모형적합, 로그변환을 하여 잔차산점도를 그려준다.

```
library(autoReg)
fit=coxph(Surv(time,status==2)~age+bili,data=pbc)
residualNull(fit)
```

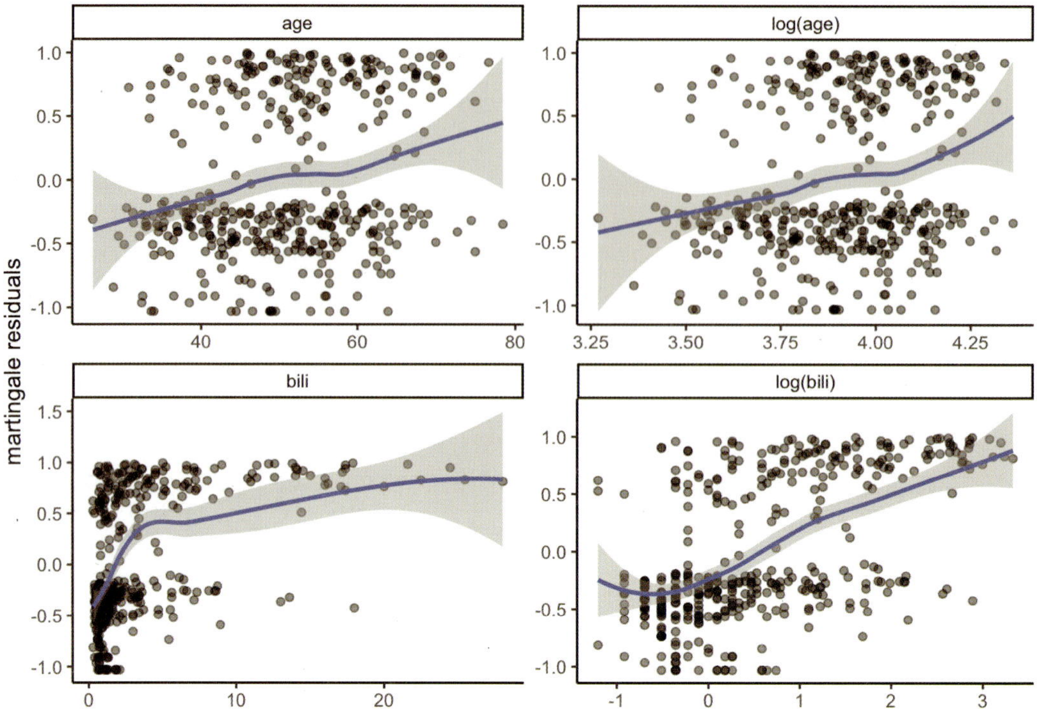

다음으로 asaur 패키지에 있는 금연치료 데이터(pharmacoSmoking)에서 나이(age)와 과거 금연시도 횟수(priorAttempts), 가장 긴 금연기간(longestNoSmoke)의 적절한 함수 형태를 찾아보자. 이때 priorAtttempts가 20 이상인 것은 잘못 기록된 것으로 판단하여 20으로 고쳐서 사용한다.

```
data(pharmacoSmoking,package="asaur")
pharmacoSmoking$priorAttempts[pharmacoSmoking$priorAttempts>20]=20
fit=coxph(Surv(ttr,relapse)~age+priorAttempts+longestNoSmoke,data=pharmacoSmoking)
residualNull(fit)
```

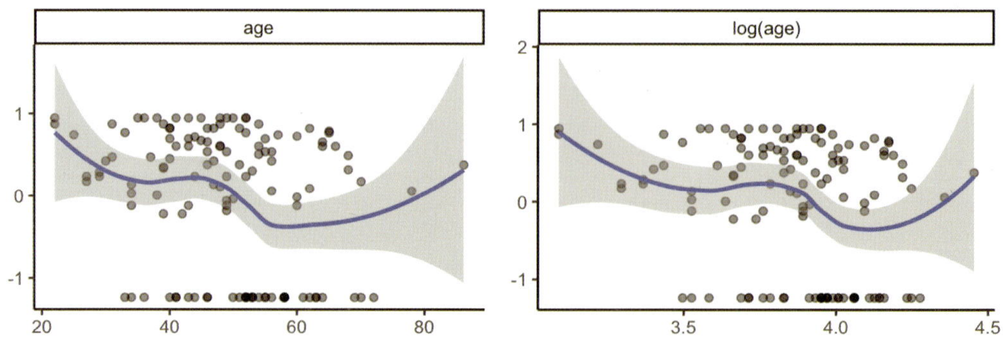

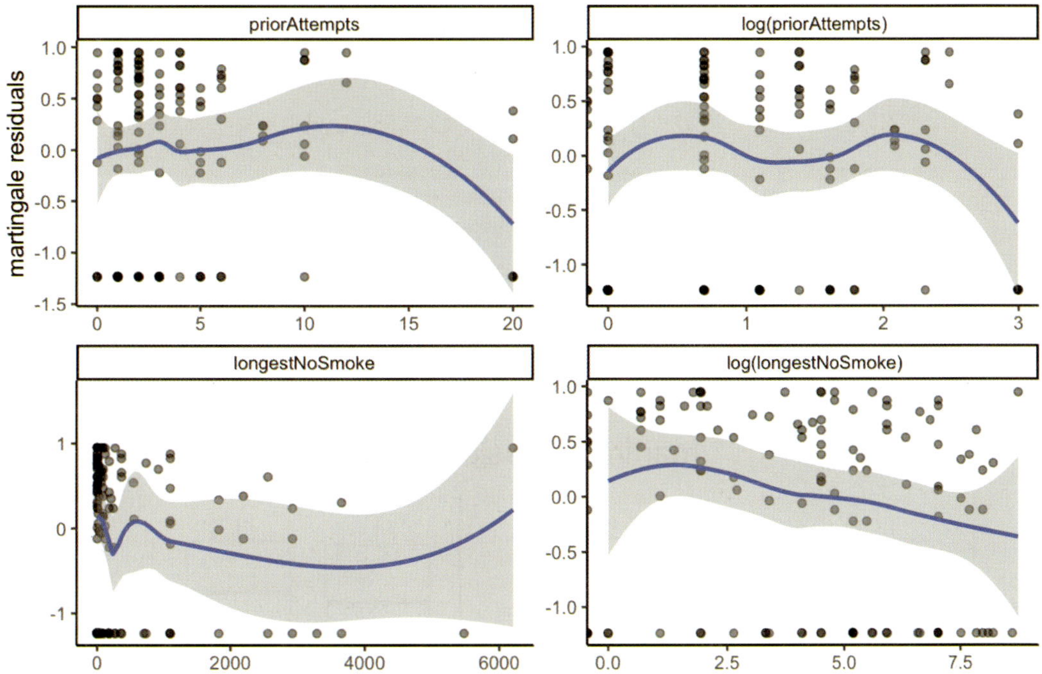

위 그림에서 예측변수 longestNoSmoke는 로그변환이 도움이 될 것으로 보이고, age와 priorAttempts는 로그변환이 도움이 되지 않을 것으로 보인다.

다음으로 여러 예측변수를 투입하여 콕스비례위험모형에 적합시킨 후 step( ) 함수를 사용하여 가장 적은 AIC 값을 보이는 모형을 선택해보자.

```
fit1=coxph(Surv(ttr,relapse)~grp+gender+race+employment+yearsSmoking+
           levelSmoking+age+priorAttempts+log(I(longestNoSmoke+1)),
           data=pharmacoSmoking)
final<-step(fit1,trace=0)
final
```

```
Call:
coxph(formula = Surv(ttr, relapse) ~ grp + employment + age,
  data = pharmacoSmoking)

                     coef  exp(coef)  se(coef)       z        p
grppatchOnly      0.60788    1.83654   0.21837   2.784  0.00537
employmentother   0.70348    2.02077   0.26929   2.612  0.00899
employmentpt      0.65369    1.92262   0.32732   1.997  0.04581
age              -0.03529    0.96533   0.01075  -3.282  0.00103
```

```
Likelihood ratio test=22.03  on 4 df, p=0.0001979
n= 125, number of events= 89
```

최종모형에서 마팅게일잔차 그림을 그려보면 다음과 같다.

```
residualPlot(final)
```

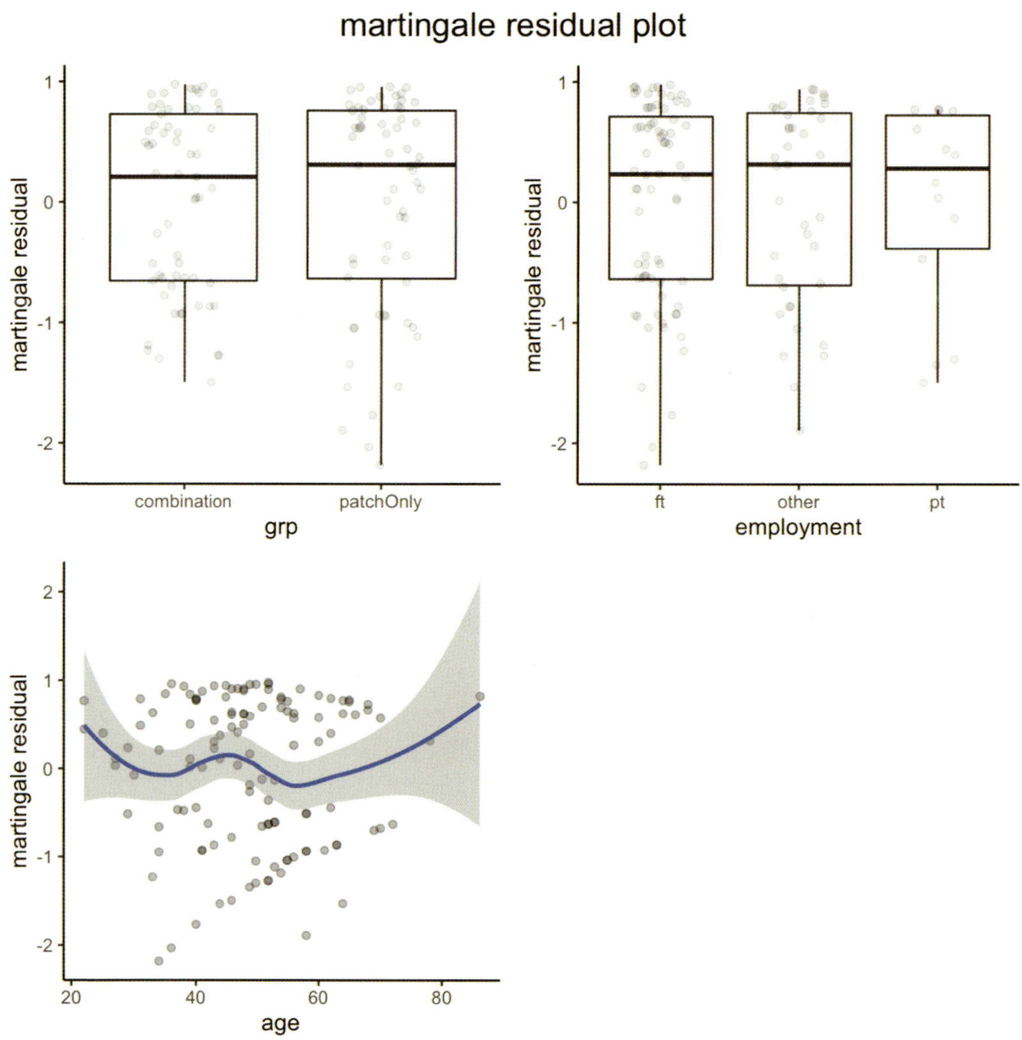

치료군(grp)과 직장형태(employment)의 잔차는 각 군별로 고르게 분포되어 있으며 age의 마팅게일잔차는 아직 편중되어 보이지만 영모형보다는 개선된 것을 알 수 있다.

2) 사례삭제편차

데이터의 일부 사례들이 모형의 추정치에 큰 영향을 미치는 경우가 있는데 이런 영향관측치들이 모형에 문제를 일으키기도 한다. 사례삭제편차(case deletion residuals, 재크나이프 편차라고도 한다)는 전체 데이터를 사용한 회귀모형의 회귀계수와 각 사례를 빼고 만든 회귀모형의 회귀계수와의 차이를 나타낸다. 앞 절의 최종모형에서 사례삭제편차를 그려보면 다음과 같다.

```
residualPlot(final,type="dfbeta")
```

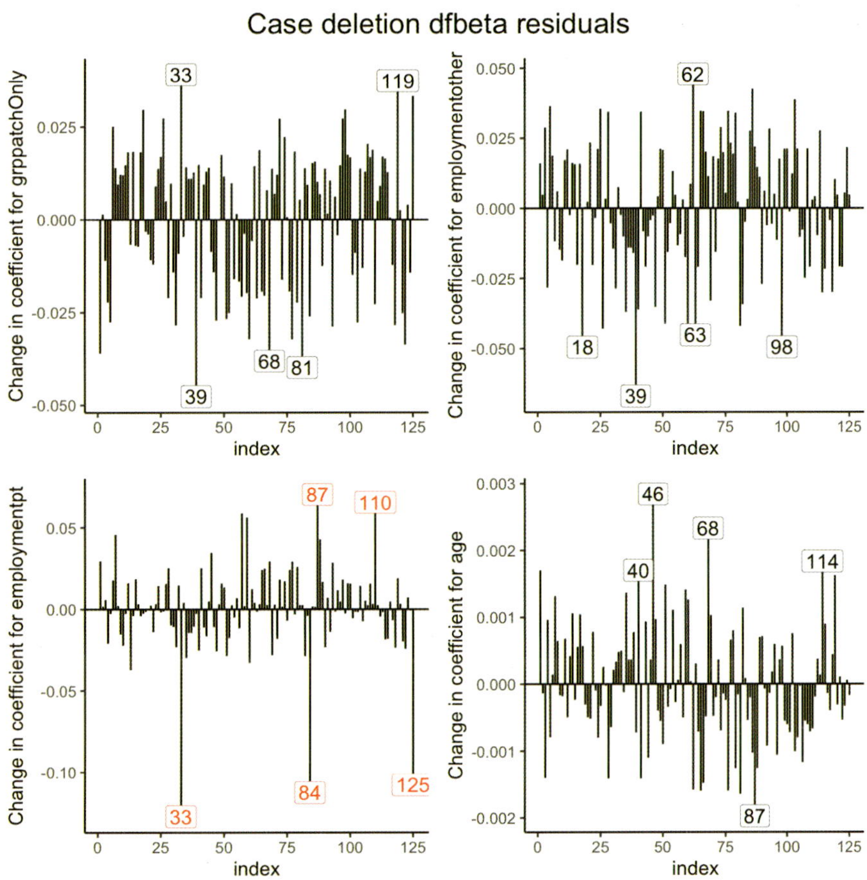

앞의 그림은 예측변수별로 나누어진 그림이며 각 그림에서 보여주는 값이 회귀계수와 각 사례를 제거하였을 때 회귀계수의 차이를 나타낸다. 기본적으로 차이의 절대값이 큰 5개의 값을 보여주며 차이의 절대값이 회귀계수의 10%가 넘는 경우 빨간색으로 표시해준다. 앞의 그래프에서 예측변수 employmentpt에 대한 그래프만 보여주되 차이의 절대값이 큰 상위 10개를 표시하려면 다음과 같이 한다.

```
residualPlot(final,type="dfbeta",vars="employmentpt",topn=10)
```

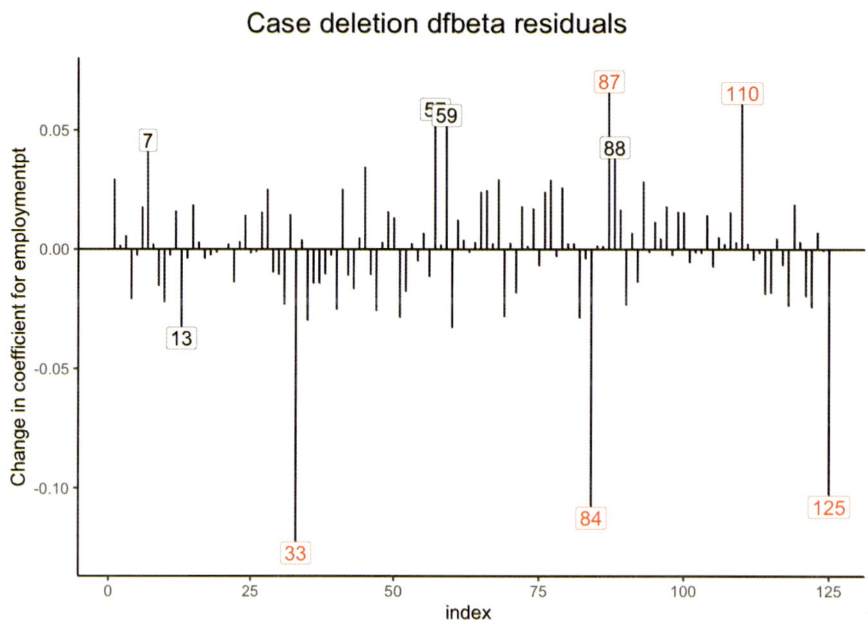

dfbeta 잔차의 변형으로 dfbetas가 있는데 이것은 dfbeta 잔차를 표준오차로 나누어 표준화한 것이다. residualPlot( ) 함수를 호출할 때 type="dfbetas"를 지정하면 된다. 이 데이터에서는 dfbeta 잔차와 dfbetas 잔차를 사용한 그림에서 큰 차이를 느낄 수 없으나 다른 데이터에서는 도움이 될 수도 있다.

3 적합도 검정

적합도(goodness of fit, GOF) 검정은 관심 있는 설명변수의 비례위험 가정에 대한 검정통계량과 p값을 제공해주기 때문에 앞 절에서 설명한 그래프를 이용하는 방법에 비해 보다 객관적인 결정을 내릴 수 있다. 적합도 검정에는 Schoenfeld 잔차를 사용하는데, Schoenfeld 잔차는 대상환자 각각에 대하여 이벤트 발생 시 관찰된 예측변수 값에서 예측변수의 가중평균을 빼서 계산한다. 적합도 검정은 특정 예측변수에 대한 Schoenfeld 잔차가 생존시간에 관계없이 일정한지를 검정한다. R에서는 cox.zph( ) 함수를 사용하여 검정한다.

```
fit=coxph(Surv(time,status)~rx+sex+logWBC,data=anderson)
x=cox.zph(fit)
x
```

```
        chisq  df     p
rx      0.036   1  0.85
sex     5.420   1  0.02
logWBC  0.142   1  0.71
GLOBAL  5.879   3  0.12
```

위에서 볼 수 있듯이, 예측변수 rx와 logWBC에 대한 p값은 유의하지 않으나 sex에 대한 p값은 유의한 것으로 나타난다. 이를 그래프로 나타내면 다음과 같다.

```
coxzphplot(x)
```

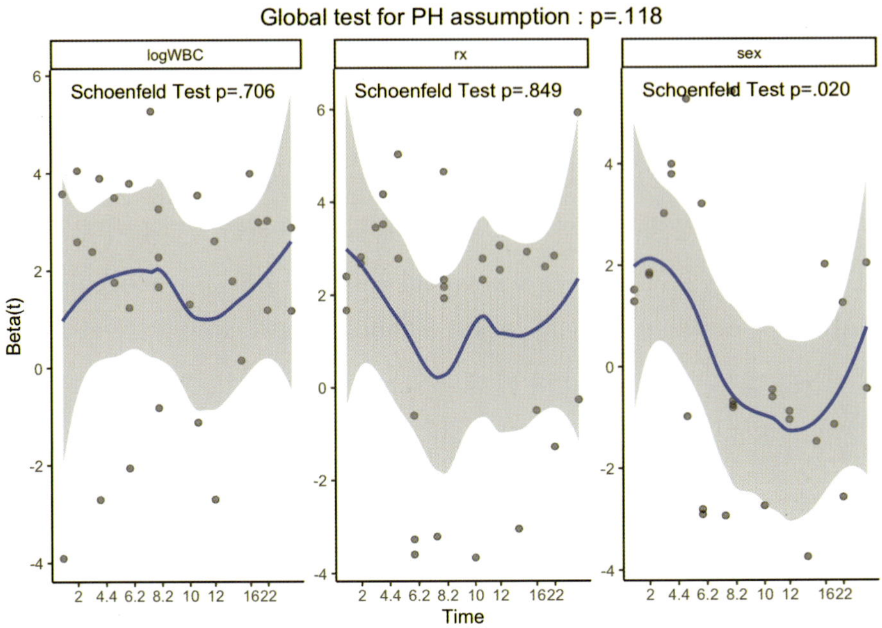

이 중 sex에 대한 plot만 그려보면 다음과 같다.

```
coxzphplot(x,var="sex",add.lm=TRUE)
```

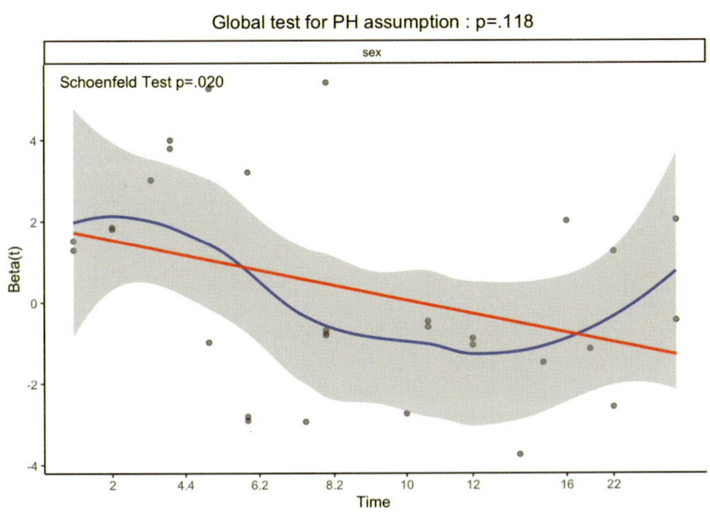

위 그림은 loess 회귀곡선에 빨간색의 직선회귀선을 그린 것이다. 시간이 경과함에 따라 sex의 위험이 감소하는 것으로 보인다.

3-1 생존시간의 변환

asaur 패키지에 포함되어 있는 췌장암 데이터에 대해 stage를 설명변수로 콕스비례위험모형에 적합시켜보자.

```
data(pancreatic2,package="asaur")
fit=coxph(Surv(pfs)~stage,data=pancreatic2)
gaze(fit) %>% myft()
```

	coef	se(coef)	z	Pr(>|z|)	HR	lower	upper
stageM	0.593	0.401	1.480	.139	1.810	0.825	3.969

n=41, events=41, Likelihood ratio test=2.43 on 1 df (p=.119)

이 모형에 대하여 비례위험 가정을 점검해보자.

```
x=cox.zph(fit)
coxzphplot(x,add.lm=TRUE)
```

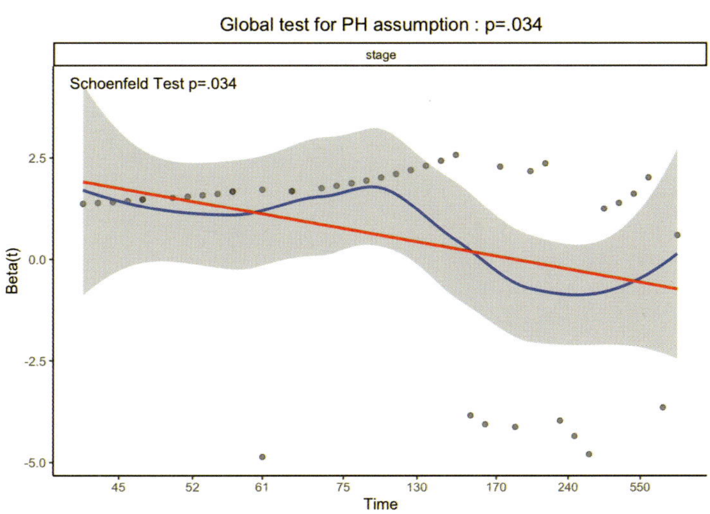

비례위험 가정에 대한 적합도 검정 결과 p값은 0.034로 유의하여 이 모형은 비례위험 가정을 만족하지 않는 것으로 보인다. 한편 cox.zph( ) 함수는 생존시간을 변환할 수 있는 몇 가지 옵션을 제공하는데, 기본값은 "km"이지만 tranform="rank"인 경우 시간순으로 변환시키고, "identity" 옵션인 경우 시간변수는 변환되지 않는다. transform="identity"를 사용할 경우 결과가 달라질 수 있다.

```
cox.zph(fit,transform="rank")
```

```
        chisq  df      p
stage    4.57   1  0.033
GLOBAL   4.57   1  0.033
```

```
cox.zph(fit,transform="identity")
```

```
        chisq  df     p
stage    2.32   1  0.13
GLOBAL   2.32   1  0.13
```

```
coxzphplot(cox.zph(fit,transform="identity"),add.lm=TRUE)
```

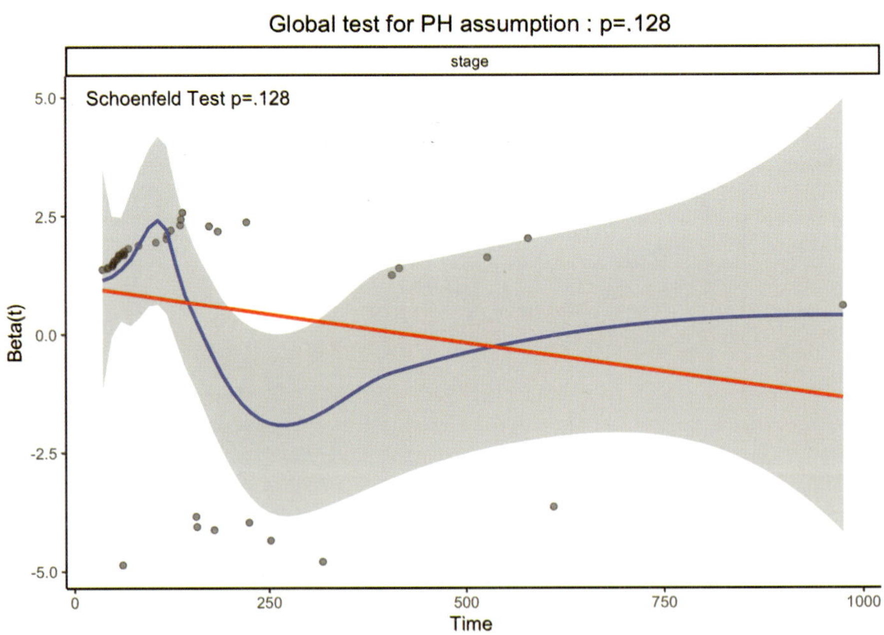

"rank"로 변환한 경우 기본값인 "km"을 사용한 것과 비슷한 p값을 보이지만 "identity"인 경우에는 매우 큰 p값을 보인다. 그 이유는 이 데이터에서 이벤트(사망)의 발생이 긴 시간에 걸쳐 상당히 드물게 발생하고, 긴 시간에 걸쳐 발생하는 잔차가 회귀선에 영향을 주기 때문이다. 따라서 이벤트 발생이 시간에 따라 균등하게 분포되어 있지 않은 경우 이러한 변환은 추천하지 않는다.

3-2 참고: Scheonfeld 잔차의 계산

Scheonfeld 잔차는 대상환자 각각에 대하여 이벤트 발생 시 공변량 값에서 해당 기대값을 뺀 값으로 얻는다. 여기서 기대값은 위험집합에서 공변량들을 이용하여 계산된다. i번째 개체의 k번째 공변량에 대한 Scheonfeld 잔차는 다음과 같이 계산된다.

$$\hat{r}_i = z_i - \bar{z}(t_i) = z_i - \sum_{k \in R_i} z_k \times p(\hat{\beta}, z_k)$$

다음은 6명의 대상환자 중 3명에게 이벤트가 발생한 데이터에서 Scheonfeld 잔차를 계산하는 과정을 보여준다. 시간(time)은 주수를 나타내며, status가 1인 경우가 실패를 뜻한다면 0은 중도절단을 뜻한다. trt가 0이면 치료군, 1이면 대조군을 나타낸다.

```
time=c(6,7,10,15,19,25)
status=c(1,0,1,1,0,1)
trt=c(0,0,1,0,1,1)
df1=data.frame(time,status,trt)
df1
```

```
  time   status  trt
1    6        1    0
2    7        0    0
3   10        1    1
4   15        1    0
5   19        0    1
6   25        1    1
```

이 데이터에서 trt를 설명변수로 하는 콕스회귀모형을 만들고 회귀계수를 추정해보자.

```
fit=coxph(Surv(time,status)~trt,data=df1)
gaze(fit) %>% myft()
```

	coef	se(coef)	z	Pr(>|z|)	HR	lower	upper
trt	−1.326	1.251	−1.060	.289	0.266	0.023	3.082

n=6, events=4, Likelihood ratio test=1.21 on 1 df (p=.271)

추정된 회귀계수는 −1.326이다. 이 데이터를 이벤트가 발생한 시간에 따라 다음과 같이 정렬해보자.

t_i	n_{0i}	n_{1i}	$p(\beta, z_k=0)$	$p(\beta, z_k=1)$
6	3	3	$\frac{1}{3+3\times e^{-1.326}}$	$\frac{e^{-1.326}}{3+3\times e^{-1.326}}$
10	1	3	$\frac{1}{1+3\times e^{-1.326}}$	$\frac{e^{-1.326}}{1+3\times e^{-1.326}}$
15	1	2	$\frac{1}{1+2\times e^{-1.326}}$	$\frac{e^{-1.326}}{1+2\times e^{-1.326}}$
25	0	1	$\frac{1}{e^{-1.326}}$	$\frac{e^{-1.326}}{e^{-1.326}}=1$

6주째 치료군에서 이벤트가 발생하였다. 이때 위험대상(number at risk)은 치료군이 3명($n_{0i}=3$), 대조군이 3명이다($n_{1i}=3$). 치료군의 가중치는 다음과 같이 계산된다.

$$\frac{e^{-1.326\times 0}}{3\times e^{-1.326\times 0}+3\times e^{-1.326\times 1}}=\frac{1}{3\times 1+3\times e^{-1.326}}$$

대조군의 가중치는 다음과 같이 계산된다.

$$\frac{e^{-1.326\times 1}}{3\times e^{-1.326\times 0}+3\times e^{-1.326\times 1}}=\frac{e^{-1.326}}{3\times 1+3\times e^{-1.326}}$$

기대값과 Schoenfeld 잔차는 다음과 같이 계산된다.

t_i	$E(Z_i)=\sum_{k\in R_i} Z_k \times p_k(\hat{\beta})$	z_i	$\hat{r}_i = z_i - E(Z_i)$
6	$3\times 0\times \frac{1}{(3+3\times e^{-1.326})}+3\times 1\times \frac{e^{-1.326}}{(3+3\times e^{-1.326})}=0.2098$	0	−0.2098
10	$1\times 0\times \frac{1}{(1+3\times e^{-1.326})}+3\times 1\times \frac{e^{-1.326}}{(1+3\times e^{-1.326})}=0.4434$	1	0.5566
15	$1\times 0\times \frac{1}{(1+2\times e^{-1.326})}+2\times 1\times \frac{e^{-1.326}}{(1+2\times e^{-1.326})}=0.3468$	0	−0.3468
25	1	1	0

다음 R 명령어로 Schoenfeld 잔차를 볼 수 있다.

```
residuals(fit,type="schoenfeld")
```

```
         6          10           15           25
-0.2098004   0.5566351   -0.3468347   0.0000000
```

척도잔차(scaled residual)는 다음의 근사식으로 구할 수 있다.

$$r_i^* \approx r_i \times d \times \text{var}(\hat{\beta})$$

위의 식에서 d는 전체 이벤트 수이고 $\text{var}(\hat{\beta})$는 회귀계수의 분산이다.

```
resid.scaled=residuals(fit,type="schoenfeld")*sum(status)*as.numeric(fit$var)
resid.scaled
```

```
        6          10          15          25
-1.313064   3.483776   -2.170712   0.000000
```

위험비가 시간 t의 함수일 때 척도잔차의 기대값은 다음과 같다.

$$E(r_i^*) \approx \beta + \beta(t)$$

```
resid.scaled+fit$coefficients
```

```
        6        10        15        25 
-2.639193  2.157647 -3.496841 -1.326129 
```

위의 $E(r_i^*)$은 다음 R 코드로 구할 수 있다.

```
residuals(fit,type="scaledsch")
```

```
        6        10        15        25 
-2.639193  2.157647 -3.496841 -1.326129 
```

또한 위의 값은 cox.zph( ) 함수로도 구할 수 있다.

```
cox.zph(fit)$y
```

```
         trt
6  -2.639193
10  2.157647
15 -3.496841
25 -1.326129
```

6장

층화된 비례위험모형

층화된 비례위험모형(stratified Cox(SC) model, 또는 층화된 콕스모형)은 콕스비례위험모형의 변형으로 비례위험 가정(PH assumption)을 만족하지 못하는 예측인자를 층화하여 모형에 포함시켜 준다. 비례위험 가정을 만족하는 예측인자는 모형에 포함되지만 층화된 예측인자는 모형에 포함되지 않는다.

autoReg 패키지에 포함되어 있는 anderson 데이터는 백혈병 환자 42명의 데이터이다. 이 데이터를 콕스비례위험모형에 적합시켜보자.

```
require(survival)
require(autoReg)
fit <-coxph(Surv(time,status) ~ logWBC+rx+sex,data=anderson)
fit
```

```
Call:
coxph(formula = Surv(time, status) ~ logWBC + rx + sex, data = anderson)

          coef  exp(coef)  se(coef)      z         p
logWBC  1.6819     5.3760    0.3366  4.997  5.82e-07
rx      1.5036     4.4978    0.4615  3.258   0.00112
sex     0.3147     1.3698    0.4545  0.692   0.48872

Likelihood ratio test=47.19  on 3 df, p=3.171e-10
n= 42, number of events= 30
```

autoReg 패키지의 gaze( ) 함수는 위의 결과를 보기 좋게 표로 정리해준다.

```
gaze(fit) %>% myft()
```

	coef	se(coef)	z	Pr(>|z|)	HR	lower	upper
logWBC	1.682	0.337	4.997	<.001	5.376	2.779	10.398
rx	1.504	0.462	3.258	.001	4.498	1.820	11.113
sex	0.315	0.455	0.692	.489	1.370	0.562	3.338

n=42, events=30, Likelihood ratio test=47.19 on 3 df (p< .001)

1 비례위험 가정 검정

이 데이터가 비례위험 가정에 맞는지 검정해보면 다음과 같다.

```
print(cox.zph(fit))

        chisq  df     p
logWBC  0.142   1  0.71
rx      0.036   1  0.85
sex     5.420   1  0.02
GLOBAL  5.879   3  0.12
```

치료군(rx)과 로그백혈구 수(logWBC)에 대한 비례위험 가정 검정은 유의하지 않지만 성별에 관한 비례위험 가정 검정은 p값이 0.05 이하로 비례위험 가정에 만족하지 않는 것을 알 수 있다. Schoenfeld 잔차그림을 보면 성별에 따른 비례위험이 시간에 따라 변화함을 알 수 있다.

```
coxzphplot(cox.zph(fit),var="sex")
```

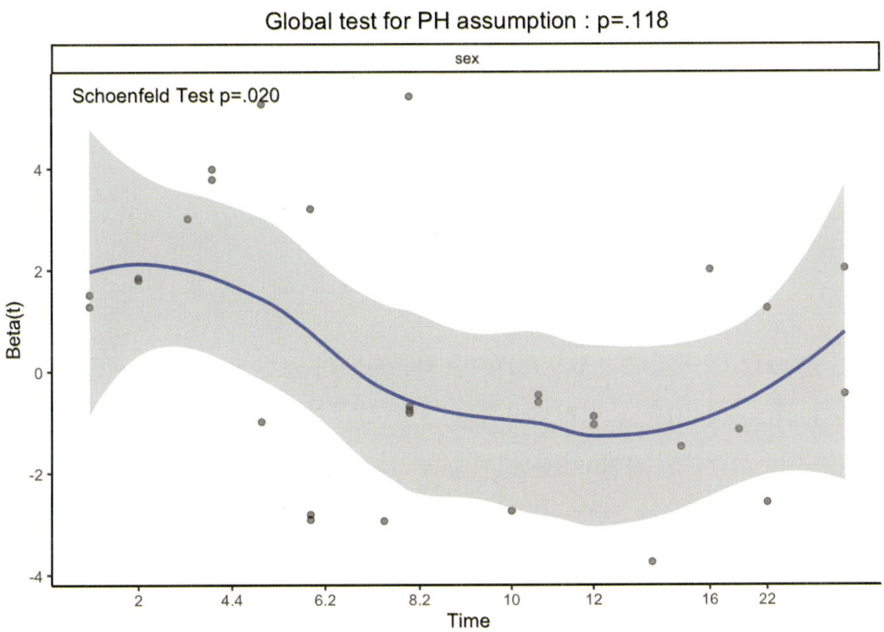

2 층화된 콕스모형

예측인자 중 하나가 비례위험 가정을 만족하지 않으므로 층화된 콕스모형(stratified Cox(SC) model)을 사용해 분석할 수 있다. SC를 사용하게 되면 비례위험 가정을 만족하지 않는 성별 변수의 영향을 통제할 수 있다.

```
fit1 <-coxph(Surv(time,status) ~ logWBC + rx + strata(sex),data=anderson)
summary(fit1)
```

```
Call:
coxph(formula = Surv(time, status) ~ logWBC + rx + strata(sex),
      data = anderson)

 n= 42, number of events= 30

          coef  exp(coef)  se(coef)      z   Pr(>|z|)
logWBC  1.4537     4.2787    0.3441  4.225  2.39e-05 ***
rx      0.9981     2.7131    0.4736  2.108    0.0351 *
---
Signif. codes: 0 '***' 0.001 '**' 0.01 '*' 0.05 '.' 0.1 ' ' 1

        exp(coef)  exp(-coef)  lower .95  upper .95
logWBC      4.279      0.2337      2.180      8.398
rx          2.713      0.3686      1.072      6.864

Concordance= 0.812  (se = 0.059 )
Likelihood ratio test = 32.06  on 2 df,  p=1e-07
Wald test             = 22.75  on 2 df,  p=1e-05
Score (logrank) test  = 30.8   on 2 df,  p=2e-07
```

위 결과 중 rx의 회귀계수는 0.9981이며 회귀계수의 표준오차는 0.4736이다. rx 변수는 대조군은 1, 치료군은 0으로 입력되어 있으므로 대조군의 위험비는 치료군에 비해 2.713 (= exp(0.9981))이며 치료군의 위험비(hazard ratio)는 대조군에 비해 0.37($e^{-0.9981}=0.3686$)이라고 할 수 있다. 대조군의 위험비의 95% 신뢰구간은 $coef \pm 1.96 \times se(coef)$에서 다음과 같이 계산된다.

$$exp(0.9981 \pm 1.96 \times 0.4736) = (1.072, 6.864)$$

위의 R 출력결과에서 lower .95 및 upper .95로 확인할 수 있다.

2-1 Wald 검정

앞의 결과에서 rx에 대한 회귀계수 0.9981에 대한 Wald 검정 결과 p값은 0.0351로 유의한데 이때 Wald 검정의 귀무가설은 $H_0:\beta = 0$이며 대립가설은 $H_1:\beta \neq 0$이 된다. 따라서 결과의 해석은 "logWBC와 sex가 일정할 때 rx의 회귀계수는 0이라는 귀무가설을 기각할 수 있다. 즉 rx의 효과는 통계적으로 유의하다."라고 할 수 있다. 참고로 Wald 검정의 통계량 z는 회귀계수/회귀계수의 표준오차로 구하며, 다음과 같이 계산된다.

$$z = \frac{0.9981038}{0.4735546} = -2.107685$$

통계량 z는 표준정규분포를 따르며 양측검정이므로 p값은 다음과 같이 구할 수 있다.

```
pnorm(-abs(-2.107685))*2
[1] 0.03505825
```

또한 통계량 z를 제곱하면 자유도가 1인 카이제곱분포를 따르므로 다음과 같이 구할 수도 있다.

```
pchisq((-2.107685)^2,df=1,lower.tail=FALSE)
[1] 0.03505825
```

2-2 가능도비검정

출력결과를 보면 가능도비검정(likelyhood ratio test) 결과 통계량이 32.06이며 유의한 것으로 출력되어 있다. 가능도비검정은 이 모형을 설명변수가 없는 영모형(null model)과 비교할 때 이 모형이 데이터를 보다 잘 설명하는지 검정해주는 것이다. 이 모형에 대한 영모형은 다음과 같다.

```
fit0=coxph(Surv(time,status) ~ strata(sex),data=anderson)
fit0
```

```
Call: coxph(formula = Surv(time, status) ~ strata(sex), data = anderson)

Null model
 log likelihood= -71.76469
 n= 42
```

영모형의 로그가능도는 -71.76이며 우리의 모형 fit1의 로그가능도는 fit1$loglik로 알 수 있다.

```
fit1$loglik
```

```
[1] -71.76469 -55.73482
```

fit1$loglik의 첫 번째 숫자는 영모형의 로그가능도이며 두 번째 숫자가 fit1의 로그가능도이다. 가능도비검정의 검정량(LR)은 (-2×영모형의 로그가능도) - (-2×모형의 로그가능도)로 구한다.

$$LR = (-2\times -71.7646945) - (-2\times -55.734815) = 32.06$$

귀무가설하에서 LR 통계량은 공변량의 개수를 자유도로 하는 카이제곱분포를 따른다. 가능도비검정 결과의 p값은 다음 R 코드로 얻을 수 있다. 이 값은 R의 출력결과와 동일하다.

```
pchisq(32.06,df=2,lower.tail=FALSE)
```

```
[1] 1.092093e-07
```

3 층화된 콕스모형의 위험함수

앞에서 층화된 콕스모형에 대한 기술 없이 결과를 얻을 수 있었다. 그러면 층화된 콕스모형의 위험함수(hazard function)는 어떻게 될까? 위험함수는 g번째 층화된 계층을 나타내는 g가 포함되어 있다.

$$h_g(t, X) = h_{0_g}(t)e^{\beta_1 rx + \beta_2 \log WBC}$$

여기서 g는 계층의 번호를 나타내며 sex는 남, 여 2개의 계층으로 되어 있으므로 $g = 1, 2$이다. 남자의 경우($g = 1$) 위험함수는 다음과 같다.

$$h_1(t, X) = h_{0_1}(t)e^{\beta_1 rx + \beta_2 \log WBC}$$

여자의 경우($g = 2$) 위험함수는 다음과 같다.

$$h_2(t, X) = h_{0_2}(t)e^{\beta_1 rx + \beta_2 \log WBC}$$

위험함수에는 변수 rx와 logWBC가 포함되어 있으나 변수 sex는 포함되어 있지 않다. 변수 sex는 비례위험 가정에 포함되어 있지 않으므로 모형에 포함되지 않으며 대신 층화로 통제된다. 변수 rx와 logWBC는 모형에 포함되어 있으므로 각 변수의 효과는 다른 변수 및 층화된 변수의 효과를 통제하고 추정할 수 있다. 예를 들어 변수 rx의 효과는 logWBC와 sex를 통제하고 $e^{\widehat{\beta}_1}$으로 추정할 수 있다. 하지만 변수 sex는 모형에 포함되어 있지 않으므로 sex의 효과를 나타내는 위험비는 구할 수 없으며, 이러한 점이 층화된 콕스모형의 단점이라고 할 수 있다. 하지만 sex는 비례위험 가정을 만족하지 않으며 위험비가 시간에 따라 변하므로 위험비를 구하는 것이 적절하지 않다.

남자와 여자의 위험함수를 살펴보면 기저위험함수(baseline hazard function)만 남자의 경우 $h_{0_1}(t)$, 여자의 경우 $h_{0_2}(t)$로 다르고 회귀계수 β_1과 β_2는 같다는 것을 알 수 있다. 하지만 기저위험함수가 다르므로 층화된 콕스모형에서 남자와 여자의 생존곡선은 다르게 나타난다.

```
adjustedPlot(fit1,xnames=c("sex"))
adjustedPlot(fit1,xnames=c("sex","rx"))
```

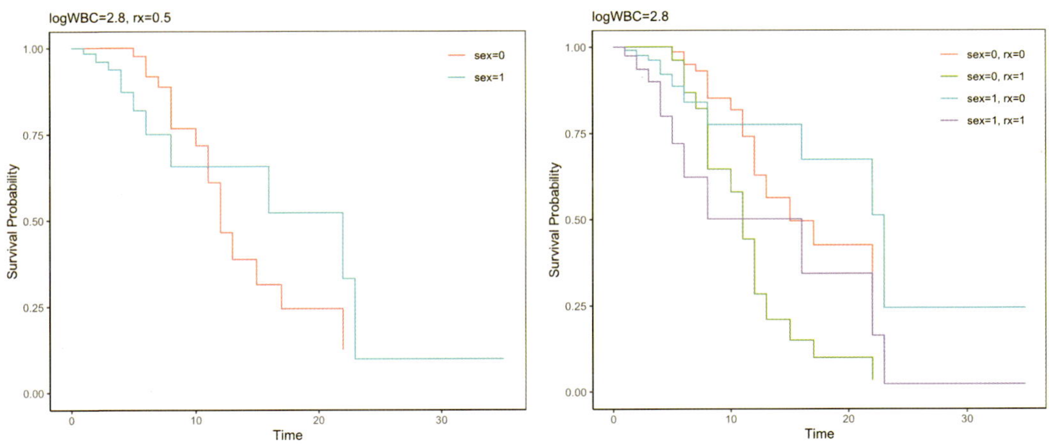

하지만 rx와 logWBC의 회귀계수는 남자와 여자에서 같으므로 위험비는 남자와 여자에서 같다. 층화된 콕스모형의 이러한 특징은 무상호작용(no-interaction) 가정이라고 알려져 있다.

회귀계수 β_1과 β_2의 추정량을 얻기 위해 부분우도함수(partial likelihood function, L)가 데이터와 모형을 통해 만들어지고 컴퓨터 반복을 통해 최대화된다. 층화된 콕스모형의 우도함수 L은 $L = L_1 \times L_2$로 계산되는데 L_1과 L_2는 각각 남자와 여자의 우도 함수이며 위험함수인 $h_1(t)$와 $h_2(t)$에서 파생된다.

4 상호작용이 있는 층화된 콕스모형

층화된 콕스모형에서 상호작용이 있는 경우를 생각해볼 수 있다. 예를 들어 앞서의 모형에서 sex와 rx, sex와 logWBC의 상호작용이 있는 모형은 다음과 같다.

```
fit2=coxph(Surv(time,status)~ rx+logWBC+ rx:sex+ logWBC:sex+strata(sex),data=anderson)
fit2
```

```
Call:
coxph(formula = Surv(time, status) ~ rx + logWBC + rx:sex + logWBC:sex +
      strata(sex), data = anderson)

              coef  exp(coef)  se(coef)      z       p
rx          0.3113     1.3652    0.5636  0.552  0.5807
logWBC      1.2061     3.3406    0.5035  2.396  0.0166
rx:sex      1.6666     5.2942    0.9295  1.793  0.0730
logWBC:sex  0.5366     1.7102    0.7352  0.730  0.4655

Likelihood ratio test=35.83  on 4 df, p=3.143e-07
n= 42, number of events= 30
```

위 모형에서 남자의 경우(sex = 0) rx와 logWBC에 대한 회귀계수 $\beta_1 = 0.3113$, $\beta_2 = 1.2061$이다. 여자의 경우 rx에 대한 회귀계수 $\beta_1 = 0.3113 + 1.6666 = 1.9779$이고 logWBC에 대한 회귀계수 $\beta_2 = 1.2061 + 0.5366 = 1.7427$이다.

이때 상호작용이 있는 SC모형과 상호작용이 없는 SC모형의 로그가능도를 비교하여 가능도비검정량을 구해보면 다음과 같다.

```
LR=-2*(fit1$loglik[2]-fit2$loglik[2])
LR
```

```
[1] 3.765856
```

이 가능도비검정량은 공변량의 개수를 자유도로 하는 카이제곱분포를 따른다. 가능도비검정결과의 p값은 다음 R 코드로 얻을 수 있다.

```
pchisq(LR,df=2,lower.tail=FALSE)
```

```
[1] 0.1521439
```

자유도 2인 카이제곱 곡선에서의 p값은 다음 그림에서도 구할 수 있다.

```
library(interpretCI)
draw_x2(LR,df=2)
```

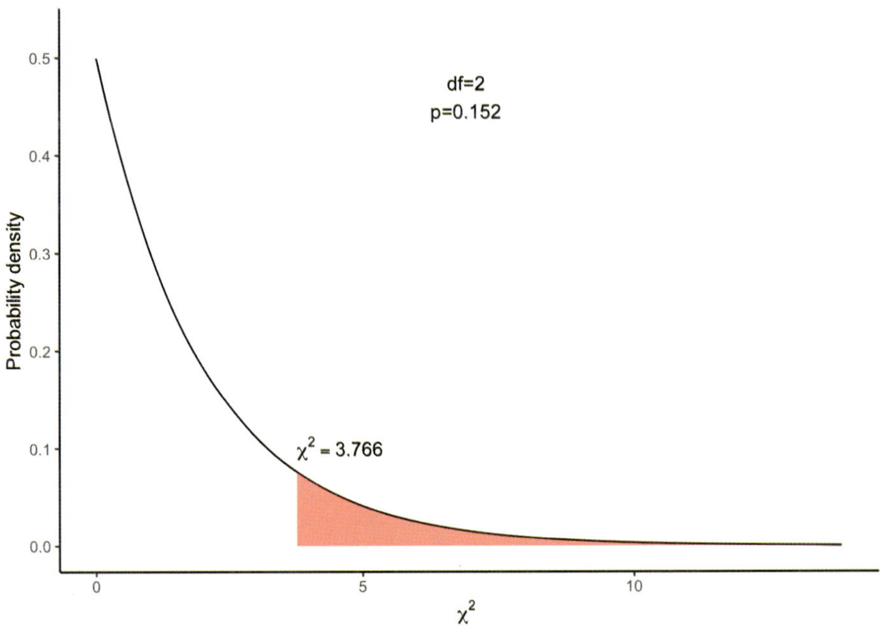

가능도비검정 결과, 통계적으로 유의하지 않으므로 상호작용이 없는 모형이 적절하다.

7장

시간의존공변량-콕스비례위험모형의 확장

콕스비례위험모형(Cox proportional hazard(PH) model)의 중요한 가정은 연구가 시작될 때 공변량이 정해지며 시간이 지나도 공변량은 변하지 않는다는 것이다. 하지만 어떤 경우에는 공변량이 시간에 따라 변할 수 있는데 이를 시간의존공변량(time-dependent covariate)이라고 한다. 예를 들어 백혈병 환자의 사망시점이 관심 있는 반응변수일 때 골수이식과 같은 중간사건(intermediate event)의 발생 여부는 사망시간을 예측하는 데 매우 중요한 영향을 미칠 수 있다. 여기서 중간사건은 연구 기간 동안 그 발생 여부가 서로 다르며 발생 시점 또한 다르다. 따라서 중간사건은 시간의존공변량으로 간주할 수 있다. 이번 장의 내용은 Dirk F. Moore의 《Applied Survival Analysis Using R》(2016)을 참조하였다.

1 스탠포드 심장이식 연구

시간의존공변량을 다룰 때 주의할 점은 미래의 공변량 값으로 생존을 예측할 수 없다는 것이다. 하지만 경험 많은 연구자들도 이를 간과하여 의도치 않게 잘못된 결론을 내릴 수 있다. 1971년 Clark 등(Clark et al., 1971; 2003)이 〈Annals of Internal Medicine〉에 발표한 스탠포드 심장이식 연구는 자주 인용되는 예이다. 심장이식 프로그램에 등록된 환자의 생존에 관한 이 연구에서 심장이식을 받은 환자는 심장이식을 받지 않은 환자에 비해 유의하게 생존이 증가하였다. 이 데이터는 survival 패키지에 jasa라는 이름으로 포함되어 있다. 다음은 실제 연구 결과이다.

```
library(survival)
library(tidyverse)
library(flextable)
library(autoReg)

data(heart,package="survival") ## for use of jasa(stanford heart transplant data)
fit=coxph(Surv(futime,fustat)~transplant+age+surgery,data=jasa)
summary(fit)
```

```
Call:
coxph(formula = Surv(futime, fustat) ~ transplant + age + surgery,
      data = jasa)
```

```
n= 103, number of events= 75

                coef  exp(coef)  se(coef)      z  Pr(>|z|)
transplant  -1.71711    0.17958   0.27853 -6.165  7.05e-10 ***
age          0.05889    1.06065   0.01505  3.913  9.12e-05 ***
surgery     -0.41902    0.65769   0.37118 -1.129     0.259
---
Signif. codes:  0 '***' 0.001 '**' 0.01 '*' 0.05 '.' 0.1 ' ' 1

           exp(coef) exp(-coef) lower .95 upper .95
transplant    0.1796     5.5684    0.1040     0.310
age           1.0607     0.9428    1.0298     1.092
surgery       0.6577     1.5205    0.3177     1.361

Concordance= 0.732  (se = 0.031 )
Likelihood ratio test= 45.85  on 3 df,   p=6e-10
Wald test            = 47.15  on 3 df,   p=3e-10
Score (logrank) test = 52.63  on 3 df,   p=2e-11
```

위 연구 결과는 다음과 같이 표로 요약할 수 있다.

```
gaze(fit) %>% myft() %>% highlight(i=1)
```

	coef	se(coef)	z	Pr(>|z|)	HR	lower	upper
transplant	−1.717	0.279	−6.165	<.001	0.180	0.104	0.310
age	0.059	0.015	3.913	<.001	1.061	1.030	1.092
surgery	−0.419	0.371	−1.129	.259	0.658	0.318	1.361

n=103, events=75, Likelihood ratio test=45.85 on 3 df (p< .001)

위 연구에서 가장 중요한 공변량 transplant는 심장이식을 받은 경우 1, 받지 않은 경우는 0으로 입력되어 있다. 공변량 transplant의 위험률(hazard ratio)은 0.18이며 매우 낮은 p값을 보인다. 이러한 결과는 심장이식이 환자의 수명을 늘리는 데 매우 효과적임을 시사한다(Clark의 결론도 마찬가지였다). 하지만 이 결과가 출간된 직후 Gail(Gail, 1972)은 이 결과의 타당성에 의문을 제기했고, 이후 수많은 재분석이 뒤따랐다. 이 연구의 문제는 심장이식이 시간에 따라 변화하는 공변량이라는 점이다. 환자가 심장이식을 받기 위해서는 심장이식을 받을 수 있을 만큼 오래 살아야 한다. 따라서 앞서의 분석 결과는 오래 산 환자(즉, 이식을 받을 정도로 충분히 오래 산 환자)가 오래 살지 못한 환자에 비해 오래 살았다는 것을 보여준 것에 지나지 않으며 이것은 물론 항상 참인 항진명제(tautology)에 지나지 않는다.

이 문제에 대한 간단한 해결방법은 랜드마크 시간을 정해 환자를 두 군으로 나누는 것이다. 랜드마크 시간 전에 심장이식을 받은 환자들을 환자군으로 하고 심장이식을 받지 못한 환자들을 대조군으로 한다. 이때 중요한 점은 ① 랜드마크 시간까지 생존한 환자들만 연구에 포함시키고 ② 모든 환자들(특히 대조군에 속한 환자들)은 랜드마크 시간 이후에 이식을 받더라도 대조군에 계속 남아 있어야 한다는 점이다. 예를 들어 심장이식 데이터에서 30일을 랜드마크로 정해보자. 먼저 최소 30일 이상 생존한 환자들을 고른다(103명 중 79명이 30일 이후까지 생존하였다). 79명 중 33명이 30일 이내에 심장이식을 받았으며 46명은 받지 못했다. 이들 46명 중 30명은 이후 심장이식을 받았으나 이들은 여전히 '30일 전에 심장이식을 받지 못한 환자'에 속한다. 다음과 같이 transplant30이라는 변수를 하나 만들고(이 변수는 시간이 지나도 변하지 않는다) 분석을 진행해보자.

```
ind30 <- jasa$futime>=30 # 30일 이상 생존한 환자
transplant30 <- (jasa$transplant==1) &(jasa$wait.time<30)
fit1=coxph(Surv(futime,fustat)~transplant30+age+surgery,data=jasa,subset=ind30)
gaze(fit1) %>% myft() %>% highlight(i=1)
```

	coef	se(coef)	z	Pr(>|z|)	HR	lower	upper
transplant30TRUE	−0.042	0.284	−0.148	.882	0.959	0.550	1.672
age	0.037	0.017	2.170	.030	1.038	1.004	1.073
surgery	−0.820	0.413	−1.985	.047	0.441	0.196	0.990

n=79, events=52, Likelihood ratio test=9.5 on 3 df (p=.023)

위 결과를 보면 transplant30의 위험률은 0.96(95% 신뢰구간 0.55 - 1.67, p = .882)으로 전혀 유의하지 않다. 이 '랜드마크 분석'에 따르면 심장이식을 받은 환자와 받지 않은 환자 간의 생존 차이는 (거의) 없다고 할 수 있다. 이 방법은 적용하기 쉽지만 랜드마크를 어떻게 정해야

할지가 문제이다. 왜 30일인가? 15일은, 혹은 100일은 안되는가? 이에 대한 명쾌한 답은 없다. 게다가 이 '30일 랜드마크 방법'에 의하면 환자의 약 1/4을 분석에서 제외하게 된다. 보다 나은 방법은 변수 tansplant를 시간의존공변량으로 사용하는 방법이다. 이 방법은 전통적인 콕스비례위험모형의 틀 안에서 분석할 수 있으나 편향되지 않는 추정량을 얻기 위해 자료를 변형해야 한다. 예를 들어 2, 5, 10, 12, 28, 95번째 환자를 생각해보자. 이 환자들은 다음 표로 요약할 수 있다.

id	wait.time	futime	fustat	transplant
2		5	1	0
5		17	1	0
10	11	57	1	1
12		7	1	0
28	70	71	1	1
95	1	15	1	1

다음 그림은 환자들의 데이터를 나타낸 것으로 사망은 X로 표시되어 있고 심장이식은 까만 점으로 표시되어 있다(10, 28, 95번 환자). 이식을 받은 환자의 타임라인은 이식받기 전과 이식받은 후의 두 시기로 구성된다.

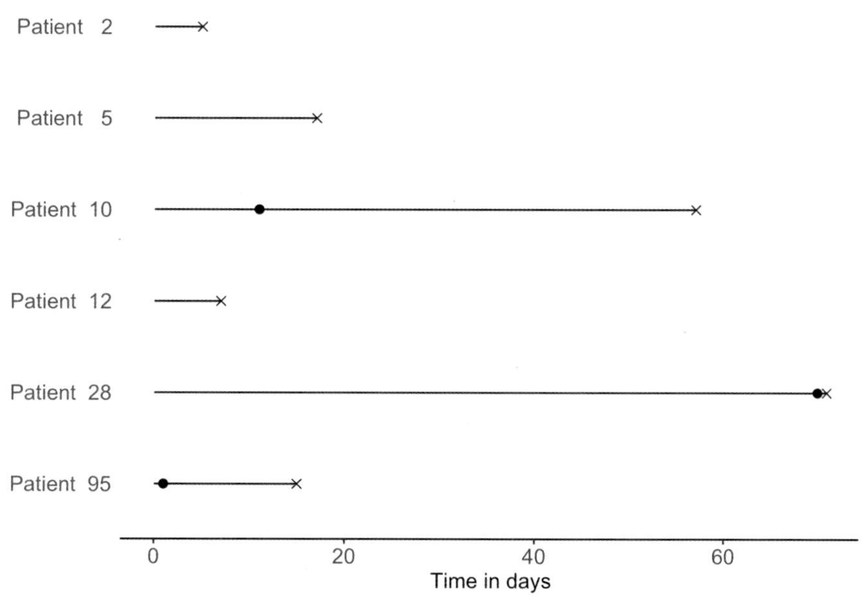

분석을 위해 환자의 자료를 다음과 같이 바꾸어야 한다. jasa1 데이터는 변환이 끝난 자료이다.

```
selected=jasa1[jasa1$id %in% c(2,5,10,12,28,95),]
flextable(selected[,1:5])
```

id	start	stop	event	transplant
2	0	5	1	0
5	0	17	1	0
10	0	11	0	0
10	11	57	1	1
12	0	7	1	0
28	0	70	0	0
28	70	71	1	1
95	0	1	0	0
95	1	15	1	1

위와 같은 자료를 start-stop 형식이라고 할 수 있다. 이 자료를 start-stop 형식의 타임라인으로 그려보면 다음 그림과 같다.

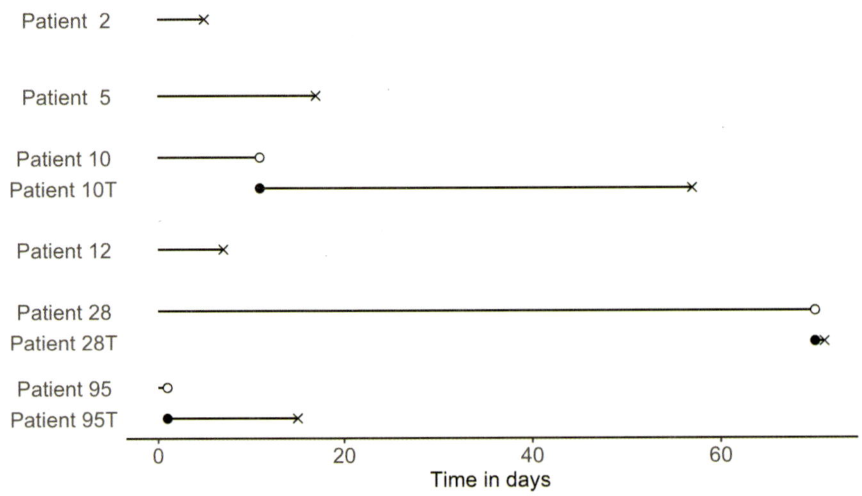

이 자료는 survival 패키지에 jasa1이라는 이름의 데이터로 변환되어 있으나 다른 자료를 start-stop 형식으로 변환하기 위해서는 변환하는 방법을 알아야 한다. 다음과 같은 R 코드를 사용하여 변환할 수 있다.

```
tdata=jasa[,-c(1:4,11:14)] # tdata는 변환 중 임시데이터
tdata$futime=pmax(.5,tdata$futime) # futime이 0인 경우 0.5로 바꿈

## wait.time과 futime이 같은 경우 wait.time에서 0.5를 뺀다
indx={tdata$wait.time==tdata$futime}&{!is.na(tdata$wait.time)}
tdata$wait.time[indx]=tdata$wait.time[indx]-0.5
tdata$id=1:nrow(tdata)
sdata=tmerge(tdata,tdata,id=id,
             death=event(futime,fustat),
             trans=tdc(wait.time))
final=sdata[,c(7:11,2:3)]
```

위 과정을 거쳐 분석에 사용할 최종 데이터를 얻었다. 다음은 분석 결과이다.

```
fit2=coxph(Surv(tstart,tstop,death)~trans+surgery+age,data=final)
summary(fit2)
```

```
Call:
coxph(formula = Surv(tstart, tstop, death) ~ trans + surgery +
      age, data = final)

 n= 170, number of events= 75

             coef  exp(coef)  se(coef)      z  Pr(>|z|)
trans     0.01405    1.01415   0.30822  0.046    0.9636
surgery  -0.77326    0.46150   0.35966 -2.150    0.0316 *
age       0.03055    1.03103   0.01389  2.199    0.0279 *
---
Signif. codes:  0 '***' 0.001 '**' 0.01 '*' 0.05 '.' 0.1 ' ' 1
```

```
        exp(coef) exp(-coef) lower .95 upper .95
trans      1.0142     0.9860    0.5543    1.8555
surgery    0.4615     2.1668    0.2280    0.9339
age        1.0310     0.9699    1.0033    1.0595

Concordance= 0.599  (se = 0.036 )
Likelihood ratio test = 10.72  on 3 df,   p=0.01
Wald test             =  9.68  on 3 df,   p=0.02
Score (logrank) test  = 10     on 3 df,   p=0.02
```

```
gaze(fit2) %>% myft()
```

	coef	se(coef)	z	Pr(>|z|)	HR	lower	upper
trans	0.014	0.308	0.046	.964	1.014	0.554	1.856
surgery	−0.773	0.360	−2.150	.032	0.462	0.228	0.934
age	0.031	0.014	2.199	.028	1.031	1.003	1.059

n=170, events=75, Likelihood ratio test=10.72 on 3 df (p=.013)

결과에서 보는 바와 같이 심장이식이 생존을 증가시킨다는 근거는 없다. 이는 '랜드마크 분석'의 결과와 같지만 랜드마크 분석과 달리 데이터의 손실이 없다.

1-1 참고

시간의존공변량이 있는 경우 k번째 subject의 시간 t_i일 때의 공변량을 $Z_k(t_i)$라고 할 때 위험함수(hazard function)를 $h(t) = h_0(t)e^{Z_k(t_i)\beta}$라고 할 수 있다. 이때 부분가능도함수는 다음과 같다.

$$L(\beta) = \prod_{i=1}^{D} \frac{e^{z_i(t_i)\beta}}{\Sigma_{k \in R_i} e^{z_k(t_i)\beta}}$$

앞서의 2, 5, 10, 12, 28, 95번째 환자 6명의 예를 들어보면 각 환자의 이벤트 발생시간(사망시간)은 각각 5, 17, 57, 7, 71, 15일이다. 이를 표로 정리하면 다음과 같다.

subject(i)	event	$z_i(5)$	$z_i(7)$	$z_i(15)$	$z_i(17)$	$z_i(57)$	$z_i(71)$
2	5	0					
5	17	0	0	0	0		
10	57	0	0	1	1	1	
12	7	0	0				
28	71	0	0	0	0	0	1
95	15	1	1	1			

가장 먼저 이벤트가 발생한 5일째에 patient at risk는 6명이며 이 중 심장이식을 받은 환자는 95번 환자 1명이다. 따라서 첫번째 식의 분모는 $e^{z_2(5)\beta}+e^{z_5(5)\beta}+e^{z_{10}(5)\beta}+e^{z_{12}(5)\beta}+e^{z_{28}(5)\beta}+e^{z_{95}(5)\beta}$이므로 $5+e^{\beta}$가 되고 분자는 $e^{z_2(5)\beta}$이므로 1이 된다. 따라서 전체 부분가능도함수는 다음 식이 된다.

$$L(\beta)=\frac{1}{5+e^{\beta}}\times\frac{1}{4+e^{\beta}}\times\frac{1}{2+2e^{\beta}}\times\frac{1}{2+e^{\beta}}\times\frac{e^{\beta}}{1+e^{\beta}}\times\frac{e^{\beta}}{e^{\beta}}$$

2 예측 가능한 시간의존변수

2-1 time transfer 함수의 사용

asaur 패키지에 포함되어 있는 췌장암 데이터 pancreatic2를 사용하여 progression-free survival(pfs)을 종속변수로 하고 stage를 독립변수로 하여 콕스비례위험모형에 적합시키면 다음과 같다.

```
data(pancreatic2,package="asaur")
pancreatic2$stagen=ifelse(pancreatic2$stage=="M",1,0)
fit=coxph(Surv(pfs,status)~stagen,data=pancreatic2)
fit
```

```
Call:
coxph(formula = Surv(pfs, status) ~ stagen, data = pancreatic2)

         coef  exp(coef)  se(coef)     z      p
stagen 0.5931     1.8095    0.4007  1.48  0.139

Likelihood ratio test=2.43  on 1 df, p=0.1188
n= 41, number of events= 41
```

가능도비검정(likelihood ratio test)에서 p값은 0.119로 병기(stage)에 따른 차이는 거의 없다고 할 수 있다. 하지만 비례위험 가정을 점검해보면 다음과 같다.

```
cox.zph(fit)

        chisq  df      p
stagen   4.52   1  0.034
GLOBAL   4.52   1  0.034
```

stage에 대한 콕스비례위험 가정의 검정 결과 p값은 0.034로 시간에 따라 위험률이 일정하다고 할 수 없다.

이 경우 위험률의 변화를 함수 $g(t) = z \times log(t)$로 가정하고 survival 패키지에 포함되어 있는 time transfer 함수 tt( )를 통해 위험률의 변화를 전달하면 다음과 같다.

```
fit2=coxph(Surv(pfs,status)~stage+tt(stagen),
           tt=function(x,t,...) x*log(t),data=pancreatic2)
fit2

Call:
coxph(formula = Surv(pfs, status) ~ stage + tt(stagen), data = pancreatic2,
      tt = function(x, t, ...) x * log(t))

               coef  exp(coef)  se(coef)       z       p
stageM       6.0096   407.3394    3.0598   1.964  0.0495
tt(stagen)  -1.0858     0.3376    0.5889  -1.844  0.0652
```

```
Likelihood ratio test=6.33  on 2 df, p=0.04229
n= 41, number of events= 41
```

위 결과에서 적합된 함수는 $\beta(t) = 6.01 - 1.09 \times log(t)$이다. 여기서 시간의존함수에 대한 p값은 0.065이지만 stage와 시간의존함수 모두에 대한 가능도비검정의 p값은 0.0423으로 병기와 시간의존함수의 조합은 차이가 있다는 근거가 된다. Schoenfeld 잔차그림과 함께 시간의존함수를 시각화해보면 다음과 같다.

```
plot(cox.zph(fit,transform=function(pfs) log(pfs)))
abline(coef(fit2),col="red")
```

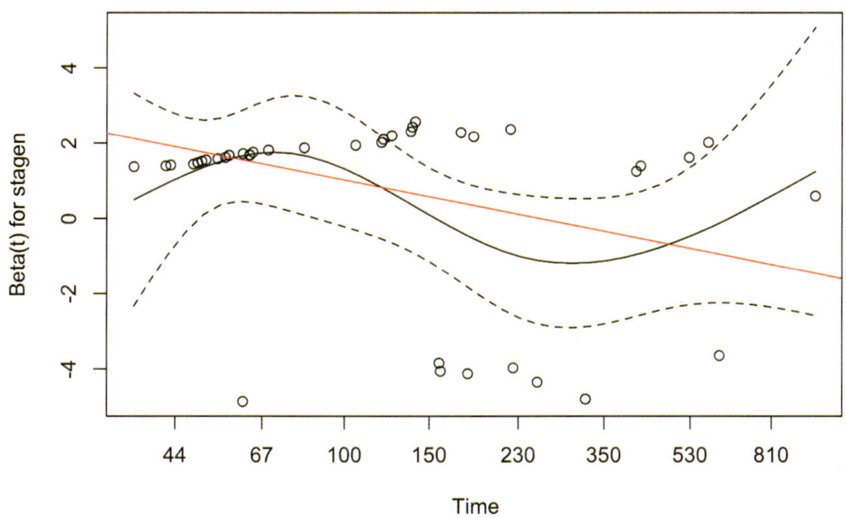

위에서 cox.zph 함수를 호출할 때 로그함수를 쓴 것은 tt 함수를 호출할 때 로그로 변환하였기 때문이다. 위의 그림에서 곡선은 잔차를 따라 그려진 loess 곡선이며 x축은 로그 스케일로 되어 있다. 빨간색 직선은 잔차가 아닌 time transfer 함수의 적합선이다. 이 함수는 로그함수지만 x축이 로그로 되어 있어 직선으로 나타난다. 이 함수는 전체적인 로그 위험률이 시간에 따라 감소함을 나타낸다.

다른 시간의존함수는 이런 결과를 보여주지 않을 수 있다. 예를 들어 시간전달함수 $g(t) = z \times t$로 가정하고 분석해보면 유의하지 않은 결과를 얻는다($p = 0.1025$).

```
coxph(Surv(pfs,status)~stage+tt(stagen),
          tt=function(x,t,...) x*t,data=pancreatic2)
```

```
Call:
coxph(formula = Surv(pfs, status) ~ stage + tt(stagen), data = pancreatic2,
    tt = function(x, t, ...) x * t)

                coef  exp(coef)  se(coef)      z       p
stageM      1.278099   3.589808  0.661027  1.934  0.0532
tt(stagen) -0.003656   0.996350  0.002532 -1.444  0.1487

Likelihood ratio test=4.56  on 2 df, p=0.1025
n= 41, number of events= 41
```

따라서 실제 위험률의 변화에 잘 근사하는 위험률 함수를 찾아내는 것이 중요하다.

2-2 시간에 따라 직선적으로 증가하는 시간의존변수

환자의 나이를 시간의존변수로 처리해야 하는지 혼동이 있다. 생존분석에서는 연구 시작 시의 환자 나이를 공변량으로 사용하고 이 값은 변화하지 않는 것으로 취급한다. 하지만 시간이 지남에 따라 환자의 나이도 증가하는 것을 알고 있으므로 환자의 나이를 시간의존변수로 처리해야 하지 않을까 하는 의문이 생긴다. 이 질문에 대한 대답은 '예'이지만 나이를 시간의존변수로 처리하더라도 모형에는 변화가 없다. survival 패키지의 lung 데이터를 이용해 예를 들어보자. 이 데이터는 진행된 폐암 환자 228명의 데이터이다. 여러 공변량이 있지만 age에 집중하여 시간의존변수로 취급하였을 때 어떤 변화가 있는지 살펴본다. 먼저 age(연구 등록 시 나이)를 보통 공변량으로 사용한 모형이다.

```
coxph(Surv(time,status==2) ~age,data=lung)
```

```
Call:
coxph(formula = Surv(time, status == 2) ~ age, data = lung)

        coef  exp(coef)  se(coef)     z       p
age 0.018720   1.018897  0.009199 2.035  0.0419
```

```
Likelihood ratio test=4.24  on 1 df, p=0.03946
n= 228, number of events= 165
```

위 결과에서 로그위험도는 나이가 증가함에 따라 증가한다($p = 0.042$). 이번에는 나이를 시간의존변수로 사용하는데, 나이는 연수로 생존시간은 일수로 되어 있으므로 연수로 변환하여 사용한다.

```
coxph(Surv(time,status==2)~tt(age),data=lung,
      tt=function(x,t,...){ x+t/365.25})
```

```
Call:
coxph(formula = Surv(time, status == 2) ~ tt(age), data = lung,
      tt = function(x, t, ...) {
          x + t/365.25
      })

            coef   exp(coef)   se(coef)      z       p
tt(age)  0.018720    1.018897   0.009199  2.035  0.0419

Likelihood ratio test=4.24  on 1 df, p=0.03946
n= 228, number of events= 165
```

위 결과를 보면 모형에는 전혀 변화가 없음을 알 수 있다. 왜 이런 일이 일어나는지 알기 위해 연구에 등록될 때의 나이를 $z(0)$으로 하고 현재 나이를 $z(t) = z(0) + t$로 하면 위험함수는 다음과 같다.

$$h(t) = h_0(t)e^{\beta z(t)} = h_0(t)e^{\beta t} \times e^{\beta z(0)}$$

위의 식을 부분가능도 식에 대입하면 시간의존부분인 $e^{\beta t}$가 분자 분모에 모두 있으므로 생략되어 등록 시 나이인 $z(0)$만 남는다. 따라서 시간의존모형의 회귀계수 β는 비시간의존모형의 회귀계수와 같게 된다. 위와 같은 현상은 시간에 따라 같이 변화하는 모든 시간의존변수에 대하여 동일하게 일어난다. 독성물질에 지속적으로 변화 없이 노출되는 경우가 흔한 예이다. 하지만 변수의 변화가 일정한 속도로 일어나지 않는 경우에는 이러한 현상이 일어나지 않는다. 간단한 예로 현재 나이의 로그를 사용하는 경우 {현재 나이} = {등록 시 나이} + {생존기간}이 된다.

8장

모수적 회귀모형을 사용한 생존분석

지금까지 다루었던 콕스비례위험모형은 기저위험함수(baseline hazard function) $h_0(t)$에 대한 모수적 가정을 하지 않으므로 준모수적인(semiparametric) 방법이라고 할 수 있으며, 이는 콕스비례위험모형의 중요한 특징 중 하나이다. 반면 기저위험함수의 분포에 대한 정보가 있다면 모수적 방법을 사용할 수 있는데 지수분포, 와이블분포(Weibull distribution), 로그로지스틱분포 등이 알려져 있다. 이번 장에서는 모수적 회귀모형을 사용한 생존분석을 다룬다.

다음 표는 생존분석에서 많이 사용되는 3가지 분포의 생존함수와 위험함수를 요약하였다.

분포	$S(t)$	$h(t)$
지수분포	$\exp(-\lambda t)$	λ
와이블분포	$\exp(-\lambda t^k)$	$k\lambda t^{k-1}$
로그로지스틱분포	$\frac{1}{1+\lambda t^p}$	$\frac{\lambda p t^{p-1}}{1+\lambda t^p}$

1 가속실패시간모형

모수적인 생존분석 방법들은 비례위험 가정을 필요로 하지 않는다. 많은 모수적인 방법들은 비례위험모형이 아닌 가속실패시간(accelerated failure time, AFT)모형이다. 지수분포나 와이블분포는 비례위험 가정도 가능하며 AFT 가정도 가능하다. 생존시간 데이터에 대한 가속실패시간모형은 모수적인 접근 방법이며 비례위험모형에 대한 대안으로 활용된다. 비례위험모형에서는 공변량의 효과가 위험에 관련하여 나타나지만 가속시간모형에서는 공변량의 효과가 생존시간에 관련하여 나타난다.

AFT 가정을 설명하기 위해 개의 수명을 예로 들어보자. 보통 개는 사람에 비해 7배 빨리 나이가 든다고 한다. 즉 개의 나이 10살은 사람의 나이로는 70살에 해당한다. 이를 AFT 관점에서 이야기하면 개가 10년 동안 살 수 있는 확률은 사람이 70년 동안 살 수 있는 확률과 같다고 할 수 있다. 마찬가지로 개의 나이 6살은 사람의 나이 42살에 해당한다. 이를 일반화하여 개의 생존함수를 $S_D(t)$, 사람의 생존함수를 $S_H(t)$라고 하면 $S_D(t) = S_H(7t)$라고 할 수 있다. 이를 개의 시간이 사람의 시간보다 7배 빠르게 지나간다고 할 수도 있고, 사람의 수명은 개의 수명을 7배로 늘려 놓은 것이라고도 할 수 있다. AFT 모형에서는 생존시간을 예측변수들의 함수로 기술한다. 두 집단의 생존함수 비교를 AFT 모형으로 설명하면 다음과 같다. 2개의 모집단에서 구한 생존함수를 각각 $S_1(t)$와 $S_2(t)$라고 하자. AFT 모형은 다음을 만족하는 상수 $\gamma > 0$이 존재한다고 가정한다.

$$S_2(t) = S_1(\gamma t) \textit{ for all } t \geq 0$$

여기서 γ를 가속인자(acceleration factor)라고 하며, 이는 상수이다. 주어진 데이터를 분석하여 $\gamma = \exp(\alpha)$라고 하면 $t \geq 0$일 때 $S_2(t) = S_1(\exp(\alpha)t)$ 또는 $S_1(t) = S_2(\exp(-\alpha)t)$이 된다.

예를 들어, 흡연자와 비흡연자의 생존을 비교할 때 $\exp(\alpha) = 0.75$라고 가정하면 비흡연자가 80세까지 살 확률은 흡연자가 $80(0.75) = 60$까지 살 확률과 같고 비흡연자의 40세는 흡연자의 30세와 같게 된다. 이를 일반화하면 $S_2(t) = S_1(0.75t)$이 된다. AFT 가정은 생존함수가 아닌 생존시간으로도 나타낼 수 있는데 T_2를 비흡연자의 생존시간, T_1을 흡연자의 생존시간이라고 하면 $T_1 = \gamma T_2$라고 표현할 수 있다. 가속인자는 AFT 모형에서 중요한 추정치로 위험비가 위험에 대한 예측변수의 효과를 추정하는 도구인 것처럼 생존시간에 대한 예측변수의 효과를 추정하는 도구이다. 가속인자는 어떤 집단과 다른 집단을 비교할 때 생존시간을 늘려주거나 축소시킨다고 표현할 수 있으며 보다 정밀하게는 생존함수의 어떤 값에 대하여도 적용되는 생존시간의 비율이라고 할 수 있다.

다음 그림은 AFT 모형을 표현한 것이다. 가속인자가 2인 경우 Group 1의 생존시간은 항상 Group 2의 2배가 된다. AFT 모형에서는 모든 $S(t)$값에 대하여 생존시간의 비율이 일정하다.

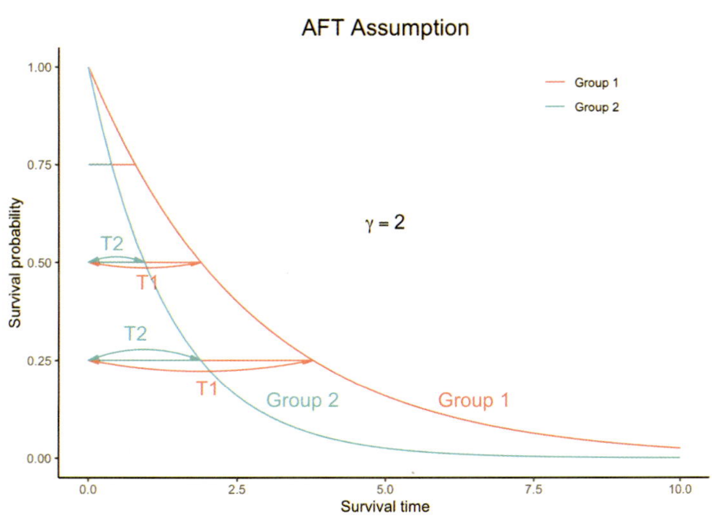

2 지수분포모형

지수분포는 감마분포의 특별한 형태로써 위험함수 $h(t)$는 시간과 관계없이 일정하다. 즉, 다음과 같이 나타낼 수 있다.

$$h(t) = \lambda$$

생존함수 S(t)는 다음과 같다.

$$S(t) = e^{-\lambda t}$$

복잡해 보이는 확률밀도함수 $f(t)$는 위험함수와 생존함수의 곱이 된다.

$$f(t) = \lambda \times e^{-\lambda x} = h(t) \times S(t) \quad (\mathrm{t} > 0)$$

누적분포함수는 다음과 같다.

$$F(t;\lambda) = 1 - e^{-\lambda t} = 1 - S(t) \quad (t > 0)$$

이를 그림으로 나타내면 다음과 같다.

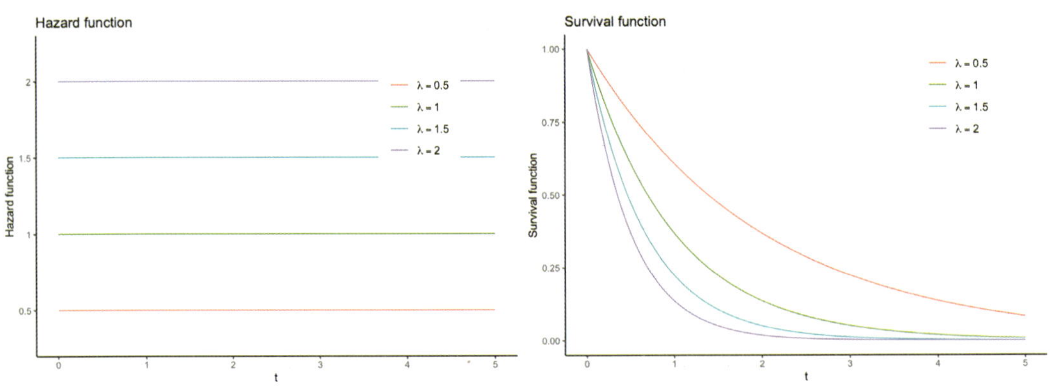

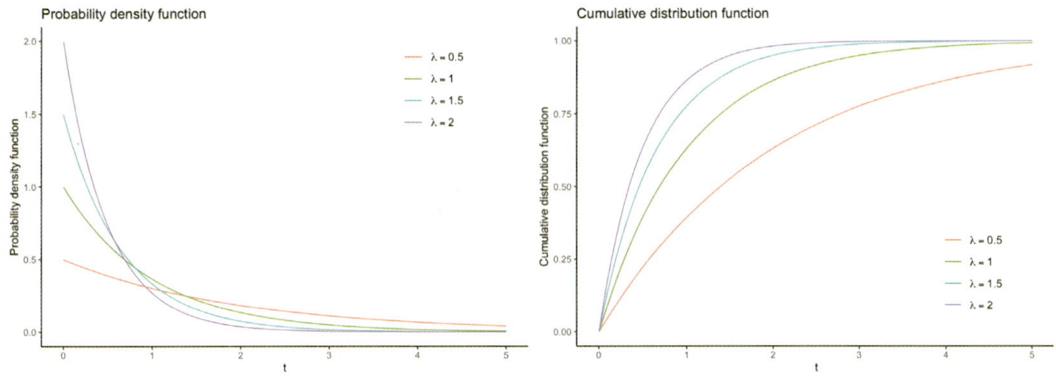

2-1 지수분포 비례위험모형

첫 번째로 다룰 모수적 모형은 가장 간단한 지수분포모형이다. 이 모형에서는 위험함수가 시간과 관계없이 일정하다(즉, $h(t) = \lambda$). autoReg 패키지에 포함되어 있는 anderson 데이터에 이 모형를 적합시켜보자. 이 데이터에서 trt라는 변수를 새로 만드는데 이 변수는 rx를 거꾸로 코딩한 것이다. 즉 치료군이 1, 대조군이 0이다. 이해를 돕기 위해 이 모형에서 trt가 유일한 예측변수라고 가정하자. 이 모형에서 위험함수는 다음과 같이 정의된다.

$$h(t) = \lambda = \exp(\beta_0 + \beta_1 \times TRT)$$

따라서 치료군에서는(TRT=1) 위험함수 $h(t) = \exp(\beta_0 + \beta_1)$이며 대조군(TRT = 0)에서는 $h(t) = \beta_0$이 된다. 치료군과 대조군의 위험비(hazard ratio, HR)는 다음과 같다.

$$HR(TRT = 1 \ vs \ TRT = 0) = \frac{\exp(\beta_0 + \beta_1)}{\exp(\beta_0)} = \exp(\beta_1)$$

공변량의 값에 따라 위험이 정해지며 그 값이 일정하다는 가정은 비례위험 가정보다 훨씬 엄밀한 가정이다. 위험이 일정할 경우 물론 위험비도 일정해진다. 하지만 위험비가 일정하다고 해서 각 위험이 일정해야 하는 것은 아니다. 콕스비례위험모형에서는 기저위험이 일정하다는 가정을 하지 않는다. 사실 콕스모형에서는 기저위험함수에 대한 추정을 하지 않는다. 지수분포모형에서는 위험이 일정하다. 이에 반해 콕스모형에서는 위험비가 일정하지만 위험이 일정한 것은 아니다.

R에서 anderson 데이터에 대하여 trt를 예측변수로 하여 지수분포모형을 적합한 예이다. eha 패키지의 phreg( ) 함수는 와이블분포를 기본으로 하지만 shape = 1로 할 경우 지수분포가 된다.

```
library(survival)
library(autoReg)
library(eha)

anderson$trt=ifelse(anderson$rx==1,0,1)
fit=phreg(Surv(time,status)~trt,data=anderson,shape=1)
fit
```

```
Call:
phreg(formula = Surv(time, status) ~ trt, data = anderson, shape = 1)

Covariate  W.mean    Coef  Exp(Coef)  se(Coef)  Wald p
trt         0.664  -1.527      0.217     0.398   0.000

log(scale)          2.159                0.218   0.000

 Shape is fixed at 1

Events                 30
Total time at risk     541
Max. log. likelihood   -108.52
LR test statistic      16.49
Degrees of freedom     1
Overall p-value        4.90309e-05
```

위의 출력결과를 보면 예측변수 trt의 회귀계수 $\beta_1 = -1.527$인 것을 알 수 있다. 또한 Wald 검정의 p값은 < 0.0005(반올림한 값이 0.000이므로)로 매우 유의한 것을 알 수 있다. 따라서 치료군(trt = 1)의 위험비는 $\exp(-1.527) \approx 0.22$이고 95% 신뢰구간은 표준오차가 0.398이므로 $\exp(-1.527 \pm 1.96(0.398)) \approx (0.10, 0.47)$이다. 이 결과는 치료가 재발 위험을 감소시킨다는 것을 시사한다. 이 모형은 지수분포 비례위험모형으로 이 결과에서 y절편(β_0)은 제공되지 않는다.

2-2 지수분포 AFT 모형

이번에는 지수분포 AFT 모형을 사용하여 분석해보자. survival 패키지의 survreg( ) 함수를 사용하며 dist="exponential"로 지정한다.

```
fit1=survreg(Surv(time,status)~trt,data=anderson,dist="exponential")
summary(fit1)
```

```
Call:
survreg(formula = Surv(time, status) ~ trt, data = anderson,
  dist = "exponential")
              Value  Std. Error     z        p
(Intercept)  2.159        0.218  9.90  < 2e-16
trt          1.527        0.398  3.83  0.00013

Scale fixed at 1

Exponential distribution
Loglik(model)= -108.5  Loglik(intercept only)= -116.8
  Chisq= 16.49 on 1 degrees of freedom, p= 4.9e-05
Number of Newton-Raphson Iterations: 4
n= 42
```

AFT 가정하에 이 모형에서는 TRT의 두 수준에 따라 생존시간의 비율이 일정하다. 지수분포 모형의 생존함수와 위험함수(λ)는 다음과 같다.

$$S(t) = \exp(-\lambda t)$$

양변의 로그를 취하면 다음과 같다.

$$log(S(t)) = -\lambda t$$

양변을 $-\lambda$로 나누고 좌우변을 바꾸면 다음과 같이 된다.

$$t = -\frac{\log(S(t))}{\lambda}$$

여기서 $\frac{1}{\lambda} = \exp(\alpha_0 + \alpha_1 TRT)$로 놓으면 다음과 같다.

$$t = -\log(S(t)) \times \exp(\alpha_0 + \alpha_1 \times TRT)$$

생존시간의 중앙값(median survival time) t_m은 $S(t) = 0.5$이므로 다음과 같다.

$$t_m = -\log(0.5) \times \exp(\alpha_0 + \alpha_1 \times TRT)$$

가속인자 γ는 TRT가 0인 군과 1인 군의 생존시간의 비율이므로 다음과 같다.

$$\gamma = \frac{-\log(S(t)) \times \exp(\alpha_0 + \alpha_1)}{-\log(S(t)) \times \exp(\alpha_0)} = \exp(\alpha_1)$$

AFT 모형에서의 λ와 PH 모형에서의 λ를 비교하면 다음과 같다.

$$AFT : \frac{1}{\lambda} = \exp(\alpha_0 + \alpha_1 TRT)$$
$$PH : \lambda = \exp(\beta_0 + \beta_1 TRT)$$

또한 PH 모형에서의 회귀계수 $\exp(\beta_1) = \widehat{HR}$이지만 AFT 모형에서의 회귀계수 $\exp(\alpha_1) = \hat{\gamma}$이다.

이 모형에서 치료군에 대한 가속인자의 추정치 $\hat{\gamma} = \exp(1.527) \approx 4.60$이며 95% 신뢰구간은 $\exp(1.527 \pm 1.96(0.398)) \approx (2.11, 10.05)$이다. 생존시간의 추정치 $\hat{t}$는 다음과 같다.

$$\hat{t} = -\log(S(t)) \times \exp(2.159 + 1.527(TRT))$$

생존율이 각각 0.75, 0.5, 0.25일 때의 생존시간을 구해보면 다음과 같다.

$S(t)=q$	$\hat{t}_{TRT=0}$	$\hat{t}_{TRT=1}$
0.75	2.5	11.5
0.50	6.0	27.6
0.25	12.0	55.3

위의 표에서 각 행의 생존시간 비율을 구해보면 가속인자 $\hat{\gamma}$와 같다.

$$\frac{11.5}{2.5}=\frac{27.6}{6.0}=\frac{55.3}{12.0}=4.60$$

이 모형에서의 생존을 그려보면 다음과 같다.

```
adjustedPlot(fit1)
```

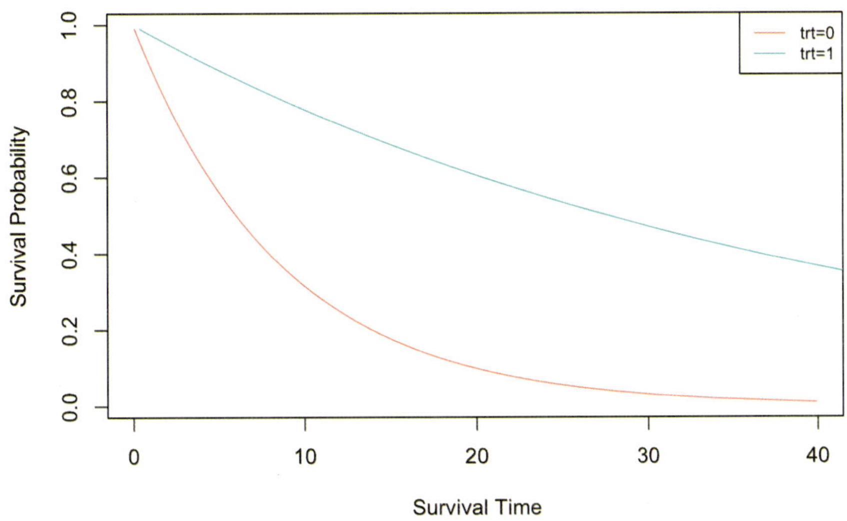

이 모형에서의 생존을 준모수모형인 콕스비례위험모형과 비교하여 그려보면 다음과 같다.

```
adjustedPlot(fit1,addCox=TRUE)
```

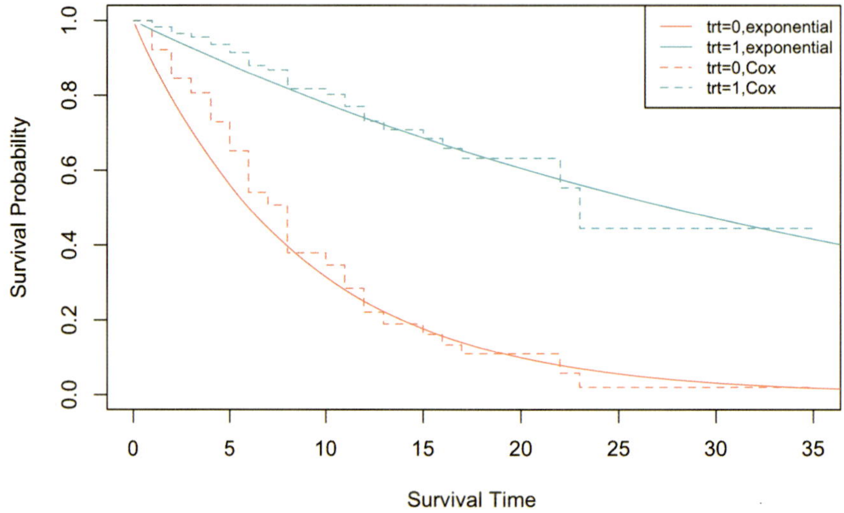

이 모형에서 가속인자의 추정치는 4.60으로 치료군에서 생존시간을 4.6배 늘려주는 효과가 있다. 의학 관련 연구에서는 위험비가 보다 널리 사용되지만 생존에 대한 치료 효과를 기술할 때에는 가속인자가 직관적인 매력이 있다.

이 모형에서 위험비와 가속인자는 서로 역수의 관계이다.

$$\widehat{HR}(TRT = 1\,vs\,0) = \exp(-1.527) = 0.22$$
$$\hat{\gamma}(TRT = 1\,vs\,0) = \exp(1.527) = 4.60$$

일반적으로 가속인자가 1이 넘을 경우, 노출이 되는 경우(예를 들어, TRT = 1) 생존에 도움이 되며 위험비가 1이 넘을 경우에는 생존에 해롭다.

이 모형을 autoReg 패키지의 gaze( ) 함수를 사용하여 정리해보면 다음과 같다.

```
gaze(fit1) %>% myft()
```

	Value	Std. Error	z	p	ETR	LB	UB	HR	lower	upper
(Intercept)	2.159	0.218	9.896	<.001	8.667	5.651	13.292	0.115	0.075	0.177
trt	1.527	0.398	3.832	<.001	4.603	2.108	10.049	0.217	0.100	0.474

Exponential distribution
Loglik(model)= −108.5　Loglik(intercept only)= −116.8
Chisq= 16.49 on 1 degrees of freedom, p= 4.9e−05
n= 42

3 와이블모형

와이블모형(Weibull model)은 모수적 생존분석에서 가장 널리 쓰이는 방법으로, 스웨덴의 수학자 Waloddi Weibull에서 따온 이름이다. 와이블분포는 다음과 같은 확률밀도함수($f(x)$)를 갖는다.

$$f(x;\lambda,k)=\frac{k}{\lambda}\left(\frac{x}{\lambda}\right)^{k-1}e^{-(x/\lambda)^k}$$

의학이나 경제학 영역에서는 척도모수 $b=\frac{1}{\lambda^k}$로 치환하여 사용한다. 이 책에서는 $\lambda=b=\frac{1}{\lambda^k}$로 치환하여 사용하였다. 반응변수가 t가 와이블분포를 따르는 경우 누적위험함수는 다음과 같다.

$$H(t)=\lambda t^k$$

누적위험함수를 t에 대하여 미분하면 위험함수가 된다.

$$h(t)=k\lambda t^{k-1}(where\ k>0\ and\ \lambda>0)$$

생존함수는 다음과 같다.

$$S(t) = \exp(-\lambda t^{k})$$

이때 모수 k는 형태모수(shape parameter)라고 불리며 위험함수의 형태를 결정한다. $k > 1$인 경우 시간이 경과함에 따라 위험이 증가하고 $k < 1$인 경우에는 시간이 경과함에 따라 위험이 감소한다. $k = 1$인 경우에는 위험이 일정하며 와이블모형이 지수모형으로 바뀐다($h(t) = 1 \times \lambda \times t^{1-1} = \lambda$). 지수모형에 형태모수를 추가함으로써 위험함수가 비교적 단순함에도 불구하고 와이블모형은 지수모형에 비해 매우 유연하다.

이를 그래프로 나타내면 다음과 같다.

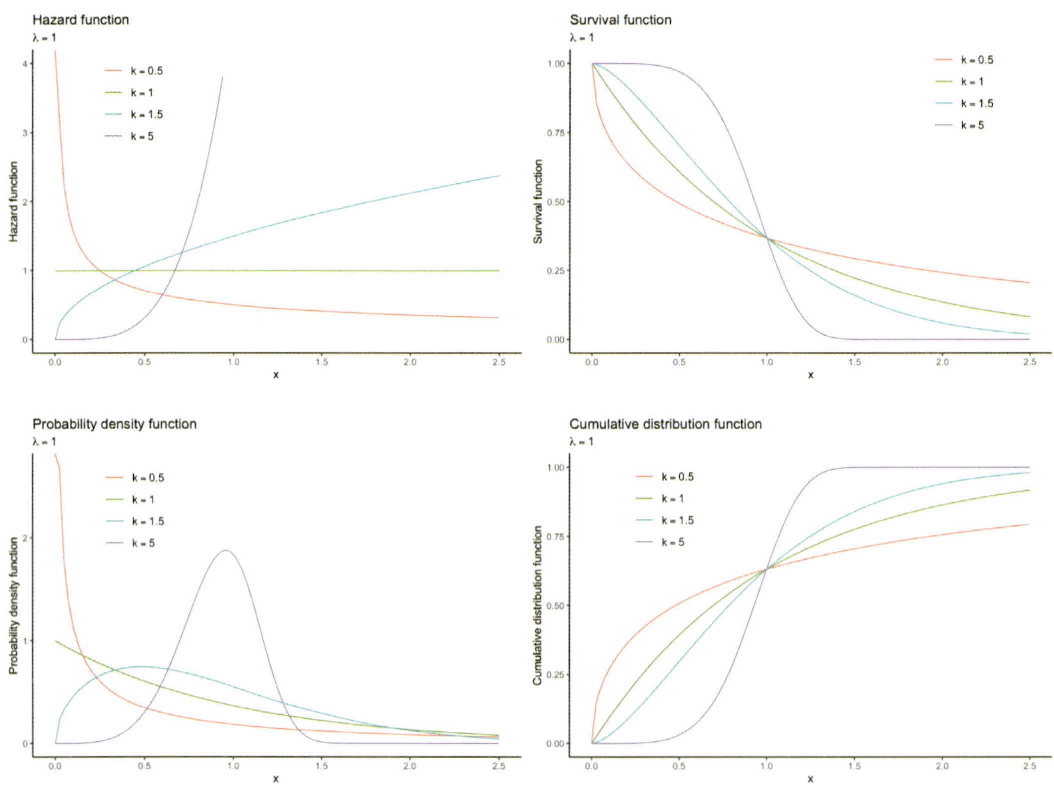

와이블모형에서는 AFT 가정을 만족한다면 PH 가정도 만족한다(역도 성립한다). 이런 특징은 형태모수 p가 공변량의 수준에 따라 달라지지 않는다면 유지되는 와이블분포의 독특한 특

징이다. 비례위험 가정은 여러 군에서 위험비를 추정할 수 있게 해주며 AFT 가정은 가속인자를 추정함으로써 생존시간에 대한 직접적인 효과를 설명할 수 있게 해준다. 또한 와이블모형에서는 생존함수의 log(-log)를 취하면 생존시간의 로그와 선형관계를 이룬다. 즉 $klog(\lambda)$를 y절편으로 하고 기울기가 k인 직선이 된다. 이때 기울기가 1이면 지수분포를 따르게 된다.

$$S(t) = \exp(-\lambda t^k)$$
$$\log(-\log(S(t))) = \log(\lambda) + k\log(t)$$

asaur 패키지에 포함되어 있는 gastricXelox 데이터가 와이블분포를 따르는지 그래프로 확인해보자.

```
library(asaur)
fit=survfit(Surv(timeWeeks,delta)~1,data=gastricXelox)
y=log(-log(fit$surv))
x=log(fit$time)
m=lm(y~x)
plot(x,y)
abline(m)
```

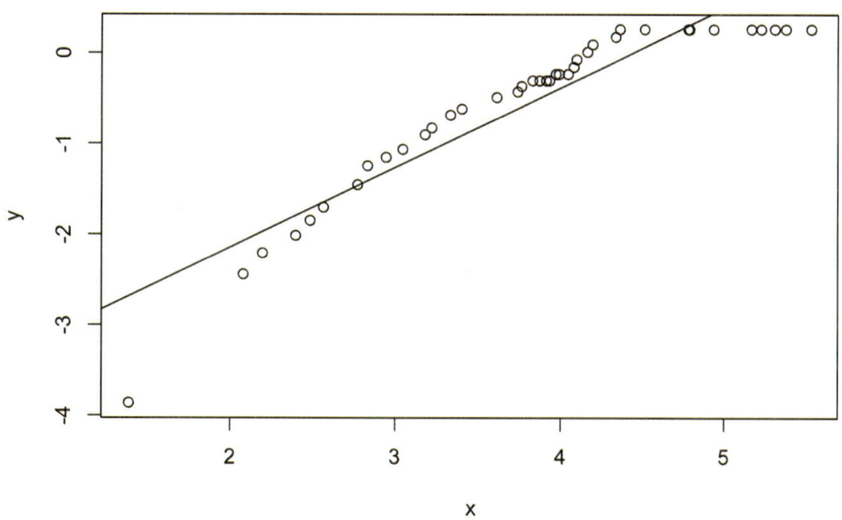

autoReg 패키지의 loglogplot( )를 이용하면 쉽게 그릴 수 있다.

```
loglogplot(fit)
```

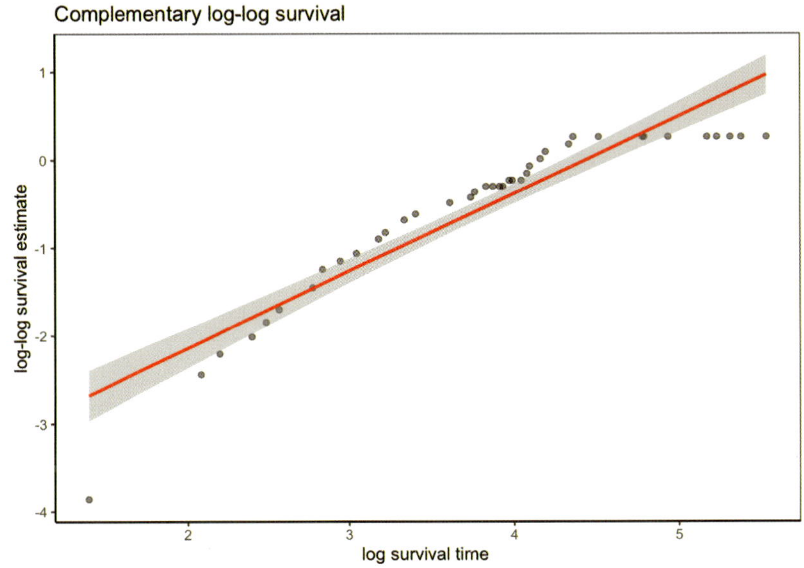

위 그림에서 볼 수 있듯이 산점도가 직선 형태가 아니기 때문에 와이블분포는 맞지 않아 보인다. 이번에는 anderson 데이터의 그래프를 그려보자.

```
fit1=survfit(Surv(time,status)~1,data=anderson)
loglogplot(fit1)
```

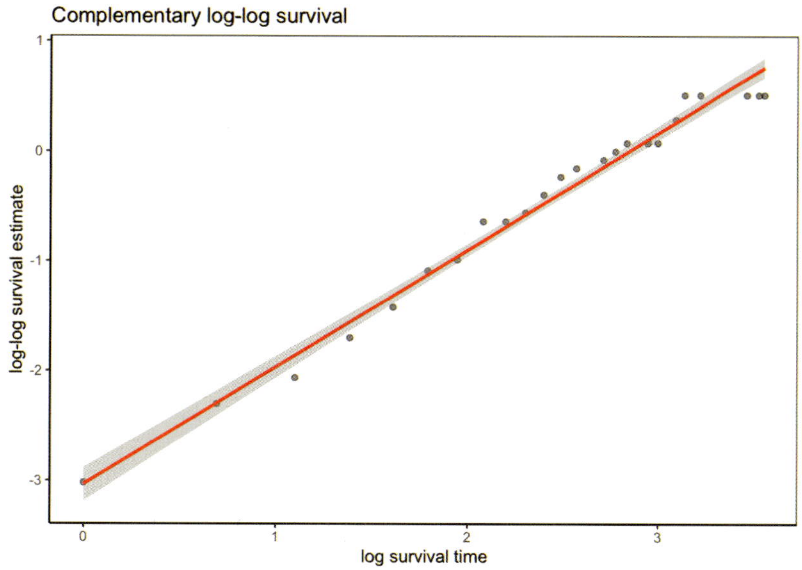

위 그림에서 산점도가 거의 직선 형태를 보이므로 와이블분포 가정이 적절하다. 다음으로 이 데이터에서 치료군과 대조군이 와이블분포 가정에 적합한지를 그림으로 알아보자.

```
fit2=survfit(Surv(time,status)~trt,data=anderson)
loglogplot(fit2,type="p")
```

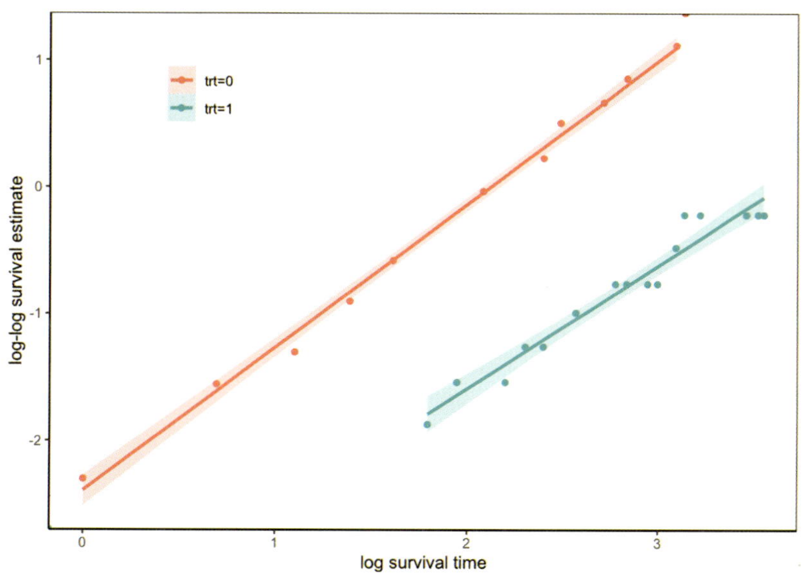

치료군과 대조군의 산점도가 모두 직선 형태를 보여 와이블분포 가정에 합당한 것으로 보인다. 또한 두 직선의 기울기가 거의 같아 보이므로 비례위험 가정에도(따라서 AFT 가정에도) 합당한 것으로 보인다. 만일 이 두 직선의 기울기가 1이라면 생존시간은 지수분포를 따른다고 할 수 있다. R에서 와이블모형 출력결과를 보면 $\log(k) = 0(k = 1)$이라는 귀무가설에 대한 통계 검정 결과가 출력된다.

위 그래프에서 보이는 것처럼 공변량의 수준이 2개 이상일 때 $\log(-\log(\hat{S}(t)))$와 $\log(t)$의 그래프에서 볼 수 있는 결과를 요약하면 다음과 같다. 직선이면 와이블분포 가정을 지지하는 것이고, 선들이 평행하면 비례위험(PH) 가정을 지지하는 것이다.

(1) **평행한 직선일 때** : 와이블, PH, AFT 가정 만족

(2) **평행한 직선이며 기울기가 1일 때** : 지수분포이며, PH, AFT 만족

(3) **평행하지만 직선이 아닐 때** : PH 만족, 와이블 아님, AFT 위배(이때는 콕스모형 사용)

(4) **평행하지 않고 직선도 아닐 때** : 와이블 아님, PH 가정 위배

(5) **평행하지 않지만 직선일 때** : 와이블 만족, PH 위배, AFT 위배, k가 수준에 따라 다름

3-1 와이블비례위험모형

R에서 와이블비례위험모형을 적합시킬 때는 eha 패키지의 phreg 함수를 사용한다.

```
library(eha)
fit3=phreg(Surv(time,status)~trt,data=anderson,dist="weibull")
fit3
```

```
Call:
phreg(formula = Surv(time, status) ~ trt, data = anderson, dist = "weibull")

Covariate    W.mean    Coef   Exp(Coef)   se(Coef)   Wald p
trt           0.664  -1.731       0.177      0.413    0.000

log(scale)            2.248                  0.166    0.000
log(shape)            0.312                  0.147    0.034

Events                30
Total time at risk    541
```

```
Max. log. likelihood  -106.58
LR test statistic     19.65
Degrees of freedom    1
Overall p-value       9.29142e-06
```

와이블분포에서 위험함수 $h(t) = k\lambda t^{k-1}$이고, 이때 $\lambda = \exp(\beta_0 + \beta_1 \times TRT)$이다. 따라서 치료군과 대조군의 위험비(hazard ratio, HR)는 TRT가 각각 1, 0이므로 다음과 같다.

$$HR = \frac{\exp(\beta_0 + \beta_1)kt^{k-1}}{\exp(\beta_0)kt^{k-1}} = \exp(\beta 1)$$

위의 R 출력결과에서 $\beta_1 = -1.731$로 위험비는 exp(-1.731) = 0.177이며 95% 신뢰구간은 exp(-1.731±1.96(0.413)) = (0.079, 0.398)이다. 앞 장에서 지수분포로 구한 위험비가 0.22와 비슷한 결과이며 이는 치료가 생존에 도움이 되었음을 시사한다. 또한 R의 출력결과를 보면 형태모수 k는 $\log(k) = 0.312$로 귀무가설 $\log(k) = 0$에 대한 검정의 결과 $p = 0.034$로 귀무가설을 기각할 수 있다.

3-2 와이블 AFT 모형

와이블 AFT 모형에서 생존함수는 다음과 같다.

$$S(t) = \exp(-\lambda t^k)$$

위 식을 t에 대하여 풀면 다음과 같다. 먼저 양변의 로그를 취한 후 양변에 -1을 곱한다.

$$-\log(S(t)) = \lambda t^k$$

양변을 λ로 나누고 1/k로 지수를 취하고 좌우를 바꾸면 다음과 같다.

$$t = \left(\frac{-\log(S(t))}{\lambda} \right)^{1/k}$$

여기서 $\frac{1}{\lambda^{1/k}} = \exp(\alpha_0 + \alpha_1 TRT)$로 놓으면 다음과 같다.

$$t = (-\log(S(t)))^{1/k} \times \exp(\alpha_0 + \alpha_1 TRT)$$

AFT 가정은 모든 고정된 $S(t) = q$에 대해 시간분위수의 비가 일정한 값 γ를 갖는 것이다. $S(t) = q$로 놓으면 다음과 같다.

$$t = (-\log(q))^{1/k} \times \exp(\alpha_0 + \alpha_1 TRT)$$

치료군(TRT = 1)과 대조군(TRT = 0)에서 같은 k를 갖는다고 할 때 가속인자 γ를 구하면 다음과 같다.

$$\gamma = \frac{(-\log(q))^{1/k} \times \exp(\alpha_0 + \alpha_1)}{(-\log(q))^{1/k} \times \exp(\alpha_0)} = \exp(\alpha_1)$$

R에서 와이블 AFT 모형은 survival package의 survreg( ) 함수를 이용한다.

```
fit4=survreg(Surv(time,status)~trt,data=anderson,dist="weibull")
summary(fit4)
```

```
Call:
survreg(formula = Surv(time, status) ~ trt, data = anderson,
        dist = "weibull")
              Value  Std. Error      z        p
(Intercept)   2.248       0.166  13.55  < 2e-16
trt           1.267       0.311   4.08  4.5e-05
Log(scale)   -0.312       0.147  -2.12    0.034

Scale= 0.732

Weibull distribution
Loglik(model)= -106.6  Loglik(intercept only)= -116.4
  Chisq= 19.65 on 1 degrees of freedom, p= 9.3e-06
Number of Newton-Raphson Iterations: 5
n= 42
```

위 출력결과를 보면 척도모수 k에 대한 추정치가 0.732이며 log(scale) = -0.312로 p = 0.034이다. 앞 절의 출력결과와 비교해보면 phreg의 출력결과는 log(shape) = 0.312로 기록되어 있는데, 여기서 척도모수는 형태모수의 역수(1/형태모수)로 기록한 것이다. 여기서 trt에 대한 회귀계수는 1.267로 가속인자의 추정치는 exp(1.267) = 3.55이다. 가속인자의 95% 신뢰구간은 exp(1.267±1.96(0.311)) = (1.93, 6.53)이다. 앞 절에서 구한 지수분포모형에서의 가속인자 추정치는 4.60이었으나 지수분포모형에서는 위험이 일정하다는 훨씬 엄격한 가정을 사용했었다.

와이블 AFT 모형과 와이블 PH 모형의 회귀계수 간의 관계는 어떻게 될까? 와이블 AFT 모형에서의 위험함수는 다음과 같다.

$$
\begin{aligned}
AFT: \frac{1}{\lambda^{1/k}} &= \exp(\alpha_0 + \alpha_1 TRT) \\
(1/k)\log\lambda &= -(\alpha_0 + \alpha_1 TRT) \\
\log\lambda &= -k(\alpha_0 + \alpha_1 TRT)
\end{aligned}
$$

와이블 PH 모형에서의 위험함수는 다음과 같다.

$$
\begin{aligned}
PH: \lambda &= -\exp(\beta_0 + \beta_1 TRT) \\
\log\lambda &= \beta_0 + \beta_1 TRT
\end{aligned}
$$

따라서 다음과 같이 나타낼 수 있다.

$$\beta_j = -\alpha \times k = -\frac{\alpha}{\sigma}$$

지수분포에서는 $\beta_j = -\alpha_j$였다. 이 예에서 TRT에 대한 회귀계수는 와이블 AFT 모형에서 1.267이었고 척도모수 $\sigma = 0.732$, 형태모수 $k = 1/0.732 = 1.366$이었으므로 PH 모형에서의 회귀계수는 -1.731이었다.

$$-1.731 = -(1.267)(1.366) = -\frac{1.267}{0.732}$$

와이블 AFT 모형에서 위험비(HR)와 이벤트시간비(event time ratio, ETR)를 계산하는 것이 번거로울 수 있는데 gaze 함수를 사용하면 보기 쉽게 정리해준다.

```
gaze(fit4)
```

	Value	Std. Error	z	p	ETR	LB	UB	HR	lower	upper
(Intercept)	2.248	0.166	13.547	<.001	9.472	6.842	13.114	0.046	0.030	0.072
trt	1.267	0.311	4.080	<.001	3.551	1.932	6.529	0.177	0.077	0.407
Log(scale)	-0.312	0.147	-2.116	.034	0.732			1.531		

```
Weibull distribution
Loglik(model)= -106.6  Loglik(intercept only)= -116.4
  Chisq= 19.65 on 1 degrees of freedom, p= 9.29e-06
 n= 42
```

위 함수의 출력결과는 다음 절에서 자세히 설명한다.

이 모형에서의 생존을 준모수적 방법인 콕스비례위험모형과 비교하여 그림으로 나타내면 다음과 같다.

```
adjustedPlot(fit4,addCox=TRUE)
```

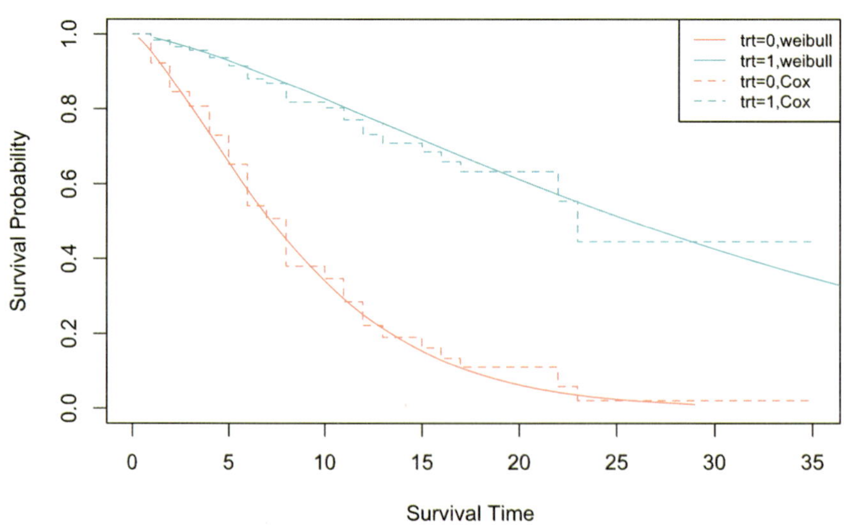

4 와이블모형에서 변수의 선택과 모형 진단

지금까지 설명변수가 하나인 간단한 모형에서의 지수모형과 와이블모형에 대해 다루었다. 이번 절에서는 설명변수가 여러 개 있는 모형에서의 변수 선택과 모형진단에 대해 다루고자 한다. 이 절의 내용은 Zhang Z(Zhang, 2016)의 논문을 참조하였다.

4-1 와이블모형 적합

먼저 survival 패키지에 포함되어 있는 폐암 데이터에서 ph.ecog, age, sex를 예측변수로 하여 와이블 AFT 모형에 적합시킨다.

```
fit=survreg(Surv(time,status)~ph.ecog+sex+age,data=lung,dist="weibull")
summary(fit)
```

```
Call:
survreg(formula = Surv(time, status) ~ ph.ecog + sex + age, data = lung,
        dist = "weibull")
               Value Std. Error     z       p
(Intercept)  6.27344    0.45358 13.83 < 2e-16
ph.ecog     -0.33964    0.08348 -4.07 4.7e-05
sex          0.40109    0.12373  3.24  0.0012
age         -0.00748    0.00676 -1.11  0.2690
Log(scale)  -0.31319    0.06135 -5.11 3.3e-07

Scale= 0.731

Weibull distribution
Loglik(model)= -1132.4  Loglik(intercept only)= -1147.4
  Chisq= 29.98 on 3 degrees of freedom, p= 1.4e-06
Number of Newton-Raphson Iterations: 5
n=227 (1 observation deleted due to missingness)
```

이 모형의 출력결과를 보면 와이블회귀모형의 구조를 보여주고 각 공변량에 대한 회귀계수와 표준오차, p값을 보여준다. 또한 이 모형에서 중요한 척도모수를 보여주고, 이 모형과 설명변수가 없는 영모형을 비교한 로그가능도비검정 결과 매우 유의하다는 것을 보여준다. 하지만 이때 추정된 회귀계수는 임상적으로 의미가 없기 때문에 SurvRegCensCov 패키지의 ConvertWeibull( ) 함수를 사용하여 치료 효과를 위험비(HR) 및 이벤트시간비(event time ratio, ETR)로 표현해준다.

```
library(SurvRegCensCov)
ConvertWeibull(fit)
```

```
$vars
             Estimate            SE
lambda    0.0001876914  0.0001506884
gamma     1.3677851193  0.0839087686
ph.ecog   0.4645519368  0.1136759822
sex      -0.5486056737  0.1673299432
age       0.0102247948  0.0092298732

$HR
                HR         LB         UB
ph.ecog  1.5913010  1.2734772  1.9884447
sex      0.5777548  0.4162096  0.8020013
age      1.0102772  0.9921654  1.0287197

$ETR
               ETR         LB         UB
ph.ecog  0.7120280  0.6045610  0.8385984
sex      1.4934525  1.1718447  1.9033242
age      0.9925524  0.9794818  1.0057975
```

위 출력결과에서 첫 번째 표인 vars 부분을 보면 먼저 척도모수 λ와 형태모수 γ가 기록되어 있다. 그 다음 각 공변량에 대한 추정량이 기록되어 있다. 여기서 보이는 추정량은 survreg의 summary( )에서 보이는 회귀계수와 다른데, $\beta = -\alpha/\sigma$로 각 공변량의 회귀계수 α를 척도모수인 σ로 나눈 값에 -1을 곱한 값이다. 두 번째 표는 위험비와 95% 신뢰구간이 기록되어 있으며 세 번째 표에는 이벤트시간비와 95% 신뢰구간이 기록되어 있다. 여성의 경우 남성과 비교했을 때 사망 위험이 42% 감소하며(HR = 0.58), 생존시간이 약 50% 증가한다(ETR = 1.49). 보통 의학논문에는 HR이 많이 기술되어 임상의사들에게 친숙하지만 ETR이 보다 더 이해하기 쉽다.

4-2 와이블 가정 평가

다음으로 이 모형이 와이블 가정에 맞는지 평가하기 위해 log(-log(KM))을 그려본다.

```
loglogplot(survfit(Surv(time,status)~sex,data=lung))
```

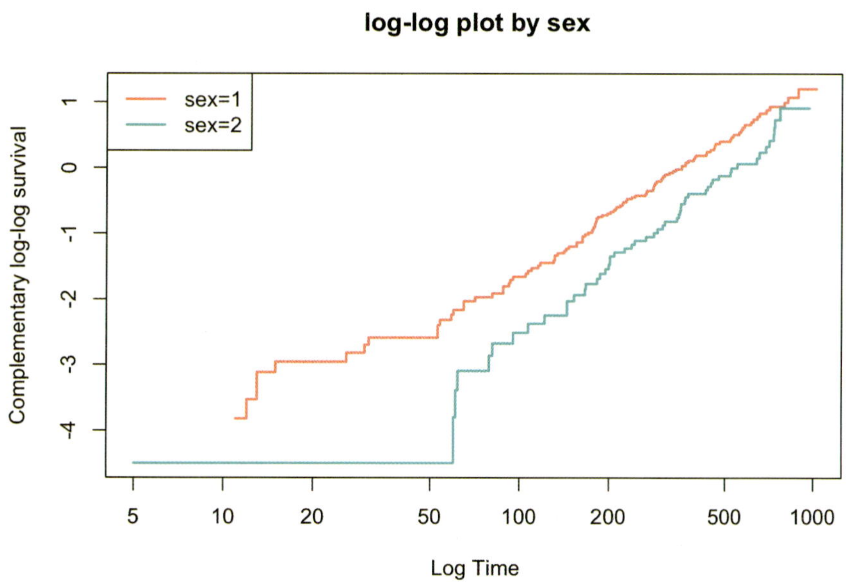

남성과 여성의 log(-log(생존시간)) 그림이 비교적 직선적이며 평행하다고 볼 수 있으므로 AFT 가정 및 PH 가정을 만족한다고 할 수 있다.

4-3 그래프를 통한 적합도 검정

eha 패키지의 check.dist( ) 함수는 그래프를 통해 모형의 적합도 검정할 수 있게 해준다. 이 함수는 준모수적인 콕스모형과 모수모형의 누적위험함수를 비교해준다.

```
library(eha)
fit1=phreg(Surv(time,status)~ph.ecog+sex+age,data=lung,dist="weibull")
fit2=coxreg(Surv(time,status)~ph.ecog+sex+age,data=lung)
check.dist(fit2,fit1)
```

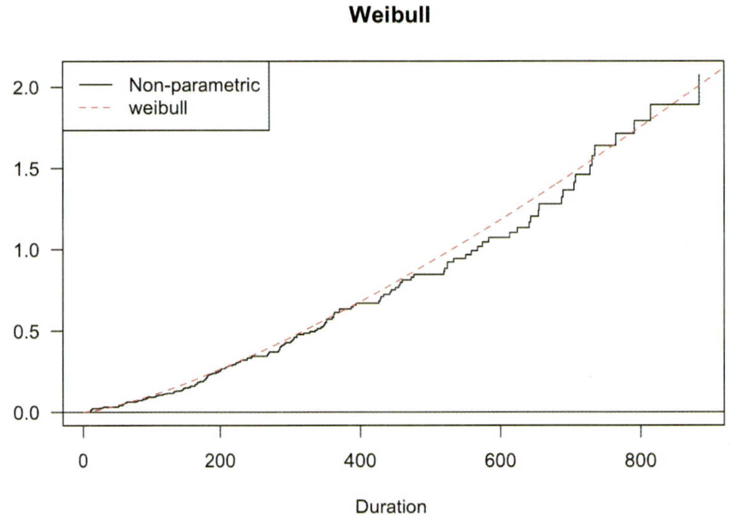

위 그림에서 검은색 실선이 준모수적인 콕스모형이고 빨간색 점선이 모수모형인 와이블모형이다. 모수모형이 준모수모형인 콕스모형과 잘 맞는 것을 알 수 있다. 준모수모형은 기저위험함수에 대한 가정을 하지 않으므로 관찰된 값에 보다 더 가깝다.

이 모형에서 각각 다른 나이에 따른 생존곡선을 그려보면 다음과 같다. adjustedPlot( ) 함수에 예측변수의 값을 리스트로 주면 그 예측변수에 해당하는 생존곡선을 그려준다.

```
adjustedPlot(fit,pred.values=list(age=c(20,40,60,80),sex=2,ph.ecog=3),
             addCox=TRUE)
```

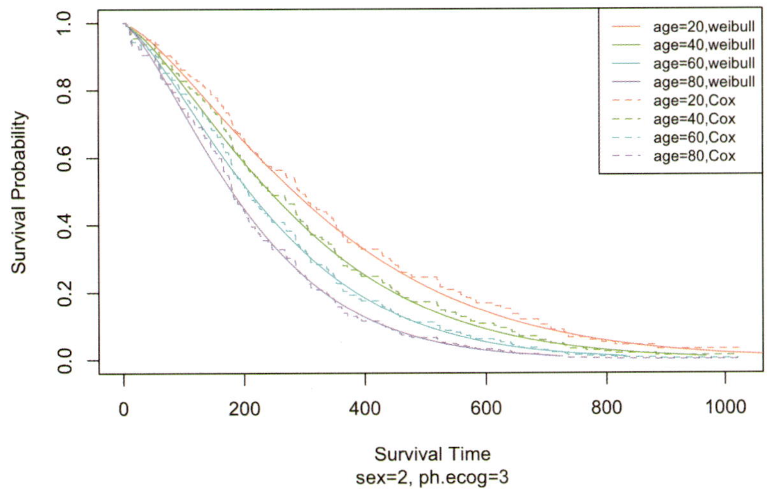

실선으로 나타낸 것이 모수모형인 와이블모형이고 점선으로 나타낸 것이 준모수모형인 콕스모형이다. 모수모형의 생존추정곡선이 콕스모형과 잘 맞는 것을 알 수 있다.

4-4 예측변수의 선택

회귀모형에 적합시킬 예측변수들을 선택할 때 임상적으로 관련 있고 통계적으로 중요한 변수들을 선택하는 것이 중요하다. 먼저 rms 패키지의 psm 함수를 써서 모형을 만들되 관련 있을 것으로 예상되는 변수들과 상호작용 등을 모두 포함시킨 후에 anova( ) 함수를 통해 변수를 선택할 수 있다.

```
library(rms)
psm.lung=psm(Surv(time,status)~ph.ecog+sex*age+ph.karno+pat.karno+
          meal.cal+wt.loss,data=lung,dist="weibull")

anova(psm.lung)
```

```
    Wald Statistics     Response: Surv(time, status)

Factor                              Chi-Square  d.f.      P
ph.ecog                                  13.86     1  0.0002
sex (Factor+Higher Order Factors)        10.24     2  0.0060
 All Interactions                         3.22     1  0.0728
```

```
age (Factor+Higher Order Factors)                3.75    2  0.1532
 All Interactions                                3.22    1  0.0728
ph.karno                                         5.86    1  0.0155
pat.karno                                        3.54    1  0.0601
meal.cal                                         0.00    1  0.9439
wt.loss                                          3.85    1  0.0498
sex * age (Factor+Higher Order Factors)          3.22    1  0.0728
TOTAL                                           33.18    8  0.0001
```

anova( ) 함수의 출력결과는 카이제곱 통계량과 함께 자유도와 카이제곱의 P값을 제시하고 있다. 투입된 예측변수들 중 meal.cal가 가장 중요성이 떨어지며 ph.ecog 변수가 가장 중요하다. anova( ) 함수의 결과는 plot( )을 통해 그래프로 나타낼 수 있다. 변수의 선택과 제거는 미리 정해놓은 규칙에 따른다.

```
plot(anova(psm.lung, margin=c("chisq","d.f.","P")))
```

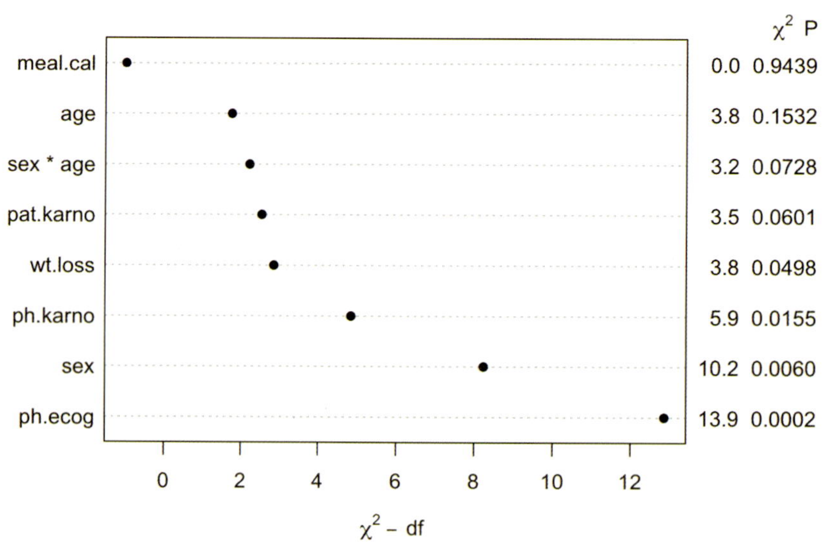

또 다른 방법으로, 후향적 제거방법으로 변수를 선택할 수도 있다. 먼저 관련 있을 것으로 예상되는 예측변수들을 모두 투입한 후 Wald 검정을 통해 각 변수들의 상대적 중요성을 검정한다. 이때 모형에 남길 변수의 유의성 수준을 정할 수 있다. fastbw( ) 함수를 통해 후향적 선택을 할 수 있다.

```
fastbw(psm.lung, rule="aic")

Deleted    Chi-Sq  d.f.       P  Residual  d.f.       P    AIC
meal.cal     0.00     1  0.9439      0.00     1  0.9439  -2.00
sex          1.94     1  0.1634      1.95     2  0.3777  -2.05
pat.karno    2.75     1  0.0970      4.70     3  0.1950  -1.30
wt.loss      2.36     1  0.1248      7.06     4  0.1328  -0.94

Approximate Estimates after Deleting Factors

                  Coef       S.E.   Wald Z          P
(Intercept)   8.276947   0.936299    8.840  0.000e+00
ph.ecog      -0.546884   0.137424   -3.980  6.905e-05
age          -0.015444   0.007976   -1.936  5.283e-02
ph.karno     -0.015375   0.007394   -2.080  3.757e-02
sex * age     0.005949   0.002182    2.727  6.395e-03

Factors in Final Model

[1] ph.ecog  age    ph.karno sex * age
```

fastbw( ) 함수를 통해 변수를 선택할 때 rule = "aic"로 정하면 AIC 값에 의해 변수를 선택하며 rule = "p"를 선택하면 p값을 기준으로 변수를 선택한다. p값을 기준으로 선택할 때는 sls 인수를 통해 모형에 남길 변수의 유의수준을 정할 수 있다. 위의 결과를 보면 투입된 예측변수들 중 meal.cal, sex, pat.karno, wt.loss 변수가 AIC 값을 기준으로 모형에서 제외되었음을 알 수 있다. 경우에 따라 임상적인 판단에 의해 변수를 모형 내에 포함시킬 수 있는데 이때는 force 인수를 사용한다.

4-5 와이블회귀모형의 시각화

와이블모형은 예측변수들이 다른 새로운 환자들의 예후를 추정하는 데 사용할 수 있다. 와이블모형의 결과는 주어진 공변량들의 조합에 해당하는 생존시간의 중앙값(median survival time)이다. 먼저 와이블모형을 만든 후 showEffect( ) 함수로 시각화할 수 있다.

```
fit=survreg(Surv(time,status)~ph.ecog+sex*age,data=lung,dist="weibull")
showEffect(fit)
```

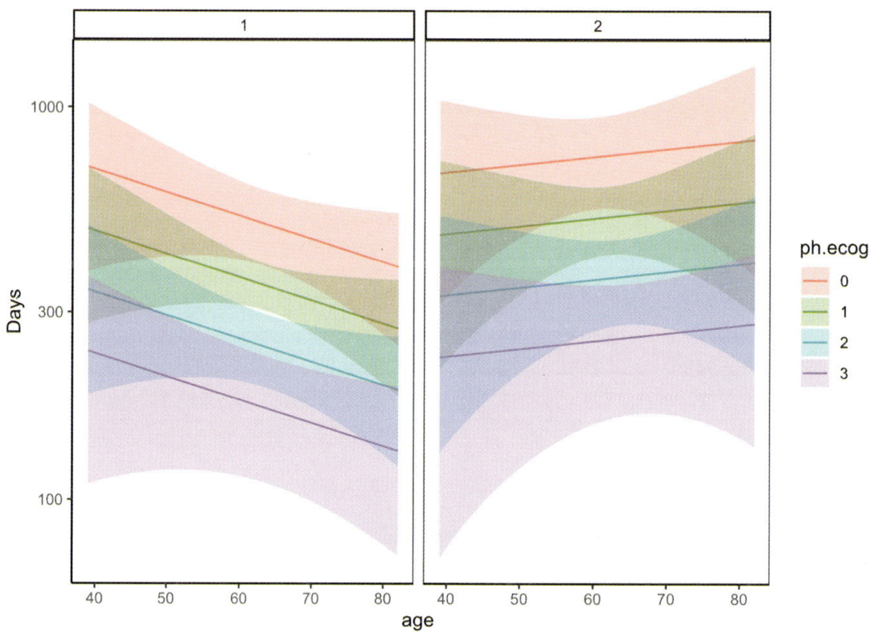

위 그림에서 보면 생존시간에 대한 나이의 효과는 성별에 따라 달라진다. 남성은 나이가 많은 환자일수록 생존시간이 짧아지지만 여성은 나이가 많을수록 생존시간이 길어진다.

4-6 잔차의 분석

survreg( ) 함수로 만든 모수모형의 잔차는 residualPlot( ) 함수로 시각화할 수 있다.

```
residualPlot(fit,type="deviance")
```

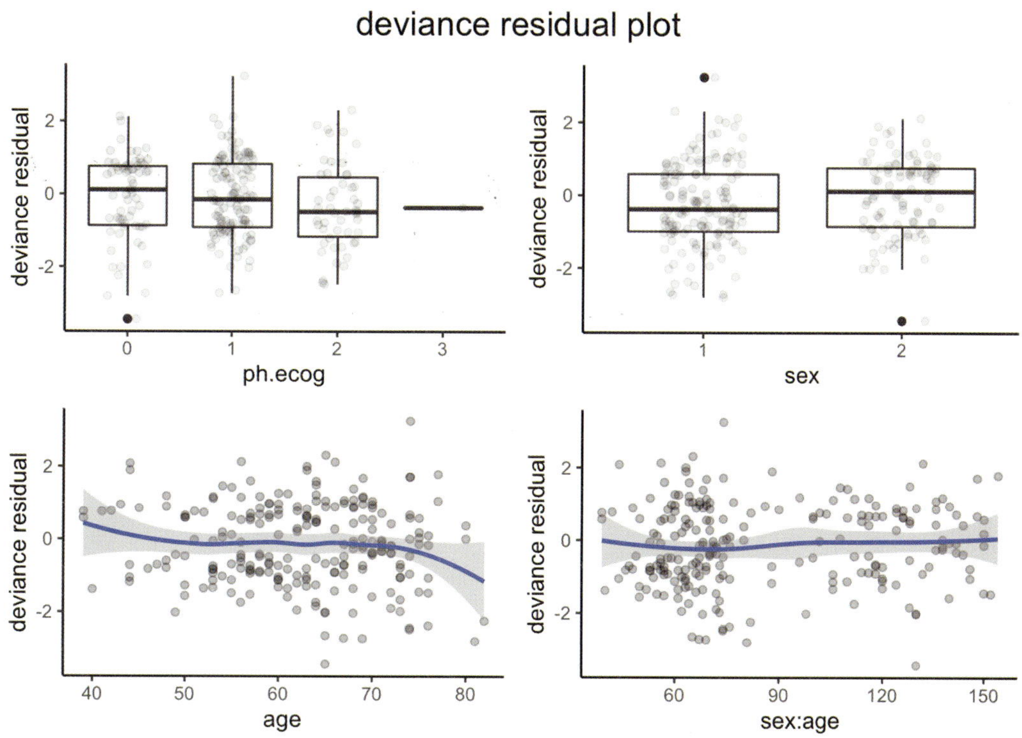

ph.ecog와 sex의 경우 각 수준에 따른 잔차가 비슷하다. age와 sex:age의 상호작용에 관한 잔차는 선형형태로 보여 모형에는 큰 문제가 없는 것으로 판단된다.

콕스모형의 경우와 마찬가지로 각 대상환자가 제외되었을 때 회귀계수에 미치는 효과는 다음 plot에서 확인할 수 있다.

```
residualPlot(fit,type="dfbeta")
```

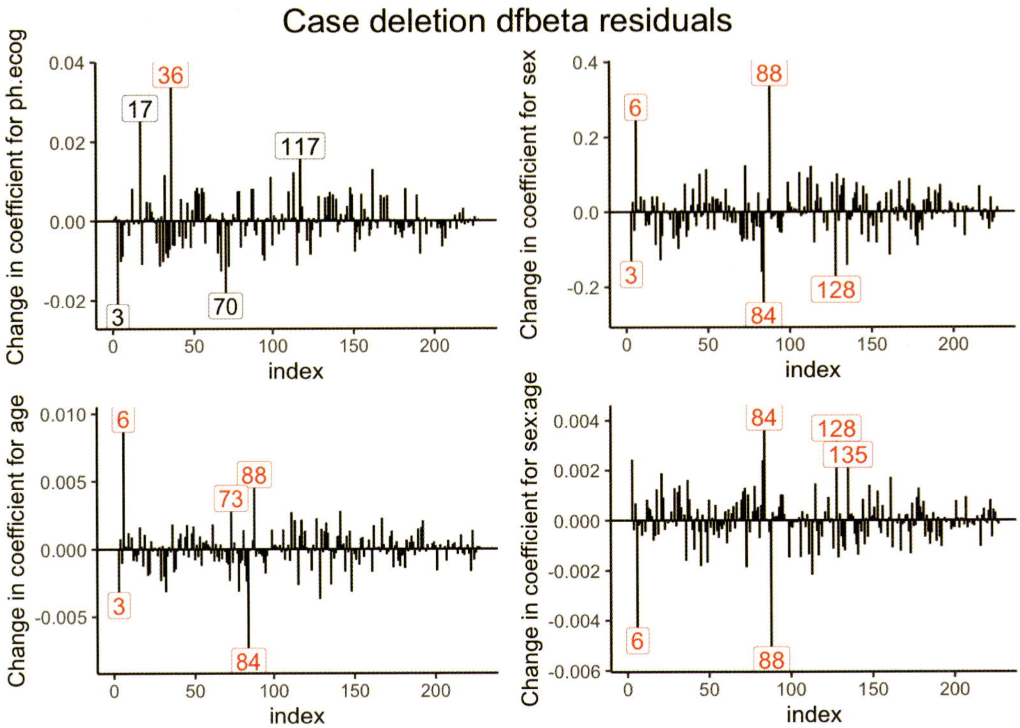

이 중 age에 대한 그림만 확대해보면 다음과 같다.

```
residualPlot(fit,type="dfbeta",vars="age")
```

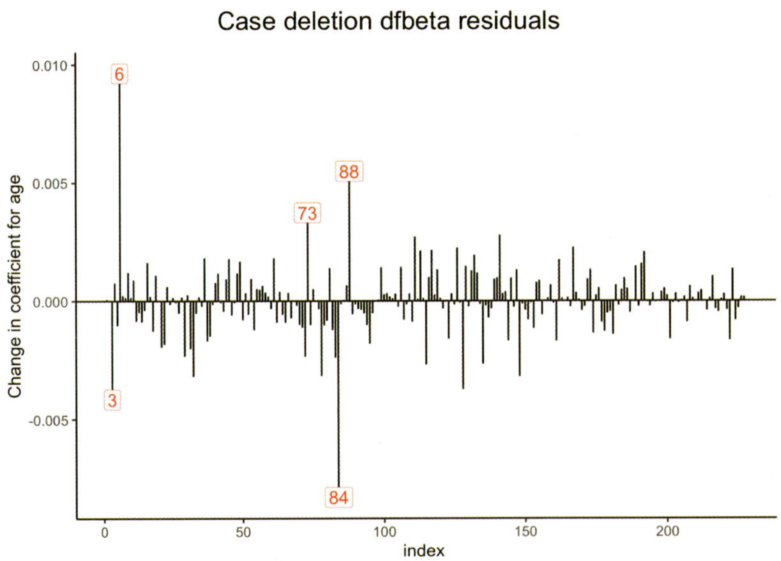

가장 영향력이 큰 대상환자 5명은 3, 6, 73, 84, 88번 환자이다. 하지만 여기서 주의할 점은 데이터에 결측치가 있는 경우 잔차는 계산되지 않는다는 점이다. lung 데이터에는 모두 228개의 데이터가 있지만 이 모형의 경우 residualPlot( )을 그릴 때 ph.ecog가 누락된 14번째 데이터가 제외되었으므로 73, 84, 88번째 자료는 실제로는 74, 85, 89번째 자료에 해당한다.

5 로그로지스틱모형

로그로지스틱(loglogistic)분포는 음수가 아닌 무작위변수에 대한 연속확률분포로 척도모수 $\alpha > 0$와 형태모수 $\beta > 0$을 갖는다. 로그로지스틱분포의 누적분포함수는 다음과 같다.

$$F(x;\alpha,\beta) = \frac{1}{1+(x/\alpha)^{-\beta}} = \frac{(x/\alpha)^{\beta}}{1+(x/\alpha)^{\beta}} = \frac{x^{\beta}}{\alpha^{\beta}+x^{\beta}}$$

확률밀도함수는 다음과 같다.

$$f(x;\alpha,\beta) = \frac{(\beta/\alpha)(x/\alpha)^{\beta-1}}{(1+(x/\alpha)^{\beta})^{2}}$$

생존분석에서 쓰이는 생존함수는 다음과 같다.

$$S(t) = 1 - F(t) = \frac{1}{1+(t/\alpha)^{\beta}}$$

이 책에서는 $1/\alpha^{\beta} = \lambda$로 하고 형태함수 $p = \beta$로 하면 생존함수는 다음과 같다.

$$S(t) = \frac{1}{1+\lambda t^{p}}$$

위험함수($h(t)$)는 다음과 같다.

$$h(t) = \frac{\lambda p t^{p-1}}{1 + \lambda t^{p}}$$

확률밀도함수 그림에서 보듯이 형태함수 p가 1 이하인 경우 시간에 따라 위험이 감소하는 단조감소(monotone decreasing) 형태를 보이지만, p가 1 이상인 경우 처음에는 위험이 증가하다가 이후 위험이 감소하는 단봉형(unimodal) 형태를 보인다.

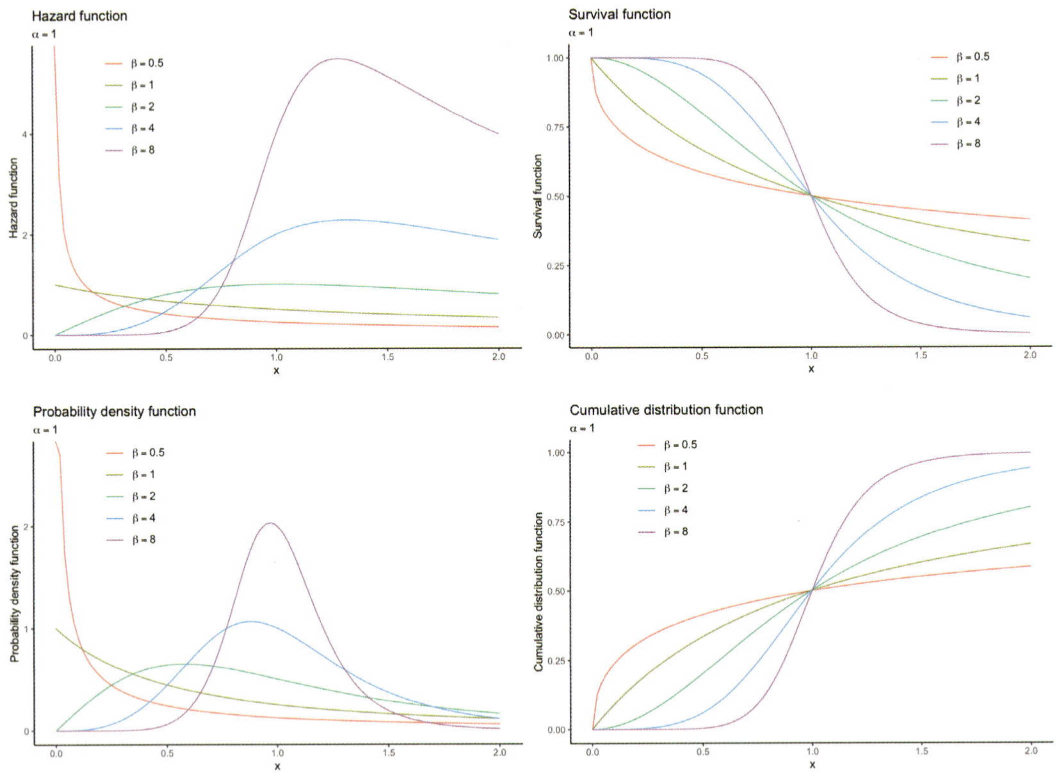

와이블모형과는 달리 로그로지스틱 AFT 모형은 비례위험모형이 아니지만 비례오즈(proportional odds, PO)모형이다. PO 생존모형은 생존오즈가 시간이 경과하더라도 일정하게 유지되는 모형이다. 생존오즈는 시간 t까지 이벤트가 발생하지 않을 확률을 시간 t까지 이벤트가 발생할 확률로 나눈 것이다.

$$Survival\ odds: \frac{S(t)}{1-S(t)} = \frac{P(T>t)}{P(T \le t)}$$

실패오즈는 시간 t까지 이벤트가 발생할 오즈로 생존오즈의 역수이다.

$$Failure\ odds: \frac{1-S(t)}{S(t)} = \frac{P(T \le t)}{P(T>t)}$$

로그로지스틱모형의 생존함수와 실패함수는 다음과 같다.

$$S(t) = \frac{1}{1+\lambda t^p}$$
$$F(t) = 1-S(t) = \frac{\lambda t^p}{1+\lambda t^p}$$

실패오즈는 λt^p가 된다.

$$Failure\ odds = \frac{1-S(t)}{S(t)} = \frac{\frac{\lambda t^p}{1+\lambda t^p}}{\frac{1}{1+\lambda t^p}} = \lambda t^p$$

로그로지스틱회귀모형에서는 λ를 예측변수와 회귀계수로 다시 쓸 수 있다. 생존오즈비(survival odds ratio, SOR)는 두 군 간의 생존오즈비이다.

$$SOR = \frac{S_1(t)/(1-S_1(t))}{S_2(t)/(1-S_2(t))}$$

생존오즈비가 시간에 관계없이 일정하다면 비례오즈(PO) 가정을 만족하는 것이다. 또한 생존오즈비가 시간과 관계없이 일정하다면 실패오즈비도 시간과 관계없이 일정하다.

실패오즈비의 로그를 취하면 다음과 같이 된다.

$$\log(Failure\ Odds) = \log(\lambda t^p) = \log(\lambda) + p\log(t)$$

이는 log(t)의 함수로 생각할 때 y절편이 $\log(\lambda)$이고 기울기가 p인 직선이 된다.

따라서 생존시간이 로그로지스틱분포를 따른다면 Kaplan-Meier 생존추정치인 $\hat{S}(t)$를 이용하여 $\log(1-\hat{S}(t)/\hat{S}(t))$와 $\log(t)$를 그래프로 그리면 기울기가 p인 직선이 된다. 또는 생존오즈와 $\log(t)$를 그래프로 그리면 기울기가 $-p$인 직선이 된다.

anderson2 데이터는 anderson 데이터 중 백혈구 수치가 중간(WBCCAT = 1)이거나 높은(WBCCAT = 2) 환자들의 데이터이다. 이 데이터에서 WBCCAT로 구분하여 생존오즈와 로그시간의 그래프를 그려보자.

```
fit=survfit(Surv(time,status)~WBCCAT,data=anderson2)
loglogplot(fit,type="p",what="survOdds")
```

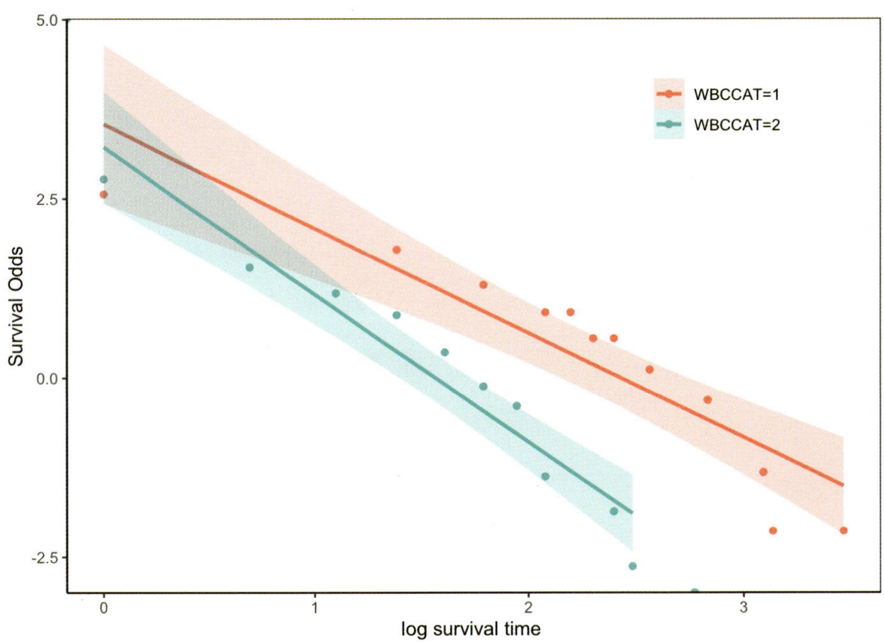

위 그림에서 백혈구 수치가 중간인 군(WBCCAT = 1)과 백혈구 수치가 높은 군(WBCCAT = 2), 두 군 모두 산점도가 직선 형태를 보인다. 따라서 이 데이터에서 시간이 로그로지스틱분

포를 갖는다는 가정은 합당한 것으로 보인다. 또한 두 직선이 비교적 평행하므로 비례오즈(PO) 가정 또한 합당하다. 로그로지스틱모형에서 PO 가정을 만족한다면 AFT 가정도 만족한다.

AFT 로그로지스틱모형의 생존함수($S(t)$)를 t에 대해 풀면 다음과 같다.

$$S(t) = \frac{1}{1+\lambda t^p} = \frac{1}{1+(\lambda^{1/p}t)^p}$$

$$t = \left[\frac{1}{S(t)} - 1\right]^{1/p} \times \frac{1}{\lambda^{1/p}}$$

여기서 $\frac{1}{\lambda^{1/p}} = \exp(\alpha_0 + \alpha_1 WBCCAT)$로 놓으면 다음과 같다.

$$t = \left[\frac{1}{S(t)} - 1\right]^{1/p} \times \exp(\alpha_0 + \alpha_1 WBCCAT)$$

위 식에서 고정된 확률 $S(t) = q$로 대체하면 다음과 같다.

$$t = [q^{-1} - 1]^{1/p} \times \exp(\alpha_0 + \alpha_1 WBCCAT)$$

예를 들어, 중앙생존시간 $t_m(q = 0.5)$을 구하면 다음과 같이 할 수 있다.

$$t_m = [2 - 1]^{1/p} \times \exp(\alpha_0 + \alpha_1 WBCCAT)$$

가속인자 γ는 WBCCAT = 2인 군의 $S(t) = q$일 때의 시간과 WBCCAT = 1인 군의 $S(t) = q$일 때의 시간비로 구할 수 있다.

$$\gamma = \frac{[q^{-1} - 1]^{1/p} \exp(\alpha_0 + 2\alpha_1)}{[q^{-1} - 1]^{1/p} \exp(\alpha_0 + 1\alpha_1)} = \exp(\alpha_1)$$

R을 이용해 anderson2 데이터를 WBCCAT을 설명변수로 하는 로그로지스틱 AFT 모형에 적합시켜보자.

```
fit=survreg(Surv(time,status)~WBCCAT,data=anderson2,dist="loglogistic")
summary(fit)
```

```
Call:
survreg(formula = Surv(time, status) ~ WBCCAT, data = anderson2,
        dist = "loglogistic")
              Value   Std. Error      z        p
(Intercept)   3.495        0.493   7.09   1.4e-12
WBCCAT       -0.871        0.296  -2.94    0.0033
Log(scale)   -0.779        0.164  -4.73   2.2e-06

Scale= 0.459

Log logistic distribution
Loglik(model)= -84.2  Loglik(intercept only)= -88.1
  Chisq= 7.81 on 1 degrees of freedom, p= 0.0052
Number of Newton-Raphson Iterations: 4
n= 31
```

R의 출력결과에서 보이는 scale = 0.459는 형태모수 p의 역수이다. 따라서 형태모수 p의 추정치는 $p = 1/0.459 \approx 2.179$이다. 또한 WBCCAT = 2인 군과 WBCCAT = 1인 군을 비교하는 가속인자 $\gamma = \exp(-0.871) \approx 0.419$이며 95% 신뢰구간은 (0.23, 0.75)이다. 이 결과에 따르면 백혈병 환자가 관해상태에서 빠져나가 재발할 때까지의 시간은, 백혈구 수가 높은 군에서 백혈구 수가 중간인 군보다 0.42배로 가속된다고 할 수 있다. 이 모형에서 추정된 생존함수로 나타내자면 $\hat{S}_1(t) = \hat{S}_2(0.42t)$이다.

로그로지스틱 비례오즈모형도 λ로 추정할 수 있다. 실패오즈는 λt^p이므로 $\lambda = \exp(\beta_0 + \beta_1)$로 대체하면 다음과 같다.

$$OR(WBCCAT = 2\ vs\ WBCCAT = 1) = \frac{\exp(\beta_0 + 2\beta_1) \times t^p}{\exp(\beta_0 + 1\beta_1) \times t^p} = \exp(\beta_1)$$

로그로지스틱 비례오즈모형과 AFT 모형의 회귀계수의 관계는 $\beta_j = -\alpha_j \times p$이다. 여기서 $\alpha = -0.871$이고 $\hat{p} = 2.179$이므로 다음과 같이 나타낼 수 있으며, 오즈비의 추정치는 $\widehat{OR} = \exp(1.898) \approx 6.672$이다.

$$\hat{\beta}_1 = -(-0.871)(2.179) \approx 1.898$$

로그로지스틱 모형에서 생존시간에 따른 생존율을 콕스모형과 비교하여 시각화해보면 다음과 같다.

```
adjustedPlot(fit,addCox=TRUE)
```

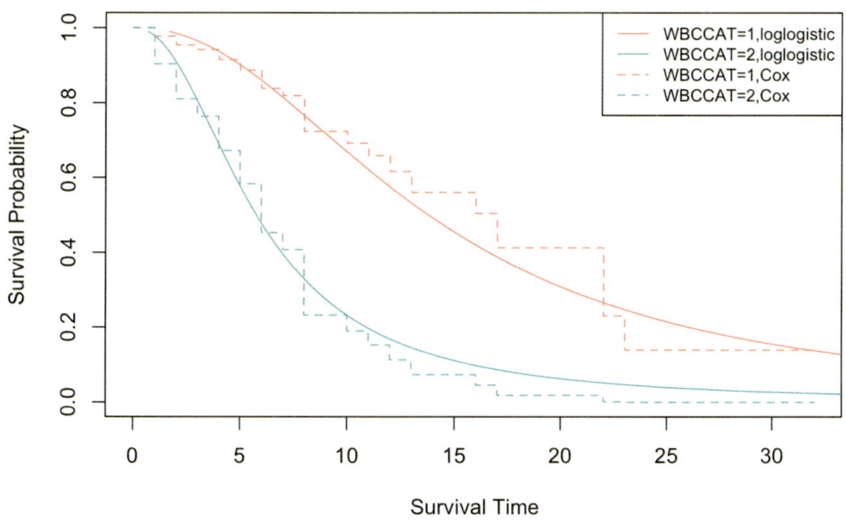

9장

군집생존자료분석

지금까지의 생존자료분석은 각 대상환자의 생존자료가 서로 독립적이라는 가정하에 분석하였다. 군집생존자료는 연구 대상들이 군집을 이루고 있어 같은 군집에 속한 연구 대상들의 생존시간이 유전적 요인이나 환경적 요인들에 의해 서로 연관되어 있는 생존 자료이다. 예를 들어 독성실험에서 같은 어미 쥐로부터 태어난 새끼 쥐들의 건강상태나 생존시간들은 유전적, 환경적 요인에 의해 서로 연관되어 있으며, 교수법 비교연구를 위해 여러 학교를 대상으로 특정 기술 취득 시간을 비교할 때 같은 학교 내에 속한 학생들은 서로 독립적이지 않다. 또한 다기관 임상시험에서는 각 기관이 서로 군집을 이루게 되며, 같은 병원 내 환자들의 반응변수는 서로 연관될 것이다. 군집생존자료를 분석하는 방법은 크게 주변모형(marginal model)과 프레일티모형(frailty model), 콕스혼합모형(Cox mixed effect model) 등이 있다.

1 군집생존자료분석에 사용할 데이터

1-1 ashkenazi 데이터

ashkenazi 데이터는 Struewing 등(Struewing et al., 1997)의 워싱턴 Ashkenazi 연구에서 사용된 것으로 Dirk F. Moore의 《Applied Survival Analysis Using R》(2016)에서 인용한 것을 재인용하였다. 이 데이터는 유태인 중 Ashkenazi 가문을 대상으로 유방암의 발생 위험에 대한 BRCA 유전자의 돌연변이 효과를 연구한 것으로 asaur 패키지에 포함되어 있다. Ashkenazi 가문의 자원자들로 proband(유전형질의 가계조사에서 계보의 시발점이 되는 사람)를 구성하고 각 proband들의 BRCA 유전자에 돌연변이가 있는지 유전자형을 검사하였다. 인터뷰를 통해 각 proband들에게 1촌 관계에 있는 여성가족이 있는지 조사하였고 해당 가족이 있는데 유방암이 발병한 경우에는 발병할 당시의 나이를, 유방암이 발병하지 않은 경우에는 현재 나이를 기록하였다. 이렇게 수집된 데이터 중 일부가 예제로 사용된다. 이 데이터는 2명 이상의 가족으로 구성된 1960가족의 데이터로, 3명 이상의 가족이 있는 경우에는 2명만 무작위로 선택되었다. 이 데이터 중 famID가 1, 9, 94인 데이터를 예로 들면 다음과 같다.

```
data(ashkenazi,package="asaur")
ashkenazi[ashkenazi$famID %in% c(1,9,94),]
```

```
   famID  brcancer  age  mutant
1      1         0   73       0
2      1         0   40       0
7      9         0   89       0
8      9         1   60       0
87    94         1   44       1
88    94         0   45       1
```

1번 가족은 2명으로 구성되어 있으며 나이는 73세와 40세이고 유방암 병력은 없으며 그 가족의 proband는 돌연변이 유전자가 없었다. 9번 가족 중 한 명은 89세로 유방암이 없었으며, 다른 가족은 60세에 유방암이 있었고 proband에게는 돌연변이 유전자가 없었다. 94번 가족 중 한 명은 44세에 유방암이 있었으며 다른 한 명은 45세로 유방암이 없었고 그 가족의 proband는 돌연변이 유전자를 가지고 있었다. 이 데이터 중 mutant 변수는 가족 중 proband의 유전자형으로 돌연변이가 있는 경우는 1, 없는 경우는 0이다. 생존시간 변수는 age로 유방암 발병 나이 또는 인터뷰 당시 나이이다. 중도절단 변수는 brcancer로 유방암이 있는 경우 1로 기록되어 있다. 이 데이터에서 한 가족에 속한 사람들은 유전적, 환경적 요인을 공유하므로 생존시간이 서로 독립적이라는 가정은 적절하지 않을 수 있다.

1-2 retinopathy 데이터

retinopathy 데이터는 survival 패키지에 포함되어 있다. 이는 당뇨 환자의 실명에 대한 레이저 치료 효과를 연구한 데이터이다. 각 환자에게서 한쪽 눈을 무작위로 골라 레이저 치료를 하였고 다른 쪽 눈은 치료하지 않았다. 실명 발생시간은 2번의 연속된 시력검사에서 시력이 5/100 이하인 경우로 정의하였고 이 기준에 도달하지 않는 경우 중도절단 자료로 처리하였다. 당뇨의 종류(juvenile 또는 adult)는 type 변수에 기록되어 있다.

```
data(retinopathy,package="survival")
head(retinopathy)

  id laser   eye age     type trt futime status risk
1  5 argon  left  28    adult   1  46.23      0    9
2  5 argon  left  28    adult   0  46.23      0    9
3 14 argon right  12 juvenile   1  42.50      0    8
4 14 argon right  12 juvenile   0  31.30      1    6
5 16 xenon right   9 juvenile   1  42.27      0   11
6 16 xenon right   9 juvenile   0  42.27      0   11
```

위의 예를 보면 5번 환자는 46.23개월 관찰하였으며 실명하지 않았다. 14번 환자는 31.3개월에 치료받지 않은 눈(treat = 0)을 실명하였으나(status = 1) 치료받은 눈은 42.5개월까지 실명하지 않았다. 16번 환자는 42.27개월까지 양쪽 눈 모두 실명하지 않았다.

2 주변모형

주변방법은 데이터에 있는 군집구조를 무시하고 비례위험 가정이 모든 대상에서 만족하는 것으로 가정하고 분석을 진행한다. 표준적인 방법으로는 콕스모형에 적합시켜 회귀계수를 구하고 회귀계수에 대한 표준오차를 계산할 때 군집을 보정한 분산 및 표준오차를 계산하게 된다. 참고로 i번째 군집의 j번째 대상의 스코어잔차 s_{ij}는 다음 공식을 이용해 계산한다.

$$s_{ij} = \delta_{ij}[z_{ij} - \bar{z}_{ij}] - \sum_{t_u \le t_{ij}} [z_i - \bar{z}_{ij}] e^{z_i \beta} [\hat{H}_0(t_u) - \hat{H}_0(t_{u-1})]$$

이 스코어잔차를 이용해 C 통계량을 다음과 같이 계산한다.

$$C = \sum_{i=1}^{G} \sum_{j=1}^{n_i} \sum_{m=1}^{n_i} s_{ij} s_{im}$$

군집을 보정한 분산 V^*는 분산추정량 $\hat{V}$과 C 통계량으로부터 구한다($V^* = \hat{V}C\hat{V}$). 이때 V^*는 통계량 C가 2개의 $\hat{V}$로 샌드위치되어 있다고 하여 샌드위치 분산이라고도 한다.

3 프레일티모형

프레일티(frailty)는 일종의 랜덤효과(random effect, 임의효과 또는 무작위효과라고도 한다)로 생존모형에 있는 다른 예측변수들로는 설명되지 않는 다양성을 설명하기 위해 고안되었다. 프레일티는 각 대상환자 수준에서 미처 발견하지 못한 요인에 의한 것이다.

나이와 흡연유무 2가지를 예측변수로 갖는 생존모형을 생각해보자. 이 모형에서 33세 흡연자의 생존함수는 2가지 방법으로 생각할 수 있다. 첫 번째로 33세 흡연자 개인의 생존함수로 생각할 수 있고, 두 번째로는 많은 수로 구성된 33세 흡연자 집단의 평균으로 생각할 수도 있다. 이제 이 모형에 프레일티 성분이 포함되어 있다고 가정해보자. 이 모형으로 각 개인에게 고유한 생존함수를 생각해볼 수 있다. 영수와 철수가 둘 다 33세 흡연자라면, 단지 두 사람의 관찰된 실패시간만 다른 것이 아니라 두 사람의 생존함수도 다를 수 있다. 영수는 관찰되지 않은 어떤 요인들로 인해 위험함수와 생존함수가 달라져 철수에 비해 더 허약할(more frail) 수 있다. 이와 같이 관찰되지 않은 요인들이 추가적인 다양성에 기여해 프레일티 성분이 없는 생존모형에서 예측한 것보다 생존시간의 변동이 더 클 수 있다.

프레일티 α는 위험함수에 영향을 미치는 관찰되지 않은 효과로 $\alpha > 0$이며 평균이 1($\mu = E(\alpha) = 1$)인 어떤 분포 $g(\alpha)$를 따른다고 가정한다. α의 분산은 모수 θ(theta) 데이터로부터 추정된다. 개인의 위험함수와 생존함수는 프레일티에 의존하는 조건부함수가 되며, 위험함수 $h(t|\alpha) = \alpha h(t)$가 되고, 생존함수 $S(t|\alpha) = S(t)^\alpha$가 된다. 프레일티 $\alpha > 1$인 개인은 평균적인 프레일티 $\alpha = 1$을 갖는 사람에 비해 위험이 증가하고 생존확률이 감소한다. 마찬가지로 $\alpha < 1$인 개인은 평균적인 프레일티를 갖는 사람에 비해 위험이 감소하고 생존확률이 증가한다.

- $\alpha > 1$
  - increased hazard : $\alpha h(t) > h(t)$
  - decreased survival : $S(t)^\alpha < S(t)$

- $\alpha < 1$
  - decreased hazard : $\alpha h(t) < h(t)$
  - increased survival : $S(t)^{\alpha} > S(t)$

프레일티모형에서는 개인 수준의 조건부생존함수 $S(t|\alpha)$와 구별하기 위해 집단 수준에서의 생존함수를 비조건부생존함수(unconditional survival function) $S_U(t)$로 구분한다. $S_U(t)$는 집단의 평균을 반영한다. 데이터로부터 프레일티 $g(\alpha)$가 선택되면 $S_U(t)$는 조건부생존함수 $S(t|\alpha)$와 $g(\alpha)$의 곱을 α에 대하여 적분하여 구할 수 있고 이에 대응하는 위험함수 $h_U(t)$는 $S_U(t)$로부터 구할 수 있다.

$$S_U(t) = \int_0^{\infty} S(t\,|\,\alpha)g(\alpha)d\alpha$$
$$h_U(t) = \frac{-d[S_U(t)]/dt}{S_U(t)}$$

프레일티 α의 분포는 평균이 1이고 $\alpha > 0$인 모든 분포를 사용할 수 있는데 일반적으로 감마분포를 많이 사용한다. R의 frailty( ) 함수에는 디폴트 값인 distribution="gamma" 외에도 정규분포(distribution="gaussian")나 t 분포(distribution="t")를 사용할 수 있다.

4 ashkenazi 데이터 분석

먼저 ashkenazi 데이터를 표준적인 콕스비례위험모형에 적합시켜본다.

```
library(survival)
fit=coxph(Surv(age,brcancer)~mutant,data=ashkenazi)
summary(fit)

Call:
coxph(formula = Surv(age, brcancer) ~ mutant, data = ashkenazi)

  n= 3920, number of events= 473
```

```
         coef  exp(coef)  se(coef)      z   Pr(>|z|)
mutant  1.1907     3.2895    0.1984  6.002  1.95e-09 ***
---
Signif. codes: 0 '***' 0.001 '**' 0.01 '*' 0.05 '.' 0.1 ' ' 1

       exp(coef)  exp(-coef)  lower .95  upper .95
mutant      3.29       0.304       2.23      4.853

Concordance= 0.523  (se = 0.006 )
Likelihood ratio test = 25.92  on 1 df,   p=4e-07
Wald test             = 36.03  on 1 df,   p=2e-09
Score (logrank) test  = 40.49  on 1 df,   p=2e-10
```

이 모형의 로그부분가능도는 다음 R 코드로 확인할 수 있다.

```
fit$loglik
```

```
[1] -3579.707 -3566.745
```

위 결과에서 첫 번째 –3579.707은 예측변수가 없는 영모형(null model)의 로그가능도이고 두 번째 –3566.745는 예측변수 mutant가 포함된 모형의 로그가능도이다. 가능도비검정에 사용되는 통계량은 두 값의 차이에 2를 곱한 값이다($G2 = 2(-3566.755 + 3579.71) = 25.92$). 이 값을 자유도 1인 카이제곱분포와 비교한 값이 위 통계결과에 있는 p값이다. p값이 매우 작은 값을 보이므로 돌연변이 유전자의 존재가 이 모형에서 중요하다는 것을 확인해준다. 주변방법으로 family ID의 군집효과를 분석하려면 cluster( )를 모형에 포함시킨다.

```
fit2=coxph(Surv(age,brcancer)~mutant+cluster(famID),data=ashkenazi)
summary(fit2)
```

```
Call:
coxph(formula = Surv(age, brcancer) ~ mutant, data = ashkenazi,
     cluster = famID)

 n= 3920, number of events= 473
```

```
         coef   exp(coef)  se(coef)  robust se      z   Pr(>|z|)
mutant  1.1907     3.2895    0.1984     0.2023  5.886  3.96e-09 ***
---
Signif. codes: 0 '***' 0.001 '**' 0.01 '*' 0.05 '.' 0.1 ' ' 1

       exp(coef)  exp(-coef)  lower .95  upper .95
mutant      3.29       0.304      2.213       4.89

Concordance= 0.523  (se = 0.006 )
Likelihood ratio test = 25.92  on 1 df,  p=4e-07
Wald test             = 34.64  on 1 df,  p=4e-09
Score (logrank) test  = 40.49  on 1 df,  p=2e-10,  Robust = 13.09  p=3e-04

  (Note: the likelihood ratio and score tests assume independence of
     observations within a cluster, the Wald and robust score tests do not).
```

R의 출력결과를 보면 회귀계수와 표준오차는 cluster( ) 항이 포함되지 않은 모형과 같지만 robust se가 추가된 것을 알 수 있다. 이 추정치는 표준콕스모형의 추정치와 비교하여 아주 조금 높으므로(0.1984 vs 0.2023) 가족 내 군집효과는 적음을 시사한다. 여기서 Wald 검정에 사용되는 z 통계량은 회귀계수를 robust se로 나눈 것으로($z = 1.1907/0.2023$) p값은 이 통계량을 표준정규분포와 비교하여 결정된다.

```
pnorm(-abs(5.886),lower.tail=TRUE)*2
[1] 3.956543e-09
```

p값은 군집효과를 고려하기 전보다는 약간 높아졌으나 여전히 유의하므로 BRCA 돌연변이의 보인자는 유방암 발생위험이 약 3.29배 높다고 할 수 있다. 다른 방법으로 이 모형을 감마 프레일티모형으로 적합시켜 본다.

```
fit3=coxph(Surv(age,brcancer)~mutant+frailty(famID),data=ashkenazi)
summary(fit3)
```

```
Call:
coxph(formula = Surv(age, brcancer) ~ mutant + frailty(famID),
      data = ashkenazi)

 n= 3920, number of events= 473

                  coef  se(coef)     se2   Chisq     DF        p
mutant           1.272    0.2317  0.2004   30.13    1.0  4.0e-08
frailty(famID)                            221.50  211.6  3.1e-01

       exp(coef)  exp(-coef)  lower .95  upper .95
mutant     3.567      0.2804      2.265      5.617

Iterations: 6 outer, 26 Newton-Raphson
  Variance of random effect= 0.4937594  I-likelihood = -3564.3
Degrees of freedom for terms=  0.7 211.6
Concordance= 0.938  (se = 0.004 )
Likelihood ratio test= 400.2  on 212.4 df,  p=1e-13
```

R의 출력결과를 보면 회귀계수의 추정치는 표준콕스모형과 동일하지만 frailty가 포함된 모형에서는 표준오차의 추정량을 2개 제시해준다. 첫 번째 “se(coef)”가 일반적으로 선호되는 추정량이고, “se2”는 샌드위치 추정량이다. frailty( ) 함수는 디폴트로 감마분포를 사용한다. 정규분포를 사용하려면 frailty(dist=“gaussian”)로 하면 된다. 이 모형의 결과출력에서 랜덤효과의 분산은 0.49이며 p값은 0.31로 $H_0:\theta=0$을 기각하지 못한다.

랜덤효과 프레일티모형에 적합시키는 새로운 방법은 coxme 패키지의 coxme( ) 함수를 사용하는 것이다. frailty( ) 함수와 비교해 coxme( ) 함수는 보다 빠르고, 안정적이며, 유연하므로 coxme( ) 함수 사용을 권장한다.

```
library(coxme)
fit4=coxme(Surv(age,brcancer)~mutant+(1|famID),data=ashkenazi)
summary(fit4)
```

```
Cox mixed-effects model fit by maximum likelihood
 Data: ashkenazi
 events, n = 473, 3920
 Iterations= 10 63
                    NULL   Integrated    Fitted
Log-likelihood  -3579.707    -3564.622  -3411.522

                   Chisq     df          p     AIC      BIC
Integrated loglik   30.17    2.0  2.8100e-07   26.17    17.85
 Penalized loglik  336.37  150.1  2.2204e-16   36.16  -588.13

Model: Surv(age, brcancer) ~ mutant + (1 | famID)
Fixed coefficients
            coef  exp(coef)  se(coef)     z        p
mutant  1.236609   3.443914  0.2205358  5.61  2.1e-08

Random effects
 Group Variable  Std Dev  Variance
 famID Intercept 0.5912135 0.3495334
```

먼저 모형의 formula 오른쪽에 사용된 "~ mutant + (1 | famID)"는 고정효과로 "mutant"를 적합시킨다는 뜻이며 (1 | famID)는 "intercept varying among famID"라는 뜻으로 내포된 랜덤효과(nested random effect)를 말한다. Iterations = 10 63은 적합과정 중 수렴에 관한 정보이다. Log-likelihood에 3개의 값이 써 있는데, 첫 번째 NULL 값은 공변량이 없는 영모형의 부분로그가능도이며, 두 번째 Integrated 값은 랜덤효과가 통합된 모형의 로그가능도이다. 이 모형에 포함된 랜덤효과의 통계적 유의성은 통합된 로그가능도(-3564.622)와 mutant를 공변량으로 하는 표준콕스모형의 로그가능도(-3566.745)의 차이의 2배에 해당하는 통계량 $G2 = 2(-3564.622 + 3566.745) = 4.246$을 계산하여 자유도를 1로 하는 카이제곱분포로부터 구한다.

```
pchisq(4.246,1,lower.tail=FALSE)
```

```
[1] 0.03934289
```

위 결과로 추정된 p값은 0.039이다. 이 값은 프레일티모형에서 제시된 p값 0.31과 다른데 두 방법의 결과가 다를 경우 coxme( )에 의한 결과를 따른다.

다음 줄에 있는 Integrated loglik의 카이제곱 통계량 30.17은 통합된 로그가능도와 영모형의 로그가능도의 차이의 2배이며 이 값은 고정효과와 랜덤효과의 통합검정이다. 고정효과의 회귀계수에 mutant에 대한 회귀계수는 1.237, 위험비는 3.44이다. 이는 돌연변이 보인자의 가족이 보인자가 아닌 사람의 가족에 비해 유방암 발생의 위험비가 3.44배이고 Wald 검정에서 매우 유의함을 보여준다. 마지막으로 랜덤효과의 분산은 0.35이고 분산의 제곱근인 표준편차는 0.59로 제시된다.

5 retinopathy 데이터 분석

retinopathy 데이터는 당뇨병성 망막병증에서의 레이저 치료에 관한 데이터이다. 먼저 군집효과를 생각하지 않은 표준적인 콕스모형에 적합시켜보자.

```
fit0=coxph(Surv(futime,status)~trt*type,data=retinopathy)
fit0
```

```
Call:
coxph(formula = Surv(futime, status) ~ trt * type, data = retinopathy)

                  coef  exp(coef)  se(coef)      z       p
trt            -0.4250     0.6538    0.2177  -1.952  0.0509
typeadult       0.3413     1.4067    0.1992   1.713  0.0867
trt:typeadult  -0.8459     0.4292    0.3509  -2.411  0.0159

Likelihood ratio test=28.49  on 3 df, p=2.87e-06
n= 394, number of events= 155
```

이 모형에서는 레이저 치료와 당뇨 type의 상호작용만이 유의하였다. 이 모형의 부분로그가능도는 다음과 같다.

```
fit0$loglik
```

```
[1] -867.9858 -853.7422
```

다음으로 프레일티모형에 적합시켜본다.

```
fit1=coxph(Surv(futime,status)~trt*type+frailty(id),data=retinopathy)
summary(fit1)
```

```
Call:
coxph(formula = Surv(futime, status) ~ trt * type + frailty(id),
      data = retinopathy)

 n= 394, number of events= 155

                  coef  se(coef)    se2   Chisq    DF      p
trt            -0.5059    0.2255 0.2207    5.03  1.00 0.0250
typeadult       0.3969    0.2591 0.2053    2.35  1.00 0.1300
frailty(id)                              122.55 88.58 0.0098
trt:typeadult  -0.9850    0.3618 0.3553    7.41  1.00 0.0065

              exp(coef) exp(-coef) lower .95 upper .95
trt              0.6030     1.6584    0.3876    0.9380
typeadult        1.4872     0.6724    0.8949    2.4714
trt:typeadult    0.3734     2.6779    0.1838    0.7588

Iterations: 6 outer, 31 Newton-Raphson
   Variance of random effect= 0.92598   I-likelihood = -847
Degrees of freedom for terms= 1.0 0.6 88.6 1.0
Concordance= 0.86  (se = 0.014 )
Likelihood ratio test= 218.4  on 91.13 df,   p=2e-12
```

위 결과에서 프레일티의 분산추정량은 0.9258이며 p값은 0.0098로 $H_0:\theta = 0$을 기각한다. 즉 각 환자들은 서로 다른 시력상실 반응을 보여준다. 위의 결과를 이용한 위험함수는 다음과 같이 추정된다.

$$h_U(t) = h_{U0}(t)\exp(-0.505trt + 0.397typeadult - 0.985trt \times typeadult)$$

레이저 치료 및 당뇨 type에 따라 4그룹으로 나누어 위험비를 계산해보면 다음과 같다.

- juvenile, not treated : $HR = \exp(0) = 1$
- juvenile, treated : $HR = 0.6030$
- adult onset, not treated : $HR = 1.4872$
- adult onset, treated : $HR = 0.6030 \times 1.4872 \times 0.3734 = 0.3348$

당뇨의 종류는 시력상실에 유의한 영향을 주지 못하며 레이저 치료는 시력상실을 감소시킨다. 레이저 치료는 제1형 당뇨와 제2형 당뇨에서 모두 시력상실의 위험을 감소시키며 특히 성인에서 더욱 효과적이다.

이 데이터를 주변모형에 적합시켜보면 다음과 같다.

```
fit2=coxph(Surv(futime,status)~trt*type+cluster(id),data=retinopathy)
summary(fit2)

Call:
coxph(formula = Surv(futime, status) ~ trt + type + trt:type,
      data = retinopathy, cluster = id)

 n= 394, number of events= 155

                  coef  exp(coef)  se(coef)  robust se      z   Pr(>|z|)
trt            -0.4250     0.6538    0.2177     0.1850  -2.297   0.02160 *
typeadult       0.3413     1.4067    0.1992     0.1958   1.743   0.08129 .
trt:typeadult  -0.8459     0.4292    0.3509     0.3036  -2.786   0.00534 **
---
Signif. codes: 0 '***' 0.001 '**' 0.01 '*' 0.05 '.' 0.1 ' ' 1

        exp(coef)       exp(-coef)       lower .95       upper .95
trt       0.6538   1.5296  0.4549  0.9395
typeadult          1.4067  0.7109  0.9585  2.0646
trt:typeadult      0.4292  2.3301  0.2367  0.7782
```

```
Concordance= 0.613 (se = 0.019 )
Likelihood ratio test = 28.49  on 3 df,  p=3e-06
Wald test            = 34.88  on 3 df,  p=1e-07
Score (logrank) test = 28.44  on 3 df,  p=3e-06,  Robust = 30.29 p=1e-06

 (Note: the likelihood ratio and score tests assume independence of
  observations within a cluster, the Wald and robust score tests do not).
```

주변모형에 적합시킨 결과는 프레일티모형과 유사하다. 하지만 프레일티모형은 개별효과로 환자 내 두 치료방법의 위험률을 추정하는 반면, 주변모형에서는 치료를 받은 군과 치료를 받지 않은 군의 평균효과를 추정하게 된다. 이 모형에서 trt와 type에 따른 생존을 비교해보면 다음과 같다.

```
library(autoReg)
adjustedPlot(fit2,xnames=c("trt","type"))
```

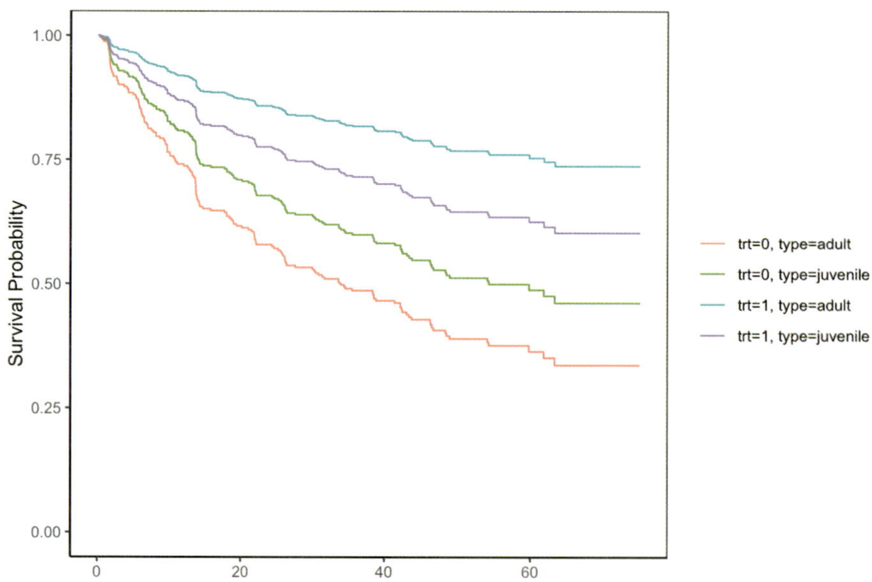

위 그림에서 가장 상단의 곡선과 가장 하단의 곡선이 제2형 당뇨의 생존곡선이고, 가운데 2개가 제1형 당뇨의 생존곡선이다. 프레일티모형과 마찬가지로 레이저 치료는 제1형 당뇨와 제2형 당뇨에서 모두 시력상실의 위험을 감소시키며 특히 성인에서 더욱 효과적이다.

이 데이터를 콕스혼합모형에 적합시킨 결과는 다음과 같다.

```
result=coxme(Surv(futime,status)~trt*type+(1|id),data=retinopathy)
result
```

```
Cox mixed-effects model fit by maximum likelihood
 Data: retinopathy
 events, n = 155, 394
 Iterations= 7 39
                    NULL  Integrated    Fitted
Log-likelihood -867.9858   -847.4188 -761.2903

                     Chisq    df          p    AIC     BIC
Integrated loglik    41.13  4.00 2.5215e-08  33.13   20.96
 Penalized loglik   213.39 78.04 1.6209e-14  57.31 -180.20

Model: Surv(futime, status) ~ trt * type + (1 | id)
Fixed coefficients
                   coef exp(coef)  se(coef)     z      p
trt          -0.5004347 0.6062670 0.2254102 -2.22 0.0260
typeadult     0.3991886 1.4906147 0.2457170  1.62 0.1000
trt:typeadult -0.9669851 0.3802277 0.3616241 -2.67 0.0075

Random effects
 Group  Variable  Std Dev   Variance
    id  Intercept 0.9177088 0.8421895
```

R의 출력결과에서 레이저 치료를 한 쪽의 눈은 실명의 위험비가 0.61($p = 0.027$)로 실명 위험이 감소한다. 성인형 당뇨에서 실명의 위험비는 1.49이지만 통계적 유의성은 없다. 레이저 치료는 제1형 당뇨보다 성인형 당뇨에서 더 큰 효과를 보인다.

다음으로 이 데이터를 모든 예측변수를 넣어 와이블모수모형에 적합시켜본다.

```
fit=survreg(Surv(futime,status)~trt*type+laser+eye+risk+cluster(id),data=retinopathy)
summary(fit)
```

```
Call:
survreg(formula = Surv(futime, status) ~ trt + type + laser +
    eye + risk + trt:type, data = retinopathy, cluster = id)
                 Value  Std. Err  (Naive SE)      z        p
(Intercept)     6.4746    0.7773      0.7381   8.33   <2e-16
trt             0.5056    0.2316      0.2665   2.18   0.0290
typeadult      -0.5091    0.2441      0.2448  -2.09   0.0370
laserargon     -0.2192    0.2267      0.1969  -0.97   0.3335
eyeleft        -0.2474    0.2207      0.2034  -1.12   0.2623
risk           -0.1801    0.0745      0.0696  -2.42   0.0156
trt:typeadult   1.1053    0.3814      0.4313   2.90   0.0038
Log(scale)      0.1943    0.0601      0.0721   3.23   0.0012

Scale= 1.21

Weibull distribution
Loglik(model)= -827.8  Loglik(intercept only)= -848
  Chisq= 40.29 on 6 degrees of freedom, p= 4e-07
(Loglikelihood assumes independent observations)
Number of Newton-Raphson Iterations: 5
n= 394
```

이 모형에서 후향적 제거방법을 통해 최종모형을 선택한다. step( ) 함수는 AIC 값을 기준으로 모형을 선택한다.

```
final=step(fit)
```

```
Start: AIC=1671.65
Surv(futime, status) ~ trt + type + laser + eye + risk + trt:type

           Df    AIC
- laser     1  1670.9
- eye       1  1671.2
<none>         1671.7
- trt:type  1  1676.6
- risk      1  1676.6

Step: AIC=1670.89
Surv(futime, status) ~ trt + type + eye + risk + trt:type

           Df    AIC
- eye       1  1670.7
<none>         1670.9
- trt:type  1  1675.7
- risk      1  1675.9

Step: AIC=1670.7
Surv(futime, status) ~ trt + type + risk + trt:type

           Df    AIC
<none>         1670.7
- trt:type  1  1675.5
- risk      1  1676.3
```

AIC 값이 작을수록 좋은 모형이다. 초기 모형의 AIC 값은 1671.65이다. 예측변수 laser를 제거할 경우 AIC 값이 작아지는 것을 확인한 후 laser를 제거하였다. 다음으로는 같은 방법으로 예측변수 eye를 제거하였다. 최종적으로는 trt, type, trt:type, risk를 예측변수로 하고 군집변수로 cluster(id)를 투입한 모형이 선택되었다.

```
summary(final)

Call:
survreg(formula = Surv(futime, status) ~ trt + type + risk +
    trt:type, data = retinopathy, cluster = id)
                 Value  Std. Err  (Naive SE)     z        p
(Intercept)     6.2806    0.7532      0.7252  8.34   <2e-16
trt             0.5083    0.2337      0.2673  2.18   0.0296
typeadult      -0.4716    0.2444      0.2444 -1.93   0.0537
risk           -0.1873    0.0743      0.0694 -2.52   0.0117
trt:typeadult   1.0974    0.3835      0.4324  2.86   0.0042
Log(scale)      0.1973    0.0602      0.0721  3.28   0.0011

Scale= 1.22

Weibull distribution
Loglik(model)= -829.4   Loglik(intercept only)= -848
  Chisq= 37.24 on 4 degrees of freedom, p= 1.6e-07
(Loglikelihood assumes independent observations)
Number of Newton-Raphson Iterations: 5
n= 394
```

이 모형에서 trt와 type에 따른 생존을 비교해본다.

```
adjustedPlot(final,xnames="trt")
adjustedPlot(final,xnames="type")
```

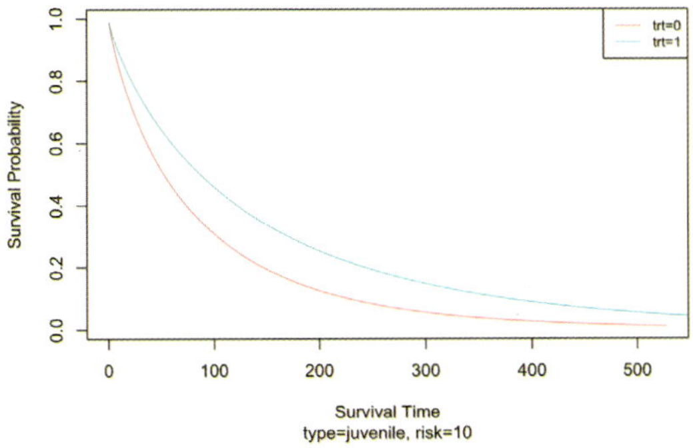

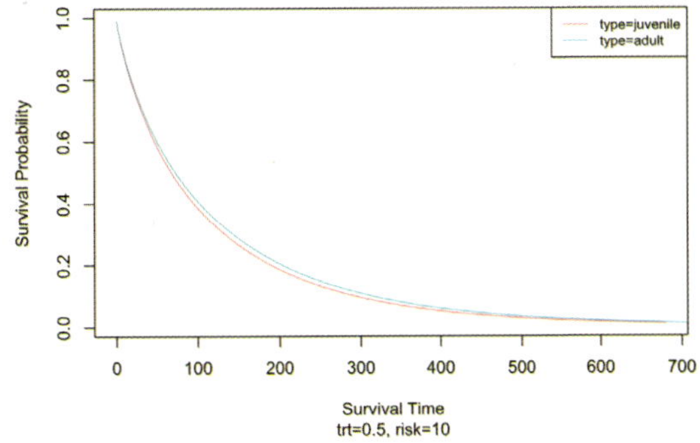

trt와 type에 따른 생존을 같이 비교해본다.

```
adjustedPlot(final,xnames=c("trt","type"))
```

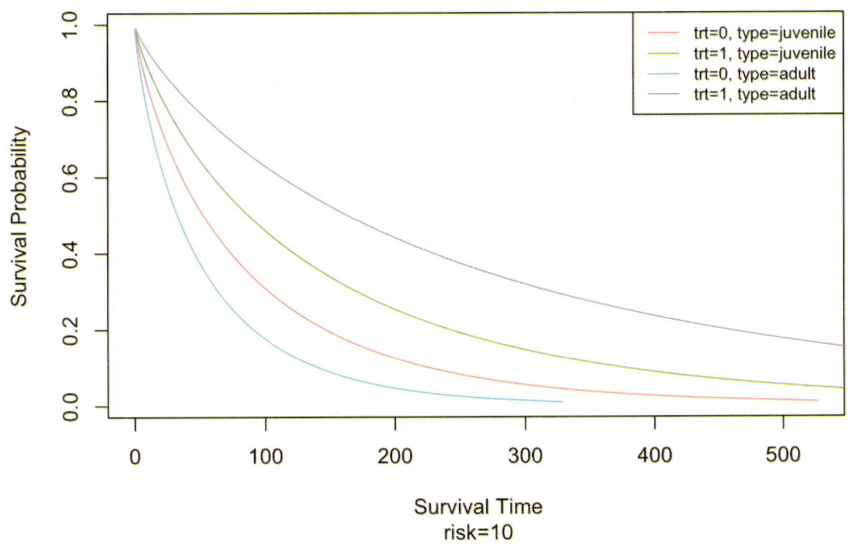

trt와 type에 따른 생존을 콕스모형과 같이 비교해본다.

```
adjustedPlot(final,xnames=c("trt","type"),addCox=TRUE)
```

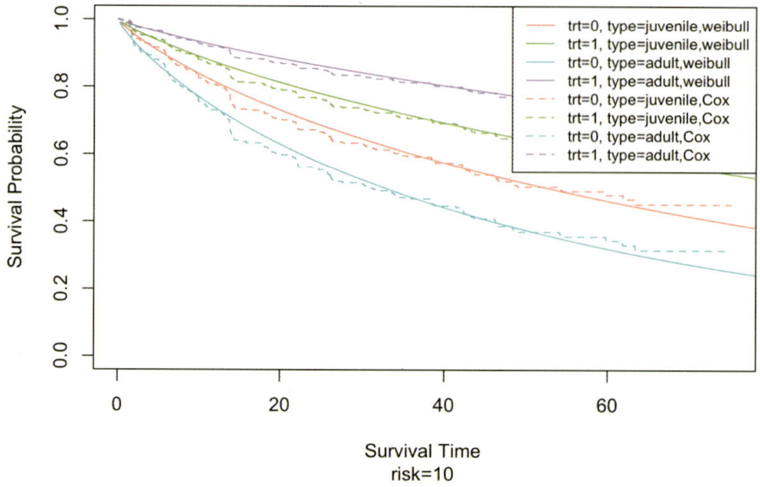

최종모형의 event-free time을 예측변수 trt, type, risk와 비교해본다.

```
showEffect(final)
```

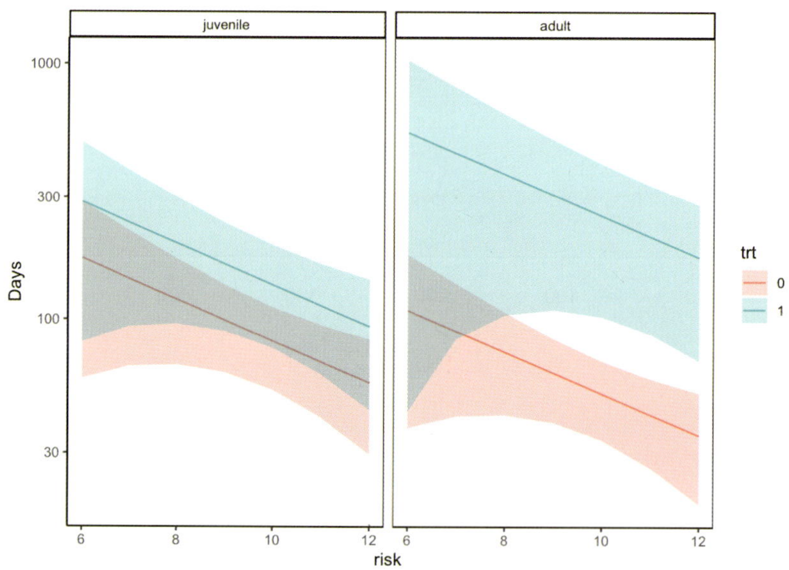

레이저 치료는 실명까지의 시간을 연장시킨다. 제1형 당뇨보다 제2형 당뇨에서 실명까지의 시간을 연장시키는 효과가 크게 나타나며 risk score가 높을수록 실명까지의 시간이 짧아진다.

10장

재발사건 생존분석

이번 장에서는 한 개체(subject)에서 추적기간 동안 동일한 유형의 사건이 한 번 이상 발생할 수 있는 '재발사건'에 대한 분석을 다루고자 한다. 의학연구에서 주로 다루는 사망 등의 사건은 한 번 발생하면 더 이상 발생할 수 없지만 암 환자의 종양 재발, 간질 환자의 간질 발작, 만성질환자의 재입원 등은 반복적으로 발생할 수 있다. 경제학 영역에서는 빈번한 이직, 사업장에서의 반복적인 사고, 범죄의 재발, 기계의 반복적인 고장 등이 모두 재발사건이라고 할 수 있다.

재발사건 생존분석(recurrent event survival analysis)의 목적은 관련 있는 예측변수들과 재발사건 발생률의 관계를 연구하는 것이다. 재발사건 중에는 백혈병 환자의 관해유도 화학요법 후 재발 횟수나 방광암 환자의 경요도절제술 후 재발 횟수와 같이 각 재발사건이 동일하다고 가정하고 분석하는 경우도 있고, 안과에서의 황반변성과 같이 재발할 경우 이전 사건보다 더 심각한 사건으로 생각되는 경우도 있다. 계수과정접근(counting process approach)은 각 재발사건들이 동일하다고 가정하고 분석하는 방법이고, 층화된 콕스모형(stratified Cox approach)은 각 재발사건이 다르다고 생각하거나 재발사건이 발생하는 순서가 중요할 경우 발생순서를 층화하는 방법이다.

1 계수과정접근

계수과정접근(counting process, CP)을 설명하기 위해 방광암의 치료방법 2가지를 비교한 무작위 연구에서 가상의 환자 2명의 데이터를 이용해보자.

[표 10-1] 가상 환자의 방광암 재발사건

	Time interval	Event indicator	Treatment Group
영수	0 to 3	1	1
	3 to 9	1	1
	9 to 21	1	1
	21 to 23	0	1
철수	0 to 3	1	0
	3 to 15	1	0
	15 to 25	1	0

[표 10-1]에서 보는 것처럼 영수는 치료 1을 받았는데 3개월, 9개월, 21개월에 방광암이 재발하였고 이후 23개월에는 재발하지 않았다. 23개월 이후로는 더 이상 추적되지 않았다. 철수는 치료 0을 받았으며 3개월, 15개월, 25개월에 재발하였고 25개월에 추적탈락되었다.

[표 10-2] 가상 환자의 방광암 재발사건 정리

	영수	철수
재발사건 수	3	3
추적기간	23개월	25개월
추적 시작부터 재발까지 시간	3, 9, 21	3, 15, 25
마지막 재발 후 추적기간	2개월	0개월

[표 10-2]는 [표 10-1]을 환자 위주로 정리한 것이며 다음 [표 10-3]은 컴퓨터에서 통계처리할 수 있도록 데이터를 정리한 것이다.

[표 10-3] 계수과정접근을 위한 데이터 양식

subject	Interval Number	Time Start	Time Stop	Event status	Treatment Group
영수	1	0	3	1	1
영수	2	3	9	1	1
영수	3	9	21	1	1
영수	4	21	23	0	1
철수	1	0	3	1	0
철수	2	3	5	1	0
철수	3	15	25	1	0

위의 표에서 보는 바와 같이 계수과정접근을 위해서는 추적기간 중 각 인터벌마다 시작(start)과 끝(stop) 시간을 써주어야 한다. 재발사건이 아닌 생존분석에서는 시작 시간 없이 끝 시간만 입력하는 것과는 다르다. 만일 세 번째 환자 길동이 17개월째 재발했고 더 이상 추적되지 않았다면 길동의 데이터는 한 줄로 끝나며, 네 번째 환자 복남이 재발 없이 12개월째 추적탈락되었다면 역시 한 줄로 요약된다.

subject	Interval Number	Time Start	Time Stop	Event status	Treatment Group
길동	1	0	17	1	0
복남	1	0	12	0	1

2 계수과정접근의 일반적인 데이터 형태

계수과정접근을 위한 일반적인 데이터 형태를 다음 [표 10-4]로 나타내었다. i번째 환자는 r_i개의 재발사건이 있었다. 재발사건의 상태는 status 변수(1 = failure, 0 = censored)에 표시되어 있고 예측변수 xp_{ij}는 i번째 환자의 j번째 이벤트의 p번째 예측변수이다.

[표 10-4] 계수과정접근을 위한 일반적인 데이터 형태

id	interval	status	start	stop	Predictors		
					x1	...	xp
1	1	$status_{11}$	$start_{11}$	$stop_{11}$	$x1_{11}$	...	xp_{11}
1	2	$status_{12}$	$start_{12}$	$stop_{12}$	$x1_{12}$	...	xp_{12}
...	...	...	...	...	...	...	...
1	r_1	$status_{ir1}$	$start_{ir1}$	$stop_{ir1}$	$x1_{ir1}$	...	xp_{ir1}
...	...	...	...	...	...	...	...
i	1	$status_{i1}$	$start_{i1}$	$stop_{i1}$	$x1_{i1}$	...	xp_{i1}
i	2	$status_{i2}$	$start_{i2}$	$stop_{i2}$	$x1_{i2}$	...	xp_{i2}
...	...	...	...	...	...	...	...
i	r_i	$status_{iri}$	$start_{iri}$	$stop_{iri}$	$x1_{iri}$	...	xp_{iri}
...	...	...	...	...	...	...	...
N	1	$status_{N1}$	$start_{N1}$	$stop_{N1}$	$x1_{N1}$	...	xp_{N1}
N	2	$status_{N2}$	$start_{N2}$	$stop_{N2}$	$x1_{N2}$	...	xp_{N2}
...	...	...	...	...	...	...	...
N	r_N	$status_{NrN}$	$start_{NrN}$	$stop_{NrN}$	$x1_{NrN}$	...	xp_{NrN}

survival 패키지의 방광암 데이터 bladder2는 이와 같은 형태로 저장되어 있다. 예시를 위해 id가 1부터 20으로 되어 있는 환자들의 자료를 나타내보면 다음과 같다.

```
library(survival)
autonum <- run_autonum(seq_id = "tab", bkm = "Table10-6", bkm_all = TRUE)
data=bladder2[bladder2$id<=20,]
data %>% flextable() %>%
  set_caption(caption="방광암 환자의 재발자료 중 1-20번째 환자의 자료",autonum=autonum)
```

[표 10-5] 방광암 환자의 재발자료 중 1~20번째 환자의 자료

id	rx	number	size	start	stop	event	enum
1	1	1	3	0	1	0	1
2	1	2	1	0	4	0	1
3	1	1	1	0	7	0	1
4	1	5	1	0	10	0	1
5	1	4	1	0	6	1	1
5	1	4	1	6	10	0	2
6	1	1	1	0	14	0	1
7	1	1	1	0	18	0	1
8	1	1	3	0	5	1	1
8	1	1	3	5	18	0	2
9	1	1	1	0	12	1	1
9	1	1	1	12	16	1	2
9	1	1	1	16	18	0	3
10	1	3	3	0	23	0	1
11	1	1	3	0	10	1	1
11	1	1	3	10	15	1	2
11	1	1	3	15	23	0	3
12	1	1	1	0	3	1	1

id	rx	number	size	start	stop	event	enum
12	1	1	1	3	16	1	2
12	1	1	1	16	23	1	3
13	1	3	1	0	3	1	1
13	1	3	1	3	9	1	2
13	1	3	1	9	21	1	3
13	1	3	1	21	23	0	4
14	1	2	3	0	7	1	1
14	1	2	3	7	10	1	2
14	1	2	3	10	16	1	3
14	1	2	3	16	24	1	4
15	1	1	1	0	3	1	1
15	1	1	1	3	15	1	2
15	1	1	1	15	25	1	3
16	1	1	2	0	26	0	1
17	1	8	1	0	1	1	1
17	1	8	1	1	26	0	2
18	1	1	4	0	2	1	1
18	1	1	4	2	26	1	2
19	1	1	2	0	25	1	1
19	1	1	2	25	28	0	2
20	1	1	4	0	29	0	1

위 자료는 이벤트의 유무를 나타내는 status가 event 변수에 기록되어 있고 각 환자의 몇 번째 interval인지 나타내는 변수가 가장 마지막 열의 enum 변수에 기록되어 있다. 1~4번 환자는 재발사건의 기록이 하나이며 5번, 8번 환자는 2개의 재발사건이 기록되어 있다. 9, 11, 12번 환자는 3개, 13번과 14번 환자는 4개의 재발사건이 기록되어 있다. 각 환자별로 몇 개의 기록이 있는지 보려면 다음과 같이 한다.

```
table(data$id)
```

```
1 2 3 4 5 6 7 8 9 10 11 12 13 14 15 16 17 18 19 20
1 1 1 1 2 1 1 2 3 1  3  3  4  4  3  1  2  2  2  1
```

이 데이터의 공변량은 다음과 같다. rx는 치료로 1 = placebo(위약), 2 = thiotepa로 되어 있으며, number는 초기의 종괴 개수, size는 가장 큰 종괴의 크기(cm)이다.

3 계수과정모형과 방법

계수과정접근으로 하는 생존분석은 표준적인 콕스비례위험모형이므로 보통의 비례위험모형과 마찬가지로 비례위험 가정에 합당한지 평가해야 한다. 비례위험 가정에 합당하지 않은 경우 층화된 콕스모형을 사용하거나, 시간-의존 공변량이 있는 경우에는 확장된 콕스모형의 사용을 고려해보아야 한다. 재발사건을 다루지 않는 콕스모형과의 차이는 다음 표에 정리하였다.

재발사건 데이터	재발사건이 없는 데이터
1개 이상의 재발사건을 갖는 대상환자는 마지막 재발사건이 끝날 때까지 위험대상에서 제거되지 않는다.	실패나 중도절단된 대상환자는 위험대상에서 제외된다.
데이터의 각 행은 **같은** 환자의 자료라도 서로 **독립적인 것으로** 취급한다.	데이터의 각 행은 서로 **다른** 환자의 자료이므로 서로 **독립적이다.**

방광암 환자의 자료에서 공변량은 rx, number, size, 3개이므로 콕스비례위험모형의 위험함수는 다음과 같이 정의된다.

$$h(t,\boldsymbol{X}) = h_o(t)\exp(\beta_1 \boldsymbol{rx} + \beta_2 \boldsymbol{number} + \beta_3 \boldsymbol{size})$$

만일 공변량 간의 상호작용을 고려한다면 $rx \times number$ 또는 $rx \times size$ 상호작용항이 추가될 수도 있다. 이번 장에서는 설명에 도움이 되는 실례를 들기 위해 상호작용이 없는 모형을 다룬다.

다음 [표 10-6]은 앞의 자료에서 실패시간 순서에 따라 위험대상을 정리한 것이다.

[표 10-6] 실패시간에 따른 위험대상

Ordered failure time	# at risk	# failed	# Censored in $[t_f, t_{f+1})$	Subject ID's for outcomes in $[t_f, t_{f+1})$
t_f	n_f	m_f	q_f	id
1	20	1	1	1, 17
2	19	1	0	18
3	19	3	1	2, 12, 13, 15
5	18	1	0	8
6	18	1	0	5
7	18	1	1	3, 14
9	17	1	0	13
10	17	2	2	4, 5, 11, 14
12	15	1	1	6, 9
15	14	2	0	11, 15
16	14	3	3	7, 8, 9, 12, 14
21	11	1	0	13
23	11	1	3	10, 11, 12, 13
24	7	1	0	14
25	6	2	0	15, 19
26	5	1	4	16, 17, 18, 19, 20

[표 10-6]은 방광암 재발 자료 중 처음 20명의 환자들을 대상으로 정리한 것이므로 첫번째 행의 위험대상환자 $n_1 = 20$명이다. 첫 번째 달에 17번 환자가 재발하였고(failed) 1번 환자는 중도탈락(censored)하였다. 1번 환자는 이후 기록이 없으므로 두 번째 달의 위험대상환자에서 제외되었으나 17번 환자는 두 번째 재발사건의 기록이 있으므로 제외되지 않아 두 번째 달의 위험대상환자 $n_2 = 19$명이다.

또 다른 예로 [표 10-6]의 자료 중 2, 12, 13, 15번 환자에 초점을 맞추어 보면 다음의 [표 10-7]과 같다.

[표 10-7] [표10-6]의 자료 중 2 ,12 ,13 ,15번 환자에 초점을 맞춘 표

Ordered failure time	# at risk	# failed	# Censored in $[t_f, t_{f+1})$	Subject ID's for outcomes in $[t_f, t_{f+1})$
tf	nf	mf	qf	id
1	20	1	1	1, 17
2	19	1	0	18
3	19	3	1	2, 12, 13, 15
5	18	1	0	8
6	18	1	0	5
7	18	1	1	3, 14
9	17	1	0	13
10	17	2	2	4, 5, 11, 14
12	15	1	1	6, 9
15	14	2	0	11, 15
16	14	3	3	7, 8, 9, 12, 14
21	11	1	0	13
23	11	1	3	10, 11, 12, 13
24	7	1	0	14
25	6	2	0	15, 19
26	5	1	4	16, 17, 18, 19, 20

2, 12, 13, 15번 환자는 실패시간 $t_f = 3$에 모두 실패 또는 중도탈락을 기록하였다. 하지만 위험대상은 $t_f = 3$의 19명에서 $t_f = 5$의 18명으로 1명만 감소하였다. 2번 대상환자는 4개월째에 중도탈락하여 이후 대상환자에서 삭제되었으나 12, 13, 15번 환자들은 모두 $t_f = 3$ 이후에 재발사건을 경험하였으므로 위험대상에서 제거되지 않았다. 13번 대상환자는 [표 10-7]에 모두 4번 나타나며 3, 9, 21개월에 재발을 경험하였고 23개월째 중도절단되어 위험대상에서 제거되었다. 이 데이터에서는 나타나지 않지만 경우에 따라 추적기간 동안 단절(gap)이 있는 경우도 있다.

'Gaps' in follow-up time				
0	10	gap	25	50
	lost		re-enter	

어떤 대상환자가 10개월째에 추적에서 탈락되었다가 25개월째에 다시 위험대상에 합류하여 50개월까지 추적될 수도 있다. 이런 경우에는 10개월부터 25개월까지 단절이 있는 것이다.

이 모형에서 부분가능도함수(L)는 각각의 실패시간의 가능도의 곱으로 표현되며 [표 10-4]에는 모두 16개의 실패시간이 있으므로 다음과 같이 표현된다.

$$L = L_1 \times L_3 \times \cdots \times L_{16}$$

t_f(f번째 실패시간)의 부분가능도 L_f는 t_f까지 살아 있다는 조건하에 t_f에 실패할 확률로 조건부확률이다. 만일 j번째 실패시간에 1명의 대상에서 실패가 일어났다면 L_f는 다음과 같이 표현된다.

$$L_f = \frac{\exp(\beta_1 rx_f + \beta_2 number_f + \beta_3 size_f)}{\Sigma_{s\ in\ R(t_f)} \exp(\beta_1 rx_{s_f} + \beta_2 number_{s_f} + \beta_3 size_{s_f})}$$

위의 식에서 rx_f, $number_f$, $size_f$는 실패시간 t_f에서 실패한 대상의 예측변수의 값이다. s는 실패시간 t_f에서의 위험대상환자들이고, rx_{s_f}, $number_{s_f}$, $size_{s_f}$는 그 대상환자들의 예측변수 값이다. 예를 들어 [표 10-6]의 14번 대상환자의 데이터는 다음과 같다.

id	rx	number	size	start	stop	event	enum
14	1	2	3	0	7	1	1
14	1	2	3	7	10	1	2
14	1	2	3	10	16	1	3
14	1	2	3	16	24	1	4

이 대상환자는 모두 4번의 재발사건을 경험하였다. 그중 4번째인 24개월째를 보면 [표 10-7]에서 14번째 실패시간인 24개월째에 위험대상환자 $R(t_{14}=24)$는 모두 7명으로 subject $s_{14}=\{14, 15, 16, 17, 18, 19, 20\}$이고, 이때의 가능도 L_{14}는 다음과 같다.

$$L_{14}=\frac{\exp(\beta_1(1)+\beta_2(2)+\beta_3(3))}{\Sigma_{s\ in\ R(t_{14})}\exp(\beta_1 rx_{s_{14}}+\beta_2 number_{s_{14}}+\beta_3 size_{s_{14}})}$$

위 식에서 분자에는 14번째 대상환자의 예측변수 값인 rx = 1, number = 2, size = 3을 넣었으며 분모에는 모두 대상환자들 7명의 예측변수 값이 들어가게 된다. 전체 부분가능도 L은 [표 10-4]와 같이 알맞은 형식으로 데이터를 넣으면 통계 프로그램에서 계산해준다.

4 로버스트 추정

방광암 데이터 중 13번째 환자의 데이터를 보면 재발사건과 중도절단 자료가 각각 한 행씩 정리된다.

Id	Rx	number	size	start	stop	event	enum
13	1	3	1	0	3	1	1
13	1	3	1	3	9	1	2
13	1	3	1	9	21	1	3
13	1	3	1	21	23	0	4

13번째 환자의 4행 자료들은 한 환자에게 기록된 자료지만 콕스모형에서 분석할 때는 모두 독립된 사건으로 취급한다. 하지만 같은 환자에게서 나온 재발사건 자료들은 서로 연관되어 있으므로 분석할 때 이런 점을 고려해야 한다. 같은 대상환자에게서 나온 연관성 높은 자료들을 보정하기 위해 사용되는 방법이 로버스트 추정(robust estimation), 또는 경험적 추정이라고 알려진 방법이다. 이 방법은 적합된 모형의 회귀계수의 추정분산을 보정하는 데 사용된다. 여

기서 주의할 점은 모형의 회귀계수는 보정하지 않으며 추정된 분산만을 보정한다는 점이다. 이와 같은 로버스트 추정을 사용함으로써 같은 환자로부터 나온 연관 데이터로 만든 모형의 가설 검정과 신뢰구간 추정이 가능해진다. 재발사건의 회귀계수 분산을 로버스트 방식으로 추정하려면 적합된 콕스모형의 최대가능도 추정으로 얻은 분산과 공분산의 정보행렬의 행렬식에서 구한다.

$$\hat{R}(\hat{\beta}) = \widehat{Var}(\hat{\beta})[\hat{R}_s'\hat{R}_s]\widehat{Var}(\hat{\beta})$$

여기서 $\widehat{Var}(\hat{\beta})$는 정보행렬이고 $\hat{R}_s$는 스코어잔차의 행렬이다. 위 식으로 얻어진 로버스트 추정은 계수과정접근뿐 아니라 층화된 콕스모형 방법에도 적용된다.

5 계수과정접근법의 결과

방광암 자료를 계수과정접근법으로 분석하려면 다음과 같이 할 수 있다. 먼저 [표 10-5]와 같이 계수과정접근을 위한 형태로 수집된 자료를 coxph( ) 함수를 통해 콕스모형에 적합시킨다.

```
library(survival)
fit <- coxph(Surv(start, stop, event) ~ rx + number + size,data = bladder2)
summary(fit)

Call:
coxph(formula = Surv(start, stop, event) ~ rx + number + size,
  data = bladder2)

 n= 178, number of events= 112

            coef  exp(coef)  se(coef)      z   Pr(>|z|)
rx      -0.46469    0.62833   0.19973 -2.327   0.019989 *
number   0.17496    1.19120   0.04707  3.717   0.000202 ***
size    -0.04366    0.95728   0.06905 -0.632   0.527196
---
Signif. codes: 0 '***' 0.001 '**' 0.01 '*' 0.05 '.' 0.1 ' ' 1
```

```
        exp(coef) exp(-coef) lower .95 upper .95
rx         0.6283     1.5915    0.4248    0.9294
number     1.1912     0.8395    1.0862    1.3063
size       0.9573     1.0446    0.8361    1.0960

Concordance= 0.634  (se = 0.032 )
Likelihood ratio test = 17.52  on 3 df,   p=6e-04
Wald test            = 19.11  on 3 df,   p=3e-04
Score (logrank) test = 19.52  on 3 df,   p=2e-04
```

위의 R 코드에서는 한 대상환자에서 여러 번 기록된 재발사건의 연관성을 보정하기 위한 로버스트 추정을 하지 않는다. 로버스트 추정을 위해서는 예측변수에 cluster(id)를 추가해야 한다.

```
fit1 <- coxph(Surv(start, stop, event) ~ rx + number + size+ cluster(id), data =bladder2)
summary(fit1)
```

```
Call:
coxph(formula = Surv(start, stop, event) ~ rx + number + size,
  data = bladder2, cluster = id)

 n= 178, number of events= 112

           coef exp(coef) se(coef) robust se      z Pr(>|z|)
rx     -0.46469   0.62833  0.19973   0.26556 -1.750  0.08015 .
number  0.17496   1.19120  0.04707   0.06304  2.775  0.00551 **
size   -0.04366   0.95728  0.06905   0.07762 -0.563  0.57376
---
Signif. codes:  0 '***' 0.001 '**' 0.01 '*' 0.05 '.' 0.1 ' ' 1

        exp(coef) exp(-coef) lower .95 upper .95
rx         0.6283     1.5915    0.3734     1.057
number     1.1912     0.8395    1.0527     1.348
size       0.9573     1.0446    0.8222     1.115
```

```
Concordance= 0.634  (se = 0.032 )
Likelihood ratio test = 17.52  on 3 df,   p=6e-04
Wald test             = 11.54  on 3 df,   p=0.009
Score (logrank) test  = 19.52  on 3 df,   p=2e-04,   Robust = 11.27  p=0.01

 (Note: the likelihood ratio and score tests assume independence of
  observations within a cluster, the Wald and robust score tests do not).
```

cluster(id)를 추가하지 않았을 때와 비교해보면 R의 출력결과에서 robust se가 추가되었음을 알 수 있다. rx에 대한 회귀계수는 −0.46469이고 표준오차는 0.19973이지만 로버스트 표준오차는 0.26556이다. Wald 검정을 위한 z 통계량은 회귀계수를 로버스트 표준오차로 나누어 얻는다.

```
-0.46469/0.26556
```

```
[1] -1.749849
```

이 통계량을 표준정규분포표에서 찾아보면 p값을 알 수 있다.

```
library(interpretCI)
show_z_table(z=-1.749849)
```

z	−3.090	−2.576	−2.326	−1.960	−1.750	−1.645	−1.282	−0.674	−0.253
p	0.002	0.010	0.020	0.050	0.080	0.100	0.200	0.500	0.800

또는 표준정규분포 곡선에서 z 통계량보다 극단적인 값을 갖는 곡선 아래 면적을 구하면 p값이 된다. 양측검정이므로 p값은 0.08이 된다.

```
draw_n(z=-1.749849)
```

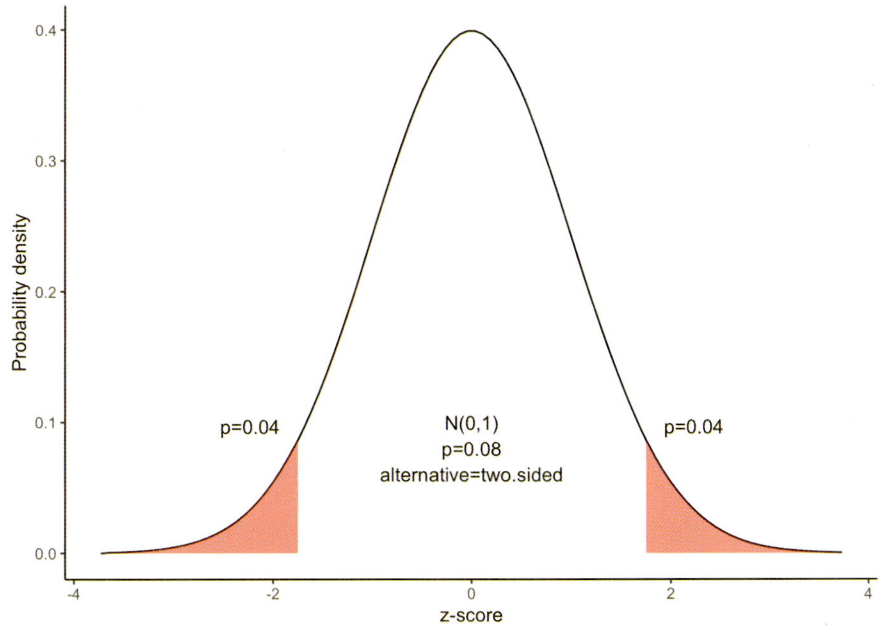

R의 pnorm 함수를 쓰면 정확한 값을 알 수 있다. z값의 절대값을 취하고, z값보다 더 극단적인 값이므로 -부호를 붙인 다음, 양측검정이므로 2를 곱해주어야 한다.

```
pnorm(-abs(-1.749849))*2
```

```
[1] 0.08014437
```

예측변수 rx에 대한 위험비(hazard ratio)는 회귀계수로부터 구한다. 즉 위약군에 대한 thiotepa 치료군의 위험비는 $HR = \exp(-0.46469) = 0.62833$로 38%의 위험을 감소시켰다. 95% 신뢰구간은 $\exp(-0.46469 \pm 1.96(0.26556)) = (0.373, 1.057)$이다.

```
exp(-0.46469 +c(-1,1)*1.96*0.26556)
```

```
[1] 0.3733692 1.0573942
```

autoReg 패키지의 gaze 함수를 사용하면 위 결과를 보기 좋게 표로 정리해준다.

```
library(autoReg)
gaze(fit1) %>% myft()
```

	coef	se(coef)	robust se	z	Pr(>|z|)	HR	lower	upper
rx	−0.465	0.200	0.266	<−1.751	0.080	0.628	0.373	1.057
number	0.175	0.047	0.063	2.775	0.006	1.191	1.053	1.348
size	−0.044	0.069	0.078	<−0.563	0.574	0.957	0.822	1.115

n=178, events=112, Likelihood ratio test=17.52 on 3 df (p< .001)

다음 그림은 설명변수 rx에 따른 보정된 생존곡선을 그린 것이다.

```
adjustedPlot(fit1,xnames="rx")
```

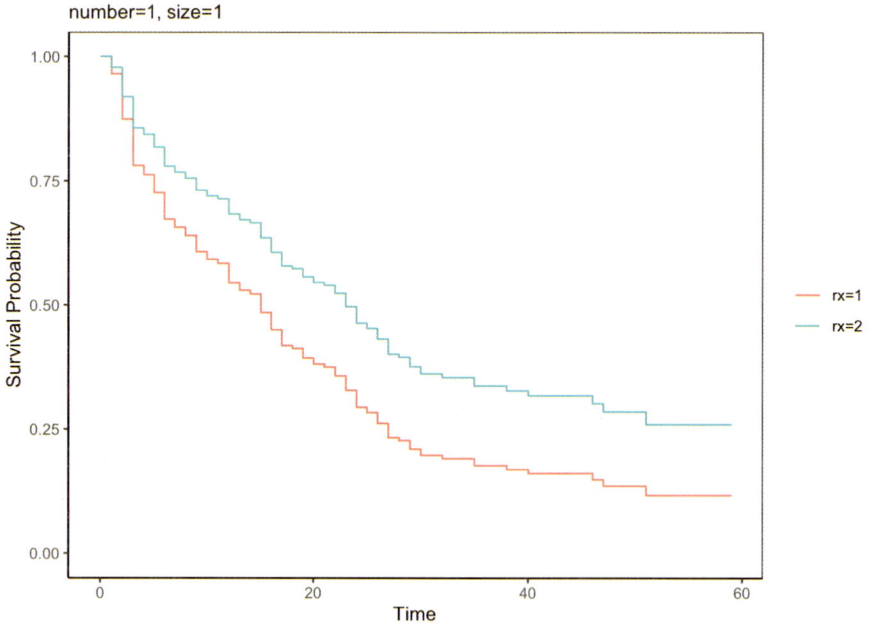

6 층화된 콕스모형 접근

앞 절에서 설명했던 계수과정(CP)접근과는 달리 층화된 콕스모형(stratified Cox, SC)에서는 재발사건이 일어난 순서를 구분한다. SC 방법에는 3가지가 있다. 층화된 계수과정(stratified counting process), 소요시간(gap time), 주변(marginal) 방법이다. 세 방법 모두 재발사건의 발생 순서(interval number)를 범주형변수로 바꾸어 층화변수(strata variable)로 사용한다.

6-1 자료의 형식

층화된 계수과정과 소요시간방법은 모두 재발사건 사이의 생존시간에 초점을 맞춘다. 하지만 층화된 계수과정에서는 연구에 등록된 시간부터 두 재발사건 사이의 실제 시간을 사용하는 반면, 소요시간방법에서는 먼저 있었던 시간을 0으로 바꾸어 두 재발사건 사이의 시간 간격을 사용한다. 주변방법은 앞의 두 방법과는 달리 연구등록 시점부터 재발사건까지의 전체 시간을 사용하기 때문에 각각의 재발사건을 서로 다른 유형의 사건으로 다룬다고 볼 수 있다. [표 10-8]은 9번 대상환자의 자료를 층화된 계수과정으로 분석하기 위한 자료로, 시간이 start-stop 형식으로 되어 있으며 지금까지 사용한 자료와 동일하다. 이와 같은 형식의 데이터를 Anderson과 Gill(Anderson & Gill, 1982)이 사용하여 AG 형식의 데이터라고도 한다.

[표 10-8] Stratified CP for Subject 9

id	rx	number	size	start	stop	event	enum
9	1	1	1	0	12	1	1
9	1	1	1	12	16	1	2
9	1	1	1	16	18	0	3

소요시간방법으로 분석하기 위한 자료는 start-stop 형식은 같지만, start는 언제나 0이며 stop은 바로 전 사건부터 현재 사건까지의 소요시간을 사용한다. [표 10-9]에서는 bladder2 자료를 소요시간 형식으로 분석하기 위해 bladder3이라는 이름으로 다시 데이터를 정리하였다.

```
bladder3=bladder2
bladder3$stop=bladder3$stop-bladder3$start
bladder3$start=0
autonum <- run_autonum(seq_id = "tab", bkm = "Table10-9", bkm_all = TRUE)
bladder3[bladder3$id==9,] %>%flextable() %>%
 set_caption(caption="Gap time for Subject 9",autonum=autonum)
```

[표 10-9] Gap time for Subject 9

id	rx	number	size	start	stop	event	enum
9	1	1	1	0	12	1	1
9	1	1	1	0	4	1	2
9	1	1	1	0	2	0	3

주변방법을 사용하기 위한 데이터는 재발사건이 아닌 보통의 자료처럼 start 시간은 없고 이벤트가 발생한 시간만 기록된다. survival 패키지의 bladder 데이터는 이와 같은 형식으로 만들어져 있다. 또 하나 특기할 만한 사실은 주변방법에 사용되는 데이터는 재발사건의 횟수와 관계없이 각 환자에 대하여 모두 같은 행의 자료를 가진다는 점이다. 다시 말해 데이터 중 가장 많은 재발사건을 갖는 대상환자의 재발사건 횟수가 4라면 모든 환자의 데이터는 환자당 4줄로 기록하여야 한다.

```
autonum <- run_autonum(seq_id = "tab", bkm = "Table10-10", bkm_all = TRUE)
bladder[bladder$id==9,] %>%flextable() %>%
 set_caption(caption="Marginal approach for Subject 9",autonum=autonum)
```

[표 10-10] Marginal approach for Subject 9

id	rx	number	size	stop	event	enum
9	1	1	1	12	1	1
9	1	1	1	16	1	2
9	1	1	1	18	0	3
9	1	1	1	18	0	4

따라서 대상환자의 재발사건이 1회든 4회든 간에 모두 4줄로 기록한다. 예를 들어 1번 대상환자는 한 번의 사건만 있었으나 마찬가지로 4줄로 기록된다. 이와 같은 형식의 데이터를 Wei, Lin, Weissfeld 등(Wei et al., 1989)이 사용하여 WLW 형식의 데이터라고도 한다.

id	rx	number	size	stop	event	enum
1	1	1	3	1	0	1
1	1	1	3	1	0	2
1	1	1	3	1	0	3
1	1	1	3	1	0	4

참고로 저자가 만든 howto 패키지에 있는 AG2WLW( ) 함수를 사용하면 AG 형식의 데이터를 WLW 형식의 데이터로 바꾸어준다. identical( ) 함수는 두 대상이 완전히 같을 때 TRUE 값을 반환한다.

```
library(howto)
data(cancer,package="survival")
result=AG2WLW(bladder2,status="event",interval="enum")
identical(result,bladder)
```

```
[1] TRUE
```

WLW2AG( ) 함수는 WLW 형식의 데이터를 AG 형식의 데이터로 바꾸어준다.

```
data(cancer,package="survival")
result=WLW2AG(bladder,status="event",interval="enum")
identical(result,bladder2)
```

```
[1] TRUE
```

6-2 위험대상의 결정

3가지 SC 방법은 각각 위험대상을 결정하는 방법이 완전히 다르다. 먼저 소요시간방법에서는 첫 번째 사건의 발생시간이 두 번째 혹은 그 이후의 사건 발생 시의 위험대상을 결정하는 데 아무런 영향을 미치지 않는다. 이는 각 이벤트가 발생하면 다시 시간이 0으로 되돌아가기 때문이다. 반면 층화된 CP 방법에서는 첫 번째 사건의 발생시간이 다음 사건 발생 시 위험대상 구성에 영향을 미친다. 주변방법에서는 k번째 사건의 위험대상은 연구 등록부터의 시간에 따라 결정된다.

위험대상의 결정방법을 이해하기 위해 연구대상이 3명인 가상의 데이터를 예로 들어보자. 민수는 치료약을 투여받았고(tx = 1) 현수와 철수는 위약을 투여받았다(tx = 0). 3명은 모두 다른 시간에 재발사건이 있었다. 민수와 현수는 재발사건이 2번 있었고 철수는 3번의 재발사건을 경험하였다.

id	status	stratum	start	stop	tx
민수	1	1	0	100	1
민수	1	2	100	105	1
현수	1	1	0	30	0
현수	1	2	30	50	0
철수	1	1	0	20	0
철수	1	2	20	60	0
철수	1	3	60	85	0

다음 표는 위의 데이터에서 층화된 CP 접근을 하였을 때 시간에 따라 계층 1과 계층 2에서 위험대상이 어떻게 변하는지 요약한 것이다. 계층 2에서 t = 20 이전에는 위험대상이 없다가 t = 20에 철수가 첫 번째 사건을 경험했으므로 그 후 두 번째 사건의 위험대상이 된다. 현수는 t = 30에 두 번째 사건의 위험대상이 된다. t = 50에 두 번째 사건의 위험대상은 2명이다. 민수는 첫 번째 사건이 t = 100에 일어났으므로 그전에는 두 번째 사건의 위험대상이 아니다. 50일째 현수는 두 번째 사건을 경험하였으므로 t = 60에 두 번째 사건의 위험대상은 철수 하나이다. 105일째 위험대상은 민수 하나이다.

Stratified CP

Stratum 1			Stratum 2		
t_f	n_f	$R(t_f)$	t_f	n_f	$R(t_f)$
0	3	민수,현수,철수	20	1	철수
20	3	민수,현수,철수	30	2	현수,철수
30	2	민수,현수	50	2	현수,철수
100	1	민수	60	1	철수
			105	1	민수

다음 표는 소요시간방법을 적용했을 때의 위험대상이다. 계층 1은 층화된 CP 방법일 때와 동일하다. 계층 2에서 t = 0일 때와 t = 5일 때 3명 모두 위험대상이며, 민수가 첫 번째 사건이 생긴 후 5일째 다시 사건을 경험하여 이후 위험대상에서 빠지게 된다. t = 40 이전에 민수와 현수가 두 번째 재발을 경험하였으므로 t = 40일 때 위험대상은 철수 하나이다.

Gap Time

Stratum 1			Stratum 2		
t_f	n_f	$R(t_f)$	t_f	n_f	$R(t_f)$
0	3	민수,현수,철수	0	3	민수,현수,철수
20	3	민수,현수,철수	5	3	민수,현수,철수
30	2	민수,현수	20	2	현수,철수
100	1	민수	40	1	철수

주변방법에서도 계층 1은 다른 방법과 동일하다. 계층 2에서 t = 0일 때와 t = 50일 때 3명 모두 위험대상이다. 50일째 현수가 재발사건을 경험하여 위험대상에서 빠지게 되고, t = 60에서 철수가 두 번째 사건을 경험하기 때문에 t = 105에서 위험대상은 민수 하나이다. 이 데이터에서 철수가 3번의 사건을 경험하므로 민수와 현수는 2번의 사건밖에 없지만 계층 3의 t = 0에서 3명 모두 위험대상이 된다. 현수는 t = 50에서 중도절단되므로 위험대상에서 빠지며 t = 85에서 철수가 세 번째 사건을 경험하여 위험대상에서 빠지게 된다. 민수의 추적기간은 t = 105이므로 t = 85에서 위험대상으로 남아 있게 된다.

Marginal

Stratum 1			Stratum 2			Stratum 3		
t_f	n_f	$R(t_f)$	t_f	n_f	$R(t_f)$	t_f	n_f	$R(t_f)$
0	3	민수,현수,철수	0	3	민수,현수,철수	0	3	민수,현수,철수
20	3	민수,현수,철수	50	3	민수,현수,철수	85	2	민수,철수
30	2	민수,현수	60	2	민수,철수			
100	1	민수	105	1	민수			

주변방법에서는 각 실패를 별개의 과정으로 생각한다. 따라서 주변방법을 사용할 때 연구자는 실패의 순서뿐 아니라 각 계층의 실패를 다른 타입의 실패로 간주할 수 있다.

7 R을 이용한 층화된 콕스 분석

7-1 층화된 CP 분석

층화된 CP 분석을 위해서는 coxph( ) 함수를 사용할 때 strata(enum)을 추가한다.

```
fit2 <- coxph(Surv(start, stop, event) ~ rx + number + size + cluster(id)+strata(enum),
              data = bladder2)
summary(fit2)
```

```
Call:
coxph(formula = Surv(start, stop, event) ~ rx + number + size +
  strata(enum), data = bladder2, cluster = id)

 n= 178, number of events= 112

            coef  exp(coef)  se(coef)  robust se       z  Pr(>|z|)
rx     -0.333489   0.716420  0.216168   0.204787  -1.628    0.1034
number  0.119617   1.127065  0.053338   0.051387   2.328    0.0199 *
size   -0.008495   0.991541  0.072762   0.061635  -0.138    0.8904
---
```

```
Signif. codes: 0 '***' 0.001 '**' 0.01 '*' 0.05 '.' 0.1 ' ' 1

        exp(coef)  exp(-coef)  lower .95  upper .95
rx         0.7164      1.3958     0.4796      1.070
number     1.1271      0.8873     1.0191      1.246
size       0.9915      1.0085     0.8787      1.119

Concordance= 0.616  (se = 0.032 )
Likelihood ratio test = 6.51  on 3 df,  p=0.09
Wald test             = 7.26  on 3 df,  p=0.06
Score (logrank) test  = 6.91  on 3 df,  p=0.07,  Robust = 8.83  p=0.03

 (Note: the likelihood ratio and score tests assume independence of
  observations within a cluster, the Wald and robust score tests do not).
```

이 모형을 계층에 따라 생존곡선을 그려보면 다음과 같다.

```
adjustedPlot(fit2,xnames="enum")
```

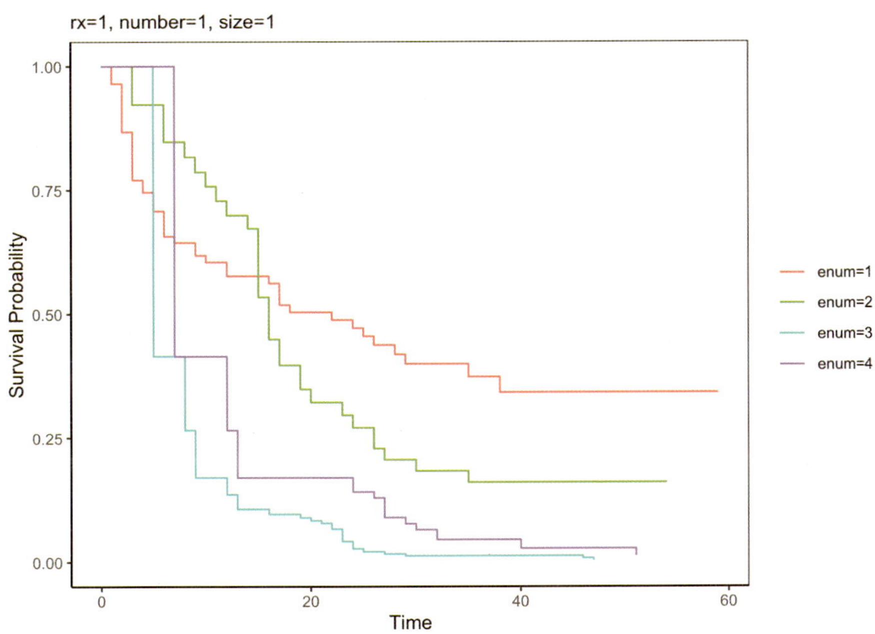

7-2 소요시간방법에 의한 분석

소요시간방법에 의한 분석은 start를 0으로, stop을 소요시간으로 정리한 baldder3 데이터를 사용한다.

```
fit3 <- coxph(Surv(start, stop, event) ~ rx + number + size +
              cluster(id) + strata(enum),data = bladder3)
fit3
```

```
Call:
coxph(formula = Surv(start, stop, event) ~ rx + number + size +
  strata(enum), data = bladder3, cluster = id)

            coef  exp(coef)  se(coef)  robust se      z        p
rx     -0.279005   0.756536  0.207348   0.215624 -1.294  0.19569
number  0.158046   1.171220  0.051942   0.050940  3.103  0.00192
size    0.007415   1.007443  0.070023   0.064333  0.115  0.90824

Likelihood ratio test=9.33 on 3 df, p=0.02517
n= 178, number of events= 112
```

7-3 주변방법에 의한 분석

주변방법에 의한 분석은 WLW 형식으로 정리된 bladder 데이터를 사용한다.

```
fit4=coxph(Surv(stop, event) ~ rx + number + size + cluster(id)+strata(enum),
           data = bladder)
fit4
```

```
Call:
coxph(formula = Surv(stop, event) ~ rx + number + size + strata(enum),
   data = bladder, cluster = id)

           coef  exp(coef)  se(coef)  robust se      z       p
rx     -0.58479    0.55722   0.20105    0.30795 -1.899  0.0576
number  0.21029    1.23404   0.04675    0.06664  3.156  0.0016
size   -0.05162    0.94969   0.06973    0.09459 -0.546  0.5853
```

```
Likelihood ratio test=25.26  on 3 df, p=1.362e-05
n= 340, number of events= 112
```

8 4가지 방법에 의한 분석 정리

다음 표는 지금까지 살펴본 4가지 모형의 위험비를 정리한 표이다.

```
result=autoReg(fit1)
names(result)[5]="HR(Counting Process)"
final<-result %>%
 addFitSummary(fit2,statsname="HR(Stratified CP)") %>%
 addFitSummary(fit3,statsname="HR(Gap Time)") %>%
 addFitSummary(fit4,statsname="HR(Marginal)")
final %>% myft()
```

Dependent: Surv(start, stop, event)		all	HR(Counting Process)	HR(Stratified CP)	HR(Gap Time)	HR(Marginal)
rx	Mean ± SD	1.4 ± 0.5	0.63 (0.37-1.06, p=.080)	0.72 (0.48-1.07, p=.103)	0.76 (0.50-1.15, p=.196)	0.56 (0.30-1.02, p=.058)
number	Mean ± SD	2.3 ± 1.8	1.19 (1.05-1.35, p=.006)	1.13 (1.02-1.25, p=.020)	1.17 (1.06-1.29, p=.002)	1.23 (1.08-1.41, p=.002)
size	Mean ± SD	2.0 ± 1.4	0.96 (0.82-1.11, p=.574)	0.99 (0.88-1.12, p=.890)	1.01 (0.89-1.14, p=.908)	0.95 (0.79-1.14, p=.585)

n=178, events=112, Likelihood ratio test=17.52 on 3 df(p< .001)
cluster=id

앞서 4가지 모형 중 예측변수 rx에 대한 회귀계수 및 표준오차, p값을 정리하면 다음 [표 10-11]과 같다.

[표 10-11] 예측변수 rx에 대한 추정된 회귀계수와 표준오차, p값 정리

Model	coef	SE(NR)	SE(R)	p(NR)	p(R)
Counting Process	−0.465	0.200	0.266	0.020	0.080
Stratified CP	−0.333	0.216	0.205	0.123	0.103
Gap time	−0.279	0.207	0.216	0.178	0.196
Marginal	−0.585	0.201	0.308	0.004	0.058

SE=standard error, NR=Nonrobust, R=Robust

[표 10-11]에서 p(NR) 값은 SE(NR)로부터 구한 값이고 p(R)은 로버스트 SE로부터 구한 값이다. 로버스트 방식에 의해 구한 통계량과 비로버스트 방식에 의한 통계량 사이에서는 로버스트 방식에 의한 통계량이 항상 높거나 혹은 항상 낮은 패턴은 보이지 않는다.

그렇다면 4가지 방식의 분석방법 중 어느 것이 가장 좋은 방법일까? 한마디로 말하자면 그때그때 다르다. 연구자가 각 대상환자에서 일어난 재발사건을 구별하기 원하지 않는 경우에는 계수과정접근법이 가장 적절한 방법이 될 것이다. 하지만 연구자가 재발사건이 일어난 순서에 따라 치료효과를 구별하고자 할 경우 층화된 콕스방법 3가지 중 하나를 선택해야 할 것이다. 층화된 계수과정(stratified CP) 방법은 연구의 목적이 연구에 등록된 시간으로부터 각 재발사건까지의 시간인 경우 선호된다. 소요시간방법은 연구에 등록된 시간부터 재발사건까지의 시간이 아닌, 바로 전 재발사건으로부터 그다음 재발사건까지의 시간(0부터 다시 시작)에 관심이 있는 경우 선호된다. 마지막으로 주변방법은 각 재발사건의 계층을 서로 다른 질환의 상태라고 판단할 때 권장되는 방법이다. 층화된 계수과정 방법과 주변방법의 차이는 매우 미묘한데 각 계층이 확실하게 다른 양상의 재발사건이라고 할 수 없는 경우 층화된 계수과정 방법을 선호하며, 각 계층이 확실히 다른 양상의 사건이라고 할 수 있는 경우 주변방법을 권장한다.

전체적으로 보았을 때 방광암의 재발사건을 분석하는 데에는 계수과정 방법이 용인할 수 있는 방법이라고 생각되며, 만일 층화된 콕스방법 3가지 중 하나를 택하고자 한다면 재발사건의 순서에 따른 계층이 명백히 서로 다른 과정이라고 할 수 없으므로 층화된 계수과정을 선택하는 것이 바람직하다. 다음 표는 2가지 방법의 통계량을 정리한 표로 비슷한 결과를 보여준

다. 방광암에서 위약과 비교하였을 때 thiotepa의 위험비는 통계적으로 유의하지 않으며 95% 신뢰구간이 상당히 넓으므로 추정이 정밀하지 못함을 시사한다.

	Counting Process	Stratified CP
Coef	0.266	0.205
SE(robust)	−1.750	−1.628
p−value	0.080	0.103
HR	0.628	0.716
95% CI	0.373−1.057	0.480−1.070

결론적으로 방광암의 재발사건 생존분석 결과 thiotepa가 효과적이라는 강한 증거는 없다고 할 수 있다.

11장

경쟁위험 생존분석

10장에서 다루었던 재발사건 생존분석은 대상환자들이 한 종류의 사건을 한 번 이상 경험할 수 있는 생존데이터를 다루었지만 이번 장에서는 각 대상환자가 추적기간 중 여러 종류의 사건(이벤트) 중 하나만 경험할 수 있는 생존데이터를 다룬다. 여러 종류의 사건 중 하나만 경험할 수 있는 경우 이들 사건의 발생확률을 경쟁위험이라고 부른다. 이 장에서는 경쟁위험 생존분석(competing risks survival analysis)에 대해 알아볼 것이다.

경쟁위험 생존데이터는 콕스모형에 적합시킬 수도 있고, 모수적 생존모형에 적합시킬 수도 있으며, 생존이 아닌 누적발생률을 사용하는 모형에 적합시킬 수도 있다. 경쟁위험 데이터를 다룰 때 전형적인 방법은 원인별(cause-specific) 접근법이라고도 하는데, 각 이벤트 종류별로 생존분석을 하되 다른 종류의 이벤트는 중도절단된 것으로 처리하는 방법으로 크게 2가지 문제가 있다. 첫째, 경쟁위험들이 서로 독립적이라는 가정이 필요하다. 둘째, 각 이벤트 종류별로 적합된 콕스모형의 Kaplan-Meier 생존곡선은 경쟁위험이 있을 경우 해석하는 데 문제가 있다. 각 경쟁위험이 서로 독립적이라는 가정이 맞지 않는 경우 경쟁위험을 동시에 분석할 수 있는 직접적인 방법은 없다. 유일한 간접적 방법은 민감도분석을 수행하는 것인데 경쟁위험 사건들을 모두 이벤트가 없는 것으로 처리하거나 전부 우리가 관심 있는 이벤트를 경험한 것으로 처리하는 방법이다. 11장 5절에서 민감도분석에 대해 다룰 것이다. 누적위험모형에서 KM 생존곡선의 일차적인 대안은 누적발생률함수(cumulative incidence function, CIF)로 이벤트의 주변확률(marginal probability)을 추정하는 곡선이다. CIF는 KM 생존율과는 달리 승법극한(product-limit) 추정량이 아니다. 경쟁위험의 독립성 가정이 필요하기는 하지만 경쟁위험의 독립성 여부와는 관계없이 생존곡선에 대한 의미 있는 해석을 가능하게 해준다. CIF의 변형으로 조건부확률함수(conditional probability function, CPF)는 시간 t에서 다른 경쟁위험을 경험하지 않은 대상에서 위험의 조건부확률을 제공해준다.

1 경쟁위험의 예

경쟁위험은 한 대상환자에서 한 가지 이상의 이벤트(실패)가 발생할 수 있지만 그중 하나의 이벤트만 일어날 때 발생한다. 예를 들어 다음과 같다.

- 어떤 환자는 폐암으로 사망하거나 심혈관질환(예를 들어, 뇌졸중)으로 사망할 수 있으나 두 가지 사망이 동시에 일어날 수 는 없다.
- 진행암 환자가 수술 후 병원감염으로 사망하거나 병원감염이 일어나기 전 수술로 인해 사망할 수 있다.
- 참전한 군인은 전투로 사망할 수도 있으나 사고(교통사고 등)로 사망할 수도 있다.
- 비전이성 골육종 환자에서 화학요법 및 수술 후 추적 관찰 중 국소재발이나 폐전이 또는 다른 장기에 전이를 일으킬 수 있다.

앞서의 몇 가지 예를 보면 관심 있는 사건(이벤트)의 종류는 다르지만 한 환자에서는 하나의 이벤트만 일어날 수 있다. 그러나 사망사건이 아닌 경우에는 추적기간 중 이벤트가 여러 번 발생할 수도 있다. 이러한 경쟁위험의 재발사건에 대한 분석은 여기서는 다루지 않는다.

경쟁위험모형분석의 목적은 관련 있는 예측변수들과 가능한 몇 가지 경쟁위험의 발생률 또는 생존율의 관계를 평가하는 것이다. 또한 관련 있는 예측변수들의 영향을 통제하고 경쟁위험들의 위험비를 비교할 수도 있다.

첫 번째 예로 든 폐암과 뇌졸중의 경쟁위험 연구에서는 뇌졸중으로 인한 사망가능성을 열어놓은 채 어떤 물질에 노출된 환자의 폐암으로 인한 사망률과 노출되지 않은 환자의 폐암으로 인한 사망률이 차이가 있는지 연구할 수 있다. 또는, 다른 예측변수들의 영향을 통제한 상태에서 폐암으로 인한 사망률과 뇌졸중으로 인한 사망률을 비교할 수도 있다.

두 번째 예에서는 수술 후 사망과 병원내감염이 경쟁위험이다. 감염관리에 관심이 있는 연구자에게는 원내감염이 주된 관심사일 것이다. 하지만 수술 후 사망은 원내감염으로 인한 사망의 경쟁위험이 된다.

세 번째 예에서 경쟁위험은 전투로 인한 사망과 사고로 인한 사망이다. 연구의 주된 관심사는 노출된 군과 노출되지 않은 군의 전투로 인한 사망의 위험비일 것이다. 하지만 부대 전체가 시간 t에 헬리콥터를 타고 전투지역으로 이동 중 사고로 모두 사망했다고 하자. 시간 t까지 전투로 인한 사망은 없었으므로 실제 전투가 일어나지 않았지만 전투로 죽지 않을 생존 가능성은 1이다. 하지만 연구자가 관심 있는 결과를 전투 혹은 사고로 인한 사망으로 할 경우 시간 t 이후 이벤트 없는 생존확률(event-free survival rate)은 0이 된다. 또한 시간 t에서의 KM 생존확률($S_{KM}(T_{Combat} > t)$)은 위험대상이 없으므로 구할 수 없다. 이처럼 경쟁위험이 있는 모형에서 생존곡선의 해석은 어려울 수 있다.

네 번째 예에서 경쟁위험은 국소재발, 폐전이, 다른 장기 전이로 3가지이다. 이 연구에서 연구자는 각 실패의 위험비를 추정하거나 폐전이의 실패율을 국소재발이나 다른 장기 전이의 실패율과 비교하고자 할 수 있다. 3가지 실패 유형은 모두 사망사건이 아니므로 재발하여 일어날 수 있다. 하지만 첫 번째 발생한 사건만을 목표로 한다면 경쟁위험모형을 적용할 수 있다.

2 Byar 데이터

이번 장에서는 경쟁위험 생존분석의 예로 Byar 등(Byar et al., 1980)의 무작위 임상연구 데이터를 사용한다. 이 데이터는 https://hbiostat.org/data 페이지를 통해 다운로드하였으며 Kleinbaum과 Klein의 책(Kleinbaum & Klein, 2012)에 기술된 대로 몇 개의 범주형 변수를 추가하고 사용자 편의를 위해 howto 패키지에 포함시켰다. 이 데이터는 3기(전립선 밖으로 국소확장) 또는 4기(타장기 전이 또는 acid phosphatase 효소의 상승)의 전립선암 환자를 대상으로 위약 또는 3가지 용량의 에스트로젠(diethylstilbesterol)을 사용한 무작위 임상시험 데이터이다. 이 데이터에서 status2 변수는 생존의 경우 0, 전립선암으로 인한 사망은 1, 심혈관질환으로 인한 사망은 2, 기타 원인으로 인한 사망은 3으로 기록되어 있다. 주요 위험인자는 나이, 몸무게, 수행상태, 심혈관질환의 과거력, 혈중 헤모글로빈 농도, 원발성 종괴의 크기, 병기와 조직학적 지표 등이며 경쟁위험이 있는 상태에서 이들 위험인자의 영향을 보정한 후 치료의 효과를 평가하는 것이 일차적인 목표이다. 임상적인 관점에서 전립선암으로 인한 사망과 심혈관질환으로 인한 사망, 기타 원인에 의한 사망은 서로 독립적이라고 간주할 수 있다. 독립성 가정에 대해서는 11장 4절에서 다룰 것이다.

3 각각의 경쟁위험을 분리된 모형에 적합시키는 방법

경쟁위험 데이터에 대한 전형적인 접근방법은 각각의 경쟁위험(실패 또는 이벤트)을 분리하여 각각의 콕스모형에 적합시키는 방법이다. 이때 다른 경쟁위험들은 중도절단된 것으로 간주한다. 만일 한 가지 실패 유형만이 일차적 관심사라면 다른 경쟁위험들은 중도절단된 것으로 처리하고 그 실패 유형에 대한 위험비를 추정한다. 이 방법을 수학적으로 기술하기 위해 원인별

(cause-specific) 위험함수를 다음과 같이 정의한다.

$$h_c(t) = \lim_{\Delta t \to 0} \frac{P(t \le T_c < t + \Delta t \mid T_c \ge t)}{\Delta t}$$

이때 T_c는 이벤트 c의 time-to-failure이고 c는 경쟁위험의 개수만큼 1, 2, ⋯, C까지 있게 된다. 따라서 $h_c(t)$는 시간 t까지 이벤트 c가 일어나지 않았다는 조건하에 시간 t에서의 순간적인 실패확률을 의미한다. 콕스모형에 적합시키기 위해 p개의 예측변수 $X = X_1, X_2, \cdots, X_p$를 고려한 원인별 위험함수는 다음과 같다.

$$h_c(t, X) = h_{0c}(t) \times \exp\left(\sum_{i=1}^{p} \beta_{ic} X_i\right), \quad c = 1, \cdots, C$$

이때 β_{ic}는 i번째 예측변수에 대한 회귀계수로써 각각의 경쟁위험에 따라 예측변수의 효과가 달라질 수 있으므로 c를 아래첨자로 붙였다.

Byar 데이터를 3개의 경쟁위험과 8개의 예측변수가 있는 콕스모형에 적합시켜보자. 이 모형에서 경쟁위험은 전립선암으로 인한 사망, 심혈관질환으로 인한 사망, 기타 원인에 의한 사망, 3가지이며, Rx, Age, Wt, PF, Hx, Hb, SZ, SG, 8개 변수를 예측변수로 한다. 전립선암에 의한 사망에 대한 원인별 위험함수는 다음과 같다.

$$h_{Ca}(t,X) = h_{0Ca}(t) \times \exp(\beta_{1Ca}Rx + \beta_{2Ca}Age + \beta_{3Ca}Wt + \beta_{4Ca}PF + \beta_{5Ca}Hx + \beta_{6Ca}Hb + \beta_{7Ca}SZ + \beta_{8Ca}SG)$$

이 모형에서 다른 예측변수의 영향을 통제한 치료 Rx의 위험비는 $\exp(\beta_{1Ca})$이다. 전립선암에 의한 사망이 관심 있는 경쟁위험이므로 심혈관질환에 의한 사망과 기타 원인에 의한 사망은 중도절단에 의한 것으로 처리한다. 다음은 R을 이용하여 모형적합시킨 예이다.

```
library(survival)
library(howto)   # For use of data Byar
library(autoReg)
library(officer)
library(flextable)

fit1=coxph(Surv(dtime,status2==1)~Rx+Age+Wt+PF+Hx+Hb+SZ+SG,data=Byar)
autonum <- run_autonum(seq_id = "tab", bkm = "Table11-1", bkm_all = TRUE)
gaze(fit1) %>% myft() %>%
 set_caption(caption="암으로 인한 사망을 관심위험으로 적합시킨 콕스모형",autonum=autonum)
```

[표 11-1] 암으로 인한 사망을 관심위험으로 적합시킨 콕스모형

	coef	se(coef)	z	Pr(>|z|)	HR	lower	upper
Rx	-0.423	0.202	-2.094	.036	0.655	0.441	0.973
Age	-0.120	0.160	-0.750	.453	0.887	0.648	1.214
Wt	0.129	0.151	0.856	.392	1.138	0.847	1.530
PF	0.400	0.273	1.463	.143	1.492	0.873	2.551
Hx	-0.099	0.200	-0.495	.621	0.906	0.612	1.341
Hb	0.407	0.196	2.076	.038	1.502	1.023	2.206
SZ	1.172	0.216	5.430	<.001	3.230	2.115	4.931
SG	2.181	0.283	7.709	<.001	8.854	5.086	15.415

n=483, events=125, Likelihood ratio test=162.4 on 8 df (p< .001)

이 모형에서 치료 Rx에 대한 회귀계수는 -0.423으로 위험비는 $\exp(-0.423) = 0.655$이다. 또한 회귀계수의 표준오차는 0.202로 Wald 검정을 위한 z 통계량은 회귀계수/표준오차로 계산되므로 $z = -0.423/0.202 = -2.094$이고 $p = 0.036$이다. 다음 R 코드로 계산할 수 있다.

```
pnorm(-abs(-2.094))*2
```

```
[1] 0.03625998
```

다음은 경쟁위험 중 CVD에 대한 원인별 위험함수로 만든 콕스모형이다. 이때에도 전립선암 또는 기타 원인에 의한 사망은 중도절단된 것으로 간주하고 콕스모형에 적합시킨다.

```
fit2=coxph(Surv(dtime,status2==2)~Rx+Age+Wt+PF+Hx+Hb+SZ+SG,data=Byar)
autonum <- run_autonum(seq_id = "tab", bkm = "Table11-2", bkm_all = TRUE)
gaze(fit2) %>% myft() %>%
  set_caption(caption="심혈관질환(CVD)으로 인한 사망을 관심위험으로 적합시킨 콕스모형",autonum=autonum)
```

[표 11-2] 심혈관질환(CVD)으로 인한 사망을 관심위험으로 적합시킨 콕스모형

	coef	se(coef)	z	Pr(>|z|)	HR	lower	upper
Rx	0.060	0.198	0.301	.763	1.062	0.720	1.566
Age	0.346	0.135	2.557	.011	1.413	1.084	1.841
Wt	0.063	0.150	0.423	.672	1.065	0.795	1.428
PF	0.462	0.271	1.707	.088	1.588	0.934	2.699
Hx	1.104	0.186	5.950	<.001	3.017	2.097	4.341
Hb	0.026	0.204	0.126	.900	1.026	0.688	1.530
SZ	−0.155	0.361	−0.429	.668	0.857	0.422	1.738
SG	−0.041	0.185	−0.224	.823	0.959	0.667	1.379

n=483, events=139, Likelihood ratio test=56.56 on 8 df (p< .001)

이 모형에서 Rx의 위험비는 *adjusted* $\widehat{HR} = 1.062(0.720-1.566)$로 추정되며 Wald 검정 결과 $p = 0.763$으로 귀무가설 $H_0{:}\beta_{1CVD} = 0$을 기각할 수 없다. 마지막으로 기타 원인에 의한 사망의 원인별 콕스모형을 살펴보자.

```
fit3=coxph(Surv(dtime,status2==3)~Rx+Age+Wt+PF+Hx+Hb+SZ+SG,data=Byar)
autonum <- run_autonum(seq_id = "tab", bkm = "Table11-3", bkm_all = TRUE)
gaze(fit3) %>% myft()%>%
  set_caption(caption="기타 원인에 의한 사망을 관심위험으로 적합시킨 콕스모형",autonum=
autonum)
```

[표 11-3] 기타 원인에 의한 사망을 관심위험으로 적합시킨 콕스모형

	coef	se(coef)	z	Pr(>|z|)	HR	lower	upper
Rx	−0.064	0.256	−0.250	.803	0.938	0.568	1.548
Age	0.669	0.171	3.915	<.001	1.952	1.397	2.729
Wt	0.572	0.194	2.954	.003	1.771	1.212	2.589
PF	0.128	0.409	0.314	.754	1.137	0.510	2.535
Hx	0.054	0.240	0.226	.821	1.056	0.660	1.689
Hb	0.486	0.235	2.070	.038	1.626	1.026	2.578
SZ	0.717	0.373	1.924	.054	2.049	0.987	4.254
SG	−0.771	0.262	−2.939	.003	0.462	0.276	0.773

n=483, events=80, Likelihood ratio test=39.45 on 8 df (p< .001)

이 모형에서는 예측변수 Rx에 대한 위험비(adjusted HR)가 0.938(0.568–1.548)로 유의하지 않다. 지금까지 Byar 데이터에 대하여 경쟁위험모형을 만들고 분석하였다. 그러나 경쟁위험 가정에 대한 점검을 하지 않았고, 예측변수 Rx와 다른 예측변수들 사이에 유의한 상호작용이 있는지 평가하지 않았다. 보다 적절한 분석을 위해서는 이와 같은 점들을 점검하여야 한다.

4 독립성 가정

2장에서 생존데이터 분석에서의 중도절단 개념에 대해 다루었다. 중도절단에서 중요한 것은 '중도절단은 독립적이다'라는 가정이다. 중도절단의 독립성 가정은 다음과 같이 표현된다.

$$h(t \mid G,Ce) = h(t \mid G,NCe)$$

여기서 G는 시간 t에서 임의의 서브그룹에 속해 있는 대상을 말하며 $h(t \mid G,Ce)$는 서브그룹 G의 중도절단된 대상들의 위험을 말한다. 바꿔 말해 시간 t에서 임의의 서브그룹 G에 속한 중도절단 대상의 위험은 중도절단되지 않고 남아 있는 대상들의 위험과 같다는 가정이다.

독립적이지 않은 중도절단은 생존분석에서 치우친 결과(biased result)를 만든다. 중도절단된 사람들이 남아 있는 사람들에 비해 실패할 가능성이 더 많다면 임의의 시간 t에서 생존확률의 참값보다 추정된 생존확률이 과대추정되어 치우친 결과를 만들 수 있다.

경쟁위험모형 생존분석에서는 원인별 위험함수를 만들 때 추적 실패로 인한 탈락이나 연구 종료로 인한 중도절단 이외에 주 관심사인 A라는 위험 이외의 다른 경쟁위험들을 중도절단으로 처리하기 때문에 중도절단의 독립성 가정이 더욱 복잡해진다. Byar 데이터에는 3개의 경쟁위험(암, 심혈관질환, 기타)이 있다. 중도절단이 독립적이라는 가정이 맞을 경우 암에 의한 사망을 주관심사로 하는 원인별 모형에서는 추적실패로 인한 중도탈락과 심혈관질환 또는 기타 원인에 의한 사망을 모두 중도절단 자료로 본다. 그렇기 때문에 심혈관질환(CVD)으로 사망한 사람 A와 교통사고로 사망한 사람 B, 추적실패로 탈락한 C의 암으로 인한 사망 확률은 중도절단되지 않고 남아 있는 위험대상환자들의 확률과 같아야 한다. 중도절단이 독립적이라는 가정은 경쟁위험이 독립적이라는 말과 같은 의미이다. 중도절단의 독립성 가정이 필요하다면 다음과 같은 2가지 문제에 대한 답이 필요하다. 첫째, 독립성 가정이 만족되는지 어떻게 결정할 것인가? 둘째, 독립성 가정이 만족되지 않을 경우 어떻게 분석을 진행할 것인가?

4-1 독립성 가정이 만족하는지 어떻게 결정할 것인가?

불행하게도 주어진 데이터에서 경쟁위험이 서로 독립적인지 독립적이지 않은지를 명시적으로 증명할 수 없다. 예를 들어, Byar 데이터에서 어떤 대상환자가 시간 t 이전에 CVD로 사망했다면 그 환자가 CVD로 사망하지 않았을 경우 시간 t에서 암으로 인해 사망할 위험은 관찰할 수 없는 사건이 된다. 일반적으로 시간 t 전에 다른 경쟁위험으로 이미 실패한 사람은 시간 t에서 특정 원인으로 인한 실패를 경험할 수 없다.

4-2 그렇다면 어떻게 분석을 진행할 것인가?

우리는 경쟁위험이 독립적인지 결코 결정할 수 없다. 이에 따른 몇 가지 대안이 있으나 어떤 방법이 최선이라고 말할 수는 없다. 첫 번째 대안은 데이터 분석에 의존하지 않고 임상적, 생물학적, 또는 다른 근거에 의해 독립성 가정을 만족한다고 결정하고 분석을 진행하는 것이다. 예를 들어 암과 CVD라는 2개의 경쟁위험이 있을 때 CVD로 인해 사망한 대상 환자의 암 사망위험이 암으로 사망한 환자의 위험과 다르지 않다는 것을 임상적인 근거로 결정할 수 있다. 두 번째 대안은 경쟁위험들에 공통되는 위험요인들을 고려하여 생존모형에 포함시키는 것이다. 예를 들어 암과 CVD를 경쟁위험이라고 하였을 때 나이와 흡연이 공통되는 위험요인이라고 보고 생존모형에 투입하는 것이다. 하지만 위의 2가지 대안 모두 관찰된 데이터에서 경쟁위험의 독립성을 증명할 수 없다는 문제가 존재한다. 세 번째 대안은 민감도분석을 하는 것이다. 앞서 2가지 대안과 마찬가지로 민감도분석은 독립성 가정을 만족하는지 명시적으로 증명할 수는 없지만 독립성 가정에 위배되는 '최악의 사례'를 고려하여 추정할 수 있게 한다. 민감도분석을 통해 독립성 가정이 위배된 '최악의 사례'들로부터 넓은 추정구간을 결정하고 그 결과가 독립성 가정하에 분석한 결과와 의미 있게 다르지 않다면, 독립성 가정하에 얻은 결과에 약간의 편견(bias)만이 존재한다고 결론 내릴 수 있다.

4-3 민감도분석

Byar 데이터에서 암으로 인한 사망을 주 관심사건으로 원인별 위험모형을 만든다. 이때 다음과 같은 2가지 '최악의 사례'를 만든다. ①CVD 또는 기타 원인에 의한 사망을 암으로 인한 사망으로 처리한다. ②CVD 또는 기타 원인에 의한 사망을 중도절단으로 처리하되 그 데이터에서 가장 오래 기록된 생존시간까지 생존한 것으로 처리한다. 다음 두 모형(fit4, fit5)은 위의 최악의 사례 2가지를 산정하여 만든 것이다.

```
Byar2=Byar
Byar2$status2[Byar2$status2>1]=1 ##CVD또는 기타 원인으로 인한 사망을 암으로 인한 사망으로 처리
fit4=coxph(Surv(dtime,status2==1)~Rx+Age+Wt+PF+Hx+Hb+SZ+SG,data=Byar2)
autonum <- run_autonum(seq_id = "tab", bkm = "Table11-4", bkm_all = TRUE)
gaze(fit4) %>% myft() %>%
 set_caption(caption="최악의 사례(WC1)", autonum=autonum)
```

[표 11-4] 최악의 사례(WC1)

	coef	se(coef)	z	Pr(>|z|)	HR	lower	upper
Rx	−0.131	0.123	−1.068	.286	0.877	0.689	1.116
Age	0.281	0.087	3.235	.001	1.325	1.117	1.571
Wt	0.202	0.093	2.174	.030	1.224	1.020	1.467

PF	0.406	0.171	2.375	.018	1.501	1.074	2.100
Hx	0.458	0.112	4.093	<.001	1.581	1.270	1.969
Hb	0.293	0.120	2.442	.015	1.340	1.059	1.695
SZ	0.667	0.159	4.193	<.001	1.949	1.427	2.663
SG	0.406	0.116	3.509	<.001	1.500	1.196	1.882

n=483, events=344, Likelihood ratio test=98.56 on 8 df (p< .001)

```
Byar3=Byar
## CVD 또는 기타 원인으로 인한 사망의 경우 추적기간을 가장 긴 시간으로 처리
Byar3$dtime[Byar3$status2>1]=max(Byar3$dtime)
Byar3$status2[Byar3$status2>1]=0  ## CVD 또는 기타 원인으로 인한 사망을 중도절단으로 처리
fit5=coxph(Surv(dtime,status2==1)~Rx+Age+Wt+PF+Hx+Hb+SZ+SG,data=Byar3)
autonum <- run_autonum(seq_id = "tab", bkm = "Table11-5", bkm_all = TRUE)
gaze(fit5) %>% myft() %>%
 set_caption(caption="최악의 사례(WC2)",autonum=autonum)
```

[표 11-5] 최악의 사례(WC2)

	coef	se(coef)	z	Pr(>|z|)	HR	lower	upper
Rx	−0.190	0.198	−0.957	.339	0.827	0.560	1.220
Age	−0.207	0.155	−1.332	.183	0.813	0.599	1.102
Wt	0.017	0.151	0.113	.910	1.017	0.757	1.368
PF	0.302	0.260	1.161	.246	1.353	0.812	2.254
Hx	−0.273	0.198	−1.379	.168	0.761	0.517	1.122
Hb	0.302	0.185	1.635	.102	1.352	0.942	1.942
SZ	0.805	0.205	3.916	<.001	2.236	1.495	3.344
SG	2.143	0.282	7.614	<.001	8.529	4.912	14.809

n=483, events=125, Likelihood ratio test=143.96 on 8 df (p< .001)

2가지 최악의 사례의 결과들을 독립성 가정하에 분석한 [표 11-1]의 결과와 비교하여 예측 변수 Rx에 대한 회귀계수 및 위험비, p값을 표로 나타내면 다음과 같다.

	fit1 Independent	fit4 WC1	fit5 WC2
coef	−0.423	−0.131	−0.190
HR	0.655	0.877	0.827
p	0.036	0.286	0.339

위의 표에서 3가지 모형의 위험비는 상당히 다르며 p값 또한 달라 모형에 따라 서로 다른 결론에 도달하게 된다. 특히 독립성 가정하에 구한 HR(0.655)는 2가지 최악의 사례에서 구한 HR의 구간(0.827-0.877) 밖에 위치한다. 2가지 최악의 사례들은 독립성 가정을 하지 않으므로 놀랄 만한 결과는 아니다. 위 결과로 미뤄볼 때 경쟁위험이 독립적이지 않다면 치료효과에 대한 결론이 달라질 수 있다.

하지만 위와 같은 민감도분석 결과로 독립성 가정을 만족하는지는 증명하지 못하며, 독립성 가정이 위배되었을 때 위험비 및 z 통계량의 편향되지 않은 추정치를 얻을 수는 없다.

최악의 사례 1은 최악의 사례 2에 비해 독립성 가정으로부터 보다 멀리 떨어져 있으나 CVD나 다른 원인으로 사망한 대상환자들이 연구종료 시까지 생존하는 것을 기대하는 것은 어려우므로 최악의 사례 2에 비해 보다 현실적이고 보다 강조되어야 한다. 연구자에 따라 최악의 경우 1에 대해 CVD나 다른 원인에 의해 사망한 환자들 중 50%를 무작위로 추출하여 해당 환자들만 암으로 사망한 것으로 처리하는 등 변화를 줄 수도 있다. 결론적으로 민감도분석은 독립성 가정을 평가하는 몇 가지 대안 중 하나이며 독립성 가정이 위배되었을 때 분석 결과가 얼마나 편향될 수 있는지 평가할 수 있게 해준다. 하지만 현재까지 독립성 가정을 직접 평가할 수 있는 방법은 없으며 독립성 가정이 위배되었을 때 올바른 추정치를 보장해줄 수 있는 방법도 없다. 그 결과로 경쟁위험이 있을 때 전형적인 생존분석 방법에서는 독립성 가정을 만족한다고 가정하고 분석을 진행한다.

5 누적발생률함수

5-1 경쟁위험이 있을 경우 KM 생존곡선

Kaplan-Meier(KM) 생존곡선은 시간의 경과에 따른 생존 경험을 요약한 정보로, 3장에서 승산한계(product-limit)법으로 KM 생존곡선을 구하는 방법을 배웠다. 또한 4장에서는 콕스모형에서 공변량의 효과를 반영한 보정된 생존곡선을 구하는 방법도 배웠다. 하지만 지금까지 다룬 생존곡선은 한 종류의 실패(이벤트)만 있는 상황을 가정한 것이다. 경쟁위험이 있을 때 KM 생존곡선은 위험이 하나일 때처럼 유익한 정보를 제공해주지 못한다.

다음과 같은 가상의 상황을 생각해보자. 전립선암 환자 100명을 5개월간 추적하고 있는데 99명의 환자가 3개월째에 심혈관질환(CVD)으로 사망하였고 남은 1명의 환자는 5개월째에 전립선암으로 사망하였다. 이 연구의 목적은 전립선암의 원인별 생존 경험을 결정하는 것으로 CVD는 중도절단으로 간주한다.

Months	# Died	Cause
3	99	CVD
5	1	Cancer

다음 [표 11-6]은 가상의 생존데이터를 정리한 표이다. 첫째 열 f는 정렬된 실패시간 인터벌, t_f는 실패시간, n_f는 위험대상 수, m_f는 사망 수, q_f는 중도절단 수이고 마지막 $S(t_f)$는 각 실패시간의 원인별 KM 생존율이다.

[표 11-6] 가상의 생존자료 분석

f	t_f	n_f	m_f	q_f	$S(t_f)$
0	0	100	0	0	1
1	3	100	0	99	1
2	5	1	1		0

[표 11-6]에서 5개월째 위험대상 수는 1명이고 이 환자가 5개월째에 이벤트가 생겼으므로 5개월째의 KM 생존율은 다음과 같다.

$$KM_{Ca}:S_{Ca}(t=5)=S(t=4)\times \Pr(T>5\,|\,T\geq 5)=1\times 0=0$$

5개월째에 암으로 인한 원인별 사망률은 $1-S_{Ca}=1$이다. 하지만 99명의 대상환자가 암이 아닌 CVD로 사망하였으므로 처음 100명의 대상환자 중 암으로 사망한 비율은 0.01이다. 이 비율은 KM으로 계산한 사망률 1에 비하면 매우 적은 수치이다. 만약 3개월째에 CVD로 사망한 대상환자 99명이 CVD로 사망하지 않았다면 5개월째에 암으로 사망할 환자는 얼마나 될까? 불행히도 CVD로 사망한 대상환자들은 사망 이후에는 관찰할 수 없으므로 이 문제에 답할 수 없다. 하지만 다른 시나리오를 적용하여 민감도분석을 고려해보자. 3개월째에 사망한 99명의 대상환자들이 3개월째 CVD로 사망하지 않았다면 모두 5개월째에 암으로 사망하였을 것이라고 가정해보자. 또한 100번째 환자는 원래대로 5개월째에 암으로 사망하였다고 가정하면 사망 경험은 다음 [표 11-7]과 같이 요약할 수 있다.

[표 11-7] 가상의 생존자료 민감도분석 A

f	t_f	n_f	m_f	q_f	$S(t_f)$
0	0	100	0	0	1
1	3	100	0	0	1
2	5	100	100	0	0

이 경우 5개월째의 KM 생존율은 원래 데이터와 마찬가지로 0이 된다. [표 11-6]과 [표 11-7]에서 5개월 생존율이 0으로 같은 이유는 KM 방법은 중도절단이 독립적이라고(independent censoring) 가정하기 때문이다. [표 11-6]의 원래 데이터에서 3개월째에 중도절단된 대상환자 99명의 생존율이 위험대상으로 남아 있는 1명과 같다고 가정한다. 5개월째에 위험대상인 1명의 환자가 암으로 사망하므로 KM 방법은 [표 11-7]과 같이 99명의 CVD 사망 환자가 5개월째에 암으로 사망한다고 본다.

이번에는 두 번째 민감도분석으로, 3개월째에 사망한 99명의 환자가 사망하지 않고 5개월까지 생존해 있다가 연구가 종료되었다고 가정해보자. 이 경우 생존 경험은 [표 11-8]과 같다.

[표 11-8] 가상의 생존자료 민감도분석 B

f	t_f	n_f	m_f	q_f	$S(t_f)$
0	0	100	0	0	1.00
1	3	100	0	0	1.00
2	5	100	1	99	0.99

이 경우 5개월째의 KM 생존율은 0.99로 거의 1에 가까우며 원래 데이터인 [표 11-6]의 0과는 매우 다르다. KM 방식으로 계산한 암으로 인한 사망위험($Risk_{Ca}$)을 생각해보면 [표 11-6]에서는 $Risk_{Ca}=1$이었으나 [표 11-8]에서는 $Risk_{Ca}=0.01$이다. $Risk_{Ca}=0.01$이라는 결과는 실제 데이터가 아닌 민감도분석에서 파생된 수치지만 실제 데이터에서 CVD로 인한 사망을 생존한 것으로 바꾸면 나오는 수치이다. 즉 0.01은 전체 대상환자 중 CVD로 인한 사망 여부를 고려하지 않을 경우 암으로 인하여 사망하는 환자들의 비율로 주변확률(marginal probability)이다.

두 위험추정치 1과 0.01 중 어느 것이 더 좋은 정보를 제공해주는 추정치일까? 두 추정치 모두 서로 다른 방식으로 정보를 제공한다. 위험추정치 0.01은 치료의 유용성 측면에서 도움이 되는데 경쟁위험이 있을 때 치료를 요하는 암 환자의 비율이 상당히 적다는 것을 의미하기 때문이다. 반면, 위험추정치 1은 생존율이 0이라는 것이며 경쟁위험이 독립적이라는 전제하에 병인(etiology)을 고려한 것이다. 예를 들어 위의 예에서 CVD로 사망하지 않은 암 환자들은 5개월까지는 암으로 사망할 것으로 예기되므로 암 환자의 생존은 5개월을 넘지는 않을 것이라고 할 수 있다. 위의 예에서 보는 바와 같이 경쟁위험이 있는 경우 KM 생존곡선은 유익하지 않을 수 있는데 경쟁위험이 독립적이라는 입증할 수 없는 가정에 근거를 두고 있기 때문이다.

5-2 누적발생률함수

누적발생률함수(cumulative incidence function)는 경쟁위험 데이터에서 KM 생존곡선의 대안 중 하나로 앞 절에서 소개한 주변확률을 사용한다. 경쟁위험이 하나인 경우 $CIF = 1 - KM$이다. 하지만 경쟁위험이 둘 이상인 경우에 CIF는 원인별 위험함수에서 추정된다. 경쟁위험이 있는 경우 위험의 주변확률로 경쟁위험이 독립적이라는 가정이 필요 없다. 주변확률은 비용효과 분석에 적절한 방법이다. 예를 들어 [표 11-6]의 가상의 데이터에서 암으로 인한 사망의 주변확률 0.01은 치료의 실익이 매우 적음을 의미한다. 누적발생률곡선(cumulative incidence curve)을 계산하는 단계는 다음과 같다.

(1) 관심 있는 이벤트를 c라고 할 때 정렬된 실패시간 t_f에서의 위험을 계산한다.

$$\hat{h}_c(t_f) = m_{cf} / n_f$$

이때 m_{cf}는 시간 t_f에서 발생한 이벤트 c의 개수이며 n_f는 t_f에서의 위험대상 수이다.

(2) 실패시간 t_f에서 실패가 발생하려면 대상환자가 실패가 일어나기 전 시간까지 살아 있어야 하므로 $S(t_{f-1})$을 추정한다. $S(t_{f-1})$은 바로 전의 실패시간 t_{f-1}에서 경쟁위험이 모두 없는 총 생존확률이다.

(3) 시간 t_f에서의 이벤트 c의 실패발생률($\hat{I}_c(t_f)$)을 추정한다.

$$\hat{I}_c(t_f) = \hat{S}(t_{f-1}) \times \hat{h}_c(t_f)$$

(4) 시간 t_f에서의 이벤트 c의 누적발생률(CIF_c)은 실패시간 t_1부터 t_f까지의 실패발생률의 누적 합계이다.

$$CIF_c(t_f) = \sum_{f'=1}^{f} \hat{I}_c(t_{f'}) = \sum_{f'=1}^{f} \hat{S}(t_{f'-1}) \times \hat{h}_c(t_{f'}) \tag{11-1}$$

경쟁위험이 없는 경우 $CIF = 1 - KM$이지만 경쟁위험이 있는 경우에는 $CIF_c(t_f) \neq 1 - KM_c$이다. 식 (11-1)에서 사용하는 총생존함수 $S(t)$는 이벤트 c뿐만 아니라 경쟁위험이 모두 없는 총생존함수이기 때문이다. 반면 $1 - KM_c$는 원인별 생존함수 $S_c(t)$를 계산하는 데 쓰인다. 이때는 경쟁위험으로 인한 실패를 중도절단으로 처리한다. 아래 식은 중도절단법(censor method)이라고 불린다.

$$1 - KM_c = \sum_{f'=1}^{f} \hat{S}_c(t_{f'-1}) \times \hat{h}_c(t_{f'})$$

5-3 누적발생률함수 계산

가상의 데이터를 사용하여 누적발생률함수(CIF)를 계산해본다. 가상의 두경부암 환자 24명에게 모두 방사선치료를 하였으며, 암에 의해 사망(status = 1)하거나, 다른 원인에 의해 사망(status = 2)하거나, 생존(status = 0)하였다.

```
time=c(0.7,3,4.9,6,6,6.9,10,10.8,17.1,20.3,1.5,2.8,3.8,4.7,7,10,10,11.2,
3.2,7.6,10,11,15,24.4)
status=c(rep(1,10),rep(2,8),rep(0,6))
df=data.frame(time,status)
```

이 데이터에서 CIF는 다음과 같이 계산된다.

```
library(howto)
library(officer)
library(flextable)
library(ftExtra)
result=data2CIC(df,cause=1,add.CPC=FALSE)
names(result)=c("$t_f$","$n_f$","$m_f$","$h(t_f)$","$S(t_{f-1})$","$I(t_f)$","$CIF(t_f)$")
autonum <- run_autonum(seq_id = "tab", bkm = "Table11-9", bkm_all = TRUE)
flextable(result) %>% colformat_md(part="all") %>%
  highlight(i=20,j=7) %>%
  set_caption(caption="가상의 생존자료에서 CIF 계산",autonum=autonum)
```

[표 11-9] 가상의 생존자료에서 CIF 계산

t_f	n_f	m_f	$h(t_f)$	$S(t_{f-1})$	$I(t_f)$	$CIF(t_f)$
0.0	24	0	0.000		0.000	0.000
0.7	24	1	0.042	1.000	0.042	0.042
1.5	23	0	0.000	0.958	0.000	0.042
2.8	22	0	0.000	0.917	0.000	0.042
3.0	21	1	0.048	0.875	0.042	0.083
3.2	20	0	0.000	0.833	0.000	0.083
3.8	19	0	0.000	0.833	0.000	0.083
4.7	18	0	0.000	0.789	0.000	0.083
4.9	17	1	0.059	0.746	0.044	0.127
6.0	16	2	0.125	0.702	0.088	0.215
6.9	14	1	0.071	0.614	0.044	0.259
7.0	13	0	0.000	0.570	0.000	0.259
7.6	12	0	0.000	0.526	0.000	0.259
10.0	11	1	0.091	0.526	0.048	0.307
10.8	7	1	0.143	0.383	0.055	0.361
11.0	6	0	0.000	0.328	0.000	0.361
11.2	5	0	0.000	0.328	0.000	0.361
15.0	4	0	0.000	0.262	0.000	0.361
17.1	3	1	0.333	0.262	0.087	0.449
20.3	2	1	0.500	0.175	0.087	0.536
24.4	1	0	0.000	0.087	0.000	0.536

[표 11-9]에서 가장 높은 CIF 값은 마지막으로 관찰된 이벤트가 일어난 $t = 20.3$주의 0.536이다. 따라서 20주에서 암으로 인한 사망의 누적위험(즉 주변확률)은 경쟁위험이 있는 상태에서 53.6%이다. CIF는 누적발생률이므로 $t = 0$일 때 0에서 시작하여 감소하지 않고 대상 환자의 마지막 추적시간까지 계속 증가한다. 다음 그래프는 CIF와 1-KM 곡선을 같이 그린 것으로 1-KM 곡선은 암으로 인한 사망으로 인한 실패 확률을 과대추정함을 알 수 있다.

```
library(survival)
library(ggplot2)
fit=survfit(Surv(time,status==1)~1,data=df)
df1=data.frame(x=fit$time,y=1-fit$surv)
ggplot()+geom_step(data=result,aes(x=`$t_f$`,y=`$CIF(t_f)$`))+
 geom_step(data=df1,aes(x=x,y=y),lty=2,color="red")+
 labs(x="months",y="proportion dying")+
 annotate("text",x=14,y=0.33,label="CIF")+
 annotate("text",x=14,y=0.5,label="1-KM",color="red")+
 theme_classic()
```

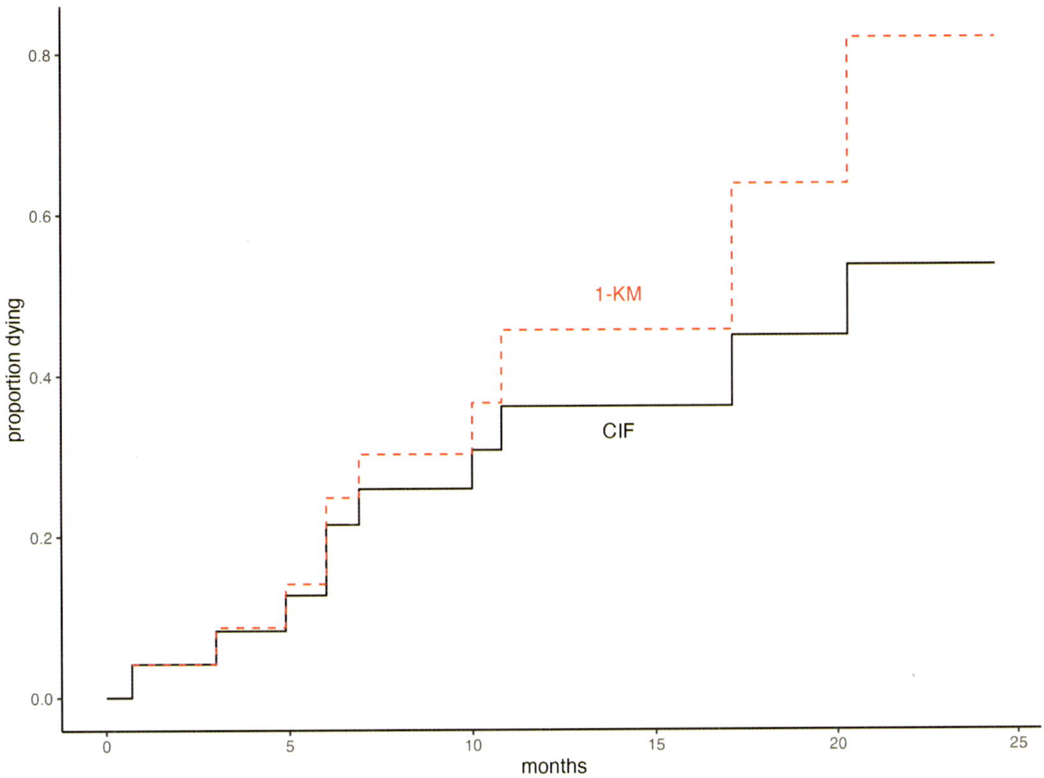

위의 예에서 보는 바와 같이 CIF는 KM 생존함수와는 달리 승산한계법을 사용하지 않는 주변확률로 경쟁위험의 독립성 가정을 필요로 하지 않는다. 하지만 CIF를 사용하기 위해서는 각각의 경쟁위험의 합이 전체위험과 같아야 한다. 경쟁위험이 상호배타적이고 재발하지 않는 경우 이러한 가정이 성립한다.

5-4 공변량이 있는 경우

지금까지 우리는 공변량이 없는 경우의 누적발생률곡선에 대해 다루었다. 공변량이 없는 경우 CIF를 계산할 때 경쟁위험의 독립성 가정이 필요 없지만 공변량의 효과를 고려하기 위해 중간 단계로 콕스모형을 사용하는 경우에는 경쟁위험의 독립성 가정이 필요하다. Fine과 Gray(Fine & Gray, 1999)는 공변량이 있는 경우 원인별위험함수의 대안으로 비례위험 가정을 사용하여 CIF 모형을 적합시키는 방법을 제안하면서 CIF를 sub-distribution 함수라고 언급하였다. Fine과 Gray가 개발한 CIF 모형은 콕스비례위험모형과 유사하지만 CIF에서 파생된 sub-distribution 위험함수를 사용한다. 이 모형을 사용하여 적합시킨 결과는 표준적인 콕스비례위험모형과 같이 해석한다. 경쟁위험 c에 대한 sub-distribution 위험함수($h_{c,CIF}(t)$)는 다음과 같이 정의된다.

$$h_{c,CIF}(t) = \lim_{\Delta t \to 0} \frac{\Pr(t < T_c < t + \Delta t \mid B)}{\Delta t}$$
$$Where\ B = T_c > t\ or\ T_{c'} \le t,\ c' \neq c$$

즉, B는 시간 t 이후에 경쟁위험 c가 발생하거나($T_c > t$) 시간 t 이전에 c가 아닌 다른 경쟁위험으로 인해 실패한 경우($T_{c'} \le t, c' \neq c$)이다. 위 식과 수학적으로 같은 표현은 다음과 같다.

$$h_{c,CIF}(t) = \frac{dCIF_c(t)/dt}{1 - CIF_c(t)}$$

위의 식은 경쟁위험이 없는 경우의 위험함수와 유사하다.

$$h(t) = \frac{f(t)}{S(t)} = \lim_{\Delta t \to 0} \frac{\Pr(t \le T < t + \Delta t)}{\Delta t} \times \frac{1}{S(t)}$$

경쟁위험이 없는 경우와 경쟁위험이 있는 경우의 유사성을 표로 정리해보면 다음과 같다.

Competing Risks	No Competing Risks
$h_{c,CIF}(t)$	$h(t)$
$dCIF_c(t)/dt$	$f(t)=dF(t)/dt$ where $F(t)=\Pr(T \le t)$
$1-CIF_c(t)$	$S(t)=1-F(t)$

하지만 엄밀히 말해 분모에 있는 $1-CIF_c(t)$는 경쟁위험 c가 없는 생존($S_c(t)$)과는 다른데, $CIF_c(t)$는 다른 경쟁위험으로 인한 실패를 중도절단이 아니라 실패로 간주하여 총생존($S(t)$)을 사용한다.

Fine과 Gray의 CIF 모형에서 시간 t에서의 경쟁위험 c의 위험함수 $h_{c,CIF}(t)$는 다음과 같다.

$$h_{c,CIF}(t) = h_{0c,CIF} \times \exp\left(\sum_{i=1}^{p} \gamma_i X_i\right)$$

이 모형은 콕스비례위험모형의 위험함수 $h(t)$ 대신 subdistribution 위험함수 $h_{c,CIF}(t)$를 사용한 점을 제외하고는 콕스모형과 유사하다. 이 모형에서 비례위험은 다음과 같다.

$$HR_{c,CIF}(X^*, X) = \exp\left[\sum_{i=1}^{p} \gamma_i (X_i^* - X_i)\right]$$

이는 콕스비례위험모형의 비례위험

$$HR_{CoxPH}(X^*, X) = \exp\left[\sum_{i=1}^{p} \beta_i (X_i^* - X_i)\right]$$

의 β가 γ로 바뀐 것을 제외하면 동일하다.

Fine과 Gray의 CIF 모형에서도 시간의존공변량 등 비례위험 가정을 만족하지 않는 변수에 대해 확장하는 것이 가능하다.

Byar 데이터에서 암에 의한 사망을 관심 있는 이벤트로 하고 CVD에 의한 사망과 다른 원인에 의한 사망을 중도절단 처리한 후 Fine과 Gray의 CIF 모형에 적합시킨 결과는 다음과 같다.

```
model=crrFormula(dtime+statusCancer~Rx+Age+Wt+PF+Hx+Hb+SZ+SG,data=Byar)
```

```
19 cases omitted due to missing values
```

```
model
```

Variable	Coef	SE	HR	95% CI	p-value
Rx	-0.421	0.205	0.66	0.44, 0.98	0.040
Age	-0.119	0.159	0.89	0.65, 1.21	0.46
Wt	0.126	0.154	1.13	0.84, 1.54	0.42
PF	0.393	0.283	1.48	0.85, 2.58	0.16
Hx	-0.097	0.202	0.91	0.61, 1.35	0.63
Hb	0.400	0.216	1.49	0.98, 2.28	0.064
SZ	1.16	0.203	3.20	2.15, 4.76	<0.001
SG	2.18	0.278	8.81	5.11, 15.2	<0.001

위 결과를 [표 11-1]의 표준적인 콕스경쟁위험모형으로 적합시킨 모형와 비교하면 다음과 같다.

```
modelCox=coxph(Surv(dtime,statusCancer)~Rx+Age+Wt+PF+Hx+Hb+SZ+SG,data=Byar)
autonum <- run_autonum(seq_id = "tab", bkm = "Table11-10", bkm_all = TRUE)
autoReg(modelCox) %>% addFitSummary(model,statsname = "HR(CIF)") %>%
 myft() %>%
 set_caption(caption="암으로 인한 사망을 관심위험으로 적합시킨 콕스모형과 누적발생률모형의 비교
",autonum=autonum)
```

[표 11-10] 암으로 인한 사망을 관심위험으로 적합시킨 콕스모형과 누적발생률모형의 비교

Dependent: Surv(dtime, statusCancer)		all	HR (multivariable)	HR(CIF)
Rx	Mean ± SD	0.7 ± 0.4	0.66 (0.44-0.97, p=.036)	0.66 (0.44-0.98, p=.040)
Age	Mean ± SD	0.4 ± 0.6	0.89 (0.65-1.21, p=.453)	0.89 (0.65-1.21, p=.460)
Wt	Mean ± SD	0.6 ± 0.6	1.14 (0.85-1.53, p=.392)	1.13 (0.84-1.54, p=.420)
PF	Mean ± SD	0.1 ± 0.3	1.49 (0.87-2.55, p=.143)	1.48 (0.85-2.58, p=.160)
History of Cardiovascular Disease	Mean ± SD	0.4 ± 0.5	0.91 (0.61-1.34, p=.621)	0.91 (0.61-1.35, p=.630)
Hb	Mean ± SD	0.2 ± 0.5	1.50 (1.02-2.21, p=.038)	1.49 (0.98-2.28, p=.064)
SZ	Mean ± SD	0.1 ± 0.3	3.23 (2.12-4.93, p<.001)	3.20 (2.15-4.76, p<.001)
SG	Mean ± SD	0.5 ± 0.5	8.85 (5.09-15.42, p<.001)	8.81 (5.11-15.19, p<.001)

n=483, events=125, Likelihood ratio test=162.4 on 8 df(p< .001)

[표 11-10]에 있는 두 모형의 회귀계수와 표준오차, p값은 조금씩 다르지만 거의 비슷한 결과를 보여준다.

2개 이상의 CIF 곡선을 비교하는 통계적 검정은 Gray 검정(Gray, 1988)이다. Gray 검정은 로그순위검정과 유사한 검정으로 여러 R 패키지에서 이용 가능하다. 예를 들어 Byar 데이터에서 치료(Rx)에 따른 경쟁위험의 누적발생률을 비교하려면 다음과 같이 할 수 있다.

```
ggcmprsk(dtime+status2~Rx,data=Byar,
        id=c("alive","cancer death","CVD death","Other death"),
        strata=c("placebo or 0.2mg DES","1.0mg or 5.0mg DES"))
```

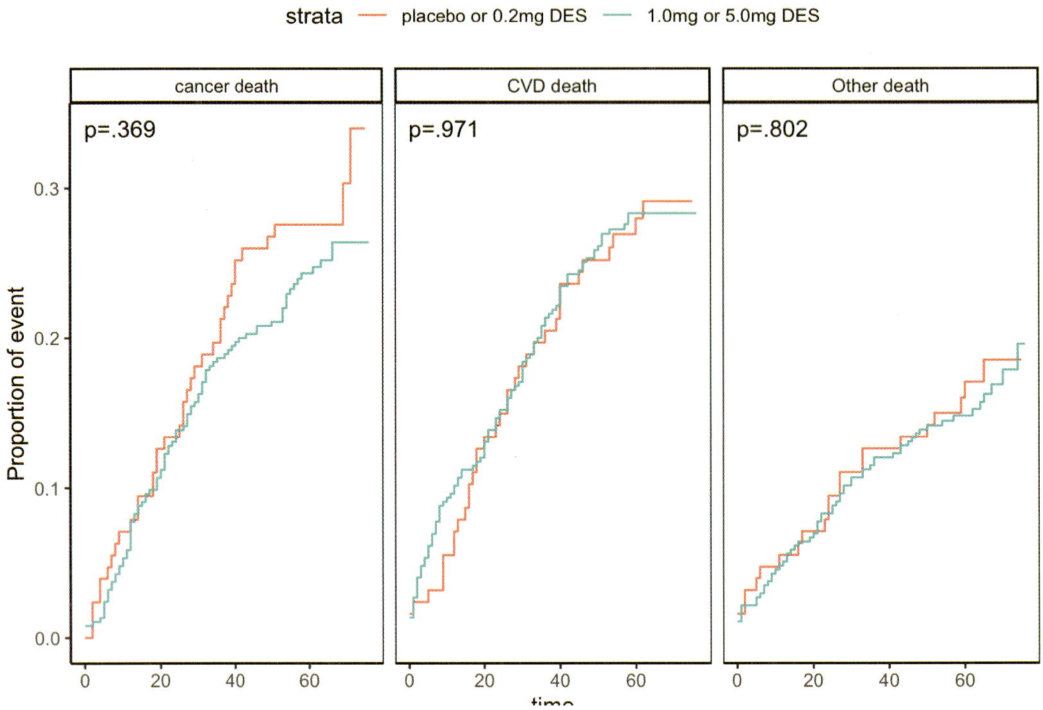

[그림 11-1] Comparing cumulative incidence of competing risks between two treatment groups in Byar data

6 누적조건부확률함수

경쟁위험에 대한 또 다른 접근방법은 누적조건부확률함수(cumulative conditional probability function, CPF)이다. 간단히 말하면 CPF_c는 시간 t까지 다른 경쟁위험들을 경험하지 못한 대상에서 이벤트 c를 경험할 확률이다.

$$CPF_c = \Pr(T_C \leq t \mid T \geq t)$$

위의 식에서 T_c는 이벤트 c가 일어날 때까지의 시간이고 T는 다른 경쟁위험 이벤트가 일어날 때까지의 시간이다. 이벤트 타입 c에 대해 CPF_c는 CIF_c를 $1-CIF_{c'}$로 나눈 값인데 $CIF_{c'}$은 경쟁위험 c 이외의 다른 위험들의 누적발생률이다.

$$CPF_c = CIF_c/(1 - CIF_{c'})$$

[표 11-9]의 누적발생률함수 계산에 사용했던 가상의 데이터를 이용하여 CPF를 계산해보면 다음과 같다.

```
time=c(0.7,3,4.9,6,6,6.9,10,10.8,17.1,20.3,1.5,2.8,3.8,4.7,7,10,10,11.2,
3.2,7.6,10,11,15,24.4)
status=c(rep(1,10),rep(2,8),rep(0,6))
df=data.frame(time,status)
```

이 데이터에서 CPF는 다음과 같이 계산된다.

```
result=data2CIC(df,cause=1)
names(result)=c("$t_f$","$n_f$","$S(t_{f-1})$","$CIF_{ca}(t_f)$","$CIF_{other}(t_
f)$","$CPF_c$")
autonum <- run_autonum(seq_id = "tab", bkm = "Table11-11", bkm_all = TRUE)
flextable(result) %>% colformat_md(part="all") %>%
 highlight(i=c(14,20),j=c(1,6)) %>%
 set_caption(caption="가상의 생존자료에서 CPF 계산",autonum=autonum)
```

[표 11-11] 가상의 생존자료에서 CPF 계산

t_f	n_f	$S(t_{f-1})$	$CIF_{ca}(t_f)$	$CIF_{other}(t_f)$	CPF_c
0.0	24		0.000	0.000	0.000
0.7	24	1.000	0.042	0.000	0.042
1.5	23	0.958	0.042	0.042	0.043
2.8	22	0.917	0.042	0.083	0.045
3.0	21	0.875	0.083	0.083	0.091
3.2	20	0.833	0.083	0.083	0.091
3.8	19	0.833	0.083	0.127	0.095
4.7	18	0.789	0.083	0.171	0.101

4.9	17	0.746	0.127	0.171	0.153
6.0	16	0.702	0.215	0.171	0.259
6.9	14	0.614	0.259	0.171	0.312
7.0	13	0.570	0.259	0.215	0.330
7.6	12	0.526	0.259	0.215	0.330
10.0	11	0.526	0.307	0.311	0.445
10.8	7	0.383	0.361	0.311	0.524
11.0	6	0.328	0.361	0.311	0.524
11.2	5	0.328	0.361	0.376	0.579
15.0	4	0.262	0.361	0.376	0.579
17.1	3	0.262	0.449	0.376	0.719
20.3	2	0.175	0.536	0.376	0.860
24.4	1	0.087	0.536	0.376	0.860

[표 11-11]에서 다른 경쟁위험 이벤트가 일어나지 않았을 경우 10개월이 경과했을 때 암으로 인한 사망의 누적발생률은 0.445이며 20.3개월에는 0.860인 것을 알 수 있다.

Byar 데이터에서 Rx에 따른 누적조건부확률곡선을 그려보면 다음과 같다.

```
df1=data2CIC(Byar[Byar$Rx==0,],time="dtime",status="status2")
df2=data2CIC(Byar[Byar$Rx==1,],time="dtime",status="status2")
ggplot(df1,aes(x=t,y=CPC))+geom_step()+
 geom_step(data=df2,col="red",lty=2)+
 theme_classic()+
 annotate("text",x=20,y=0.4,label="placebo or 0.1mg DES")+
 annotate("text",x=60,y=0.25,label="1.0mg or 5.0mg DES",col="red")+
 labs(x="Months",y="Proportion dying from prostate cancer",
      title="Cumulative Conditional Probability")
```

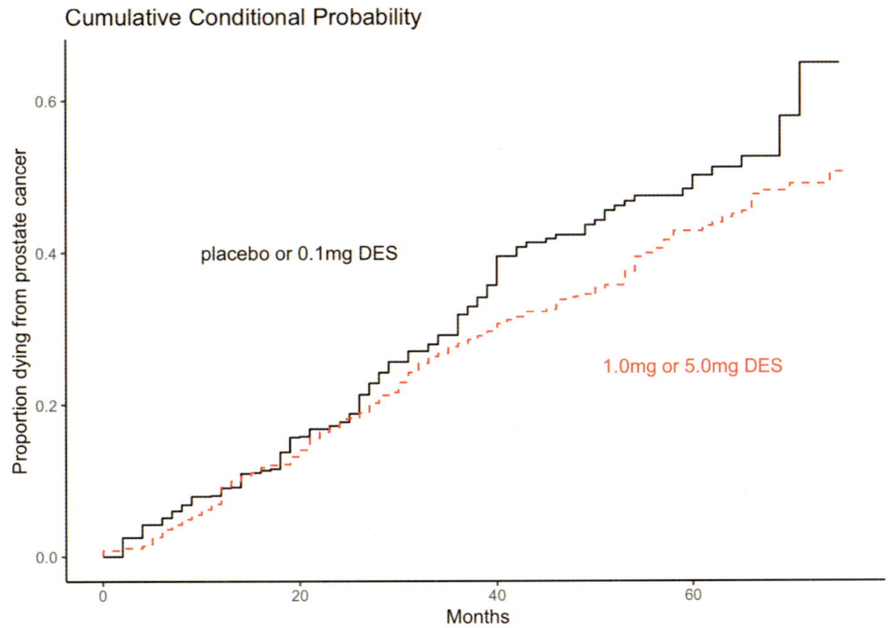

6-1 CPF 함수를 이용한 비례오즈모형 적합

패키지 Cprob의 cpfpo 함수는 CPF를 이용한 비례오즈모형을 적합시켜준다.

```
library(Cprob)
tis=seq(median(Byar$dtime),max(Byar$dtime),length=50)
fitcpf <- cpfpo(Hist(dtime,status2)~Rx+Age+Wt+PF+Hx+Hb+SZ+SG,data=Byar,tis=tis)
fitcpf
```

```
Test for non-significant effect
                  stat        pvalue
(Intercept)  -5.0726529  3.923077e-07
Rx           -2.2300463  2.574437e-02
Age           0.1733980  8.623386e-01
Wt            0.1623687  8.710155e-01
PF            1.6288419  1.033465e-01
Hx           -0.1721601  8.633116e-01
Hb            1.7950573  7.264457e-02
SZ            4.7860989  1.700543e-06
SG            7.8075561  5.773160e-15
```

```
Test for constant fit
                     coef    exp.coef   SE.coef        stat       pvalue
(Intercept) -2.07092574   0.1260690 0.4082530 -4.07608600 4.580009e-05
Rx          -0.87808196   0.4155792 0.3937505 -1.11058405 2.667474e-01
Age          0.05062643   1.0519298 0.2919666  0.09878460 9.213093e-01
Wt           0.03964381   1.0404401 0.2441591 -0.27800198 7.810108e-01
PF           0.97618287   2.6543050 0.5993110  0.28264759 7.774470e-01
Hx          -0.05750725   0.9441150 0.3340335 -0.05033606 9.598546e-01
Hb           0.54867478   1.7309576 0.3056586 -1.48491971 1.375651e-01
SZ           1.95387710   7.0559914 0.4082400  3.07642033 2.095023e-03
SG           2.80355416  16.5031976 0.3590822  0.34639534 7.290456e-01
```

xyplot을 이용하면 만들어진 비례오즈모형을 시각화해준다.

```
library(lattice)
xyplot(fitcpf, scales = list(relation = "free"))
```

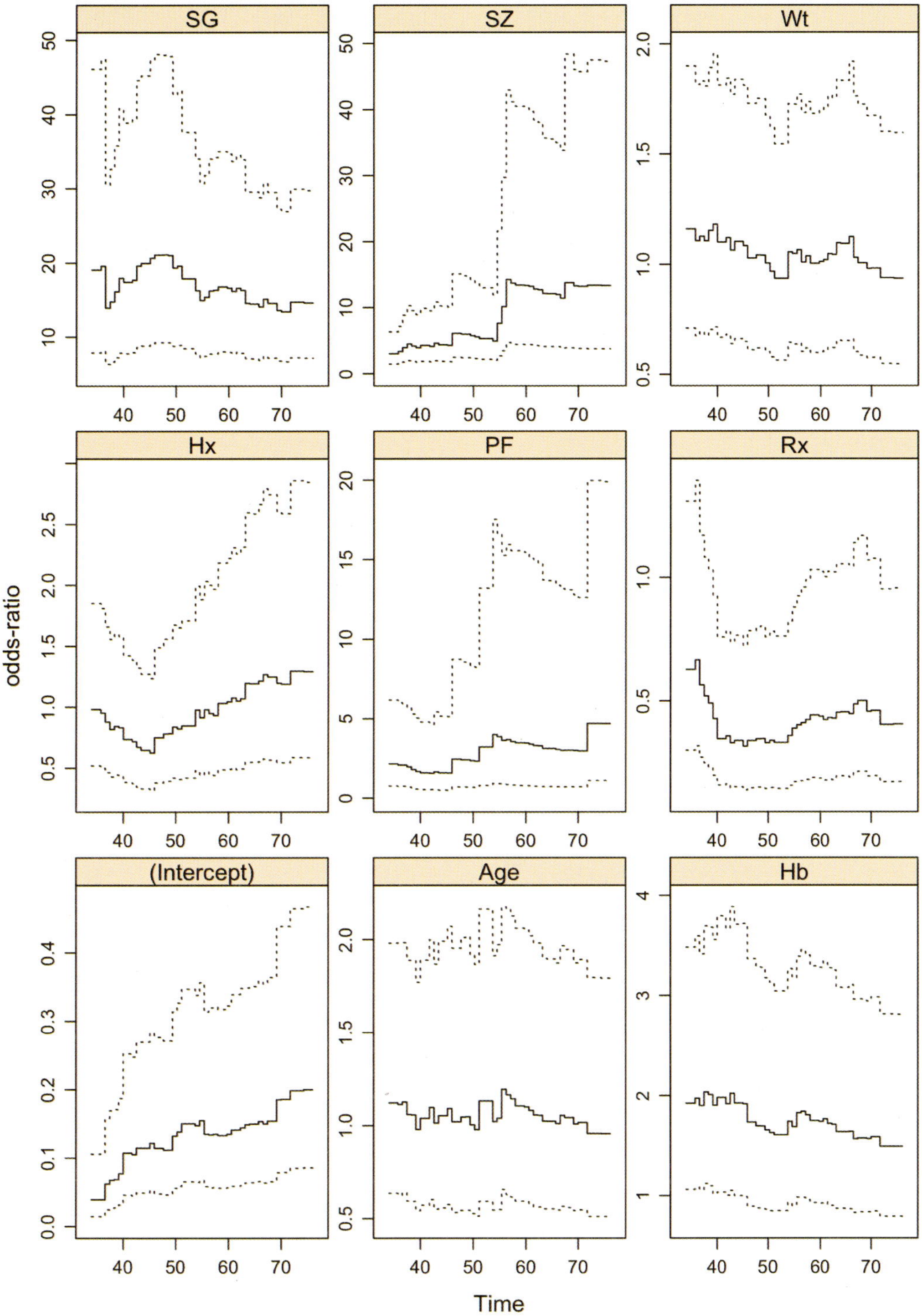
SG
SZ
Wt
Hx
PF
Rx
(Intercept)
Age
Hb
odds-ratio
Time

부록 1: R 패키지의 설치

CRAN에 있는 R 패키지 설치

이 책의 내용을 R을 이용해 실습해보기 위해서는 여러 R 패키지들을 설치해야 한다. R 명령어를 이용해 패키지를 설치하는 방법은 다음과 같다. 예를 들어, devtools라는 패키지를 설치하려면 다음과 같이 한다.

```
install.packages("devtools")
```

여러 개의 패키지를 한꺼번에 설치하려면 패키지 이름을 c( )를 이용해 묶어서 설치한다. 예를 들어, "autoReg" 패키지와 "interpretCI" 패키지를 한번에 설치하려면 다음과 같이 한다.

```
install.packages(c("autoReg","interpretCI"))
```

깃허브에 있는 R 패키지 설치

경우에 따라 CRAN에 있는 패키지 외에 깃허브(github)에 있는 패키지를 설치해야 할 때가 있다. 이 책에서 사용한 패키지 중 저자가 만든 howto 패키지는 CRAN에 등록되어 있지 않기 때문에 깃허브를 통해 설치해야 한다. 깃허브에 있는 패키지를 설치할 때는 remotes 패키지를 이용하므로 먼저 remotes 패키지를 설치한다. 패키지 설치는 한 번만 하면 된다.

```
install.packages("remotes")
```

remotes 패키지의 설치가 끝났으면 install_github( ) 함수를 이용하여 깃허브의 패키지를 설치할 수 있다. remotes::install_github( )와 같이 패키지 이름::R 함수 이름( )을 같이 쓰는 이유는 remotes 패키지에 있는 install_github( ) 함수를 사용한다는 뜻이다. 여러 패키지를 사용하는 경우 이름이 같은 함수가 여러 개 존재할 수 있으므로 이를 분명히 하기 위해 패키지 이름을 같이 써주는 것이 좋다. 이때 패키지 이름은 "저자 이름/패키지 이름" 형식으로 써준다.

```
remotes::install_github("cardiomoon/howto")
```

패키지를 개발하다 보면 처음 패키지를 개발하여 CRAN에 등록한 이후에 새로운 기능을 추가하거나 예상치 못한 문제로 인해 R 함수를 다시 작성하는 경우가 빈번하게 발생한다. R 패키지를 다시 만들 때마다 CRAN에 등록할 수는 없으므로 보통 깃허브의 패키지는 최신으로 유지하고 CRAN에는 수개월 간격으로 업데이트하게 된다. 그래서 CRAN보다 깃허브의 패키지가 더 최신인 경우가 많다. 저자가 만든 autoReg 패키지를 깃허브를 통해 설치하려면 다음과 같이 한다.

```
remotes::install_github("cardiomoon/autoReg")
```

패키지를 사용할 때 문제가 있거나 개선할 점 등의 의견이 있는 경우에는 깃허브에 있는 패키지 issue에 등록하면 저자와 소통할 수 있다. 참고로 저자가 만든 autoReg 패키지의 깃허브 주소는 다음과 같다.

https://github.com/cardiomoon/autoReg

부록 2: autoReg 패키지를 이용한 생존분석

저자가 만든 autoReg 패키지를 이용하여 생존분석을 시행해보자. autoReg 패키지는 저자가 이 책을 쓰면서 생존분석을 쉽게 하기 위해 개발한 여러 명령어(함수)들을 모아 놓은 패키지이다. 패키지에 대한 자세한 설명은 https://cardiomoon.github.io/autoReg을 참조하라. 패키지 설치는 다음과 같이 한다.

```
# install.packages("remotes") # 설치 안한 경우에 한 번만 설치
remotes::install_github("cardiomoon/autoReg")
```

예제: 결장암 데이터 분석

생존분석의 예제로 결장암 데이터인 colon 데이터를 사용한다. 이 데이터는 survival 패키지에 포함되어 있으며 다음과 같이 사용한다.

```
data(cancer,package="survival")
```

다음으로 통계 결과를 파워포인트 파일로 만들기 위해 rrtable 패키지를 설치한다.

```
install.packages("rrtable")
```

이제 준비가 되었으므로 survival 패키지와 autoReg 패키지를 불러온다.

```
library(survival)
library(autoReg)
```

colon 데이터의 내용을 보려면 gaze( ) 함수를 이용할 수 있다.

```
gaze(colon)
```

name	levels	stats
id	Mean ± SD	465.0 ± 268.3
study	Mean ± SD	1.0 ± 0.0
rx	Obs	630 (33.9%)
	Lev	620 (33.4%)
	Lev+5FU	608 (32.7%)
sex	Mean ± SD	0.5 ± 0.5
age	Mean ± SD	59.8 ± 11.9
obstruct	Mean ± SD	0.2 ± 0.4
perfor	Mean ± SD	0.0 ± 0.2
adhere	Mean ± SD	0.1 ± 0.4
nodes	Mean ± SD	3.7 ± 3.6
status	Mean ± SD	0.5 ± 0.5
differ	Mean ± SD	2.1 ± 0.5
extent	Mean ± SD	2.9 ± 0.5
surg	Mean ± SD	0.3 ± 0.4
node4	Mean ± SD	0.3 ± 0.4
time	Mean ± SD	1537.5 ± 946.7
etype	Mean ± SD	1.5 ± 0.5

전통적인 방법에 의한 회귀모형 선택

먼저 autoReg 패키지를 사용하지 않고 전통적인 방법에 따라 단변량분석을 통해 어느 정도 유의한 예측변수를 선택하여 multivariable model을 만들고 단계적 회귀(후향적 제거)를 통하여 최종모형을 만들어본다.

1) 단변량분석을 통한 예측변수 선택

이 데이터에서 time을 시간변수로, status를 상태변수로 하고, 다른 변수들을 예측변수로 하여 콕스비례위험에 적합시켜본다. 모든 예측변수들을 포함한 모형을 만들기 전에 먼저 rx, sex, age, obstruct, perfor, adhere, nodes, differ, extent, surg 변수들 중 하나의 예측변수만 포함된 모형을 만들어 어느 정도 유의한 p값을 보이는 예측변수들을 선택한다. 단변량분석에서 p값이 0.2 이하인 예측변수들을 골라 콕스비례위험모형을 만들고자 한다. 먼저 rx를 예측변수로 하는 모형을 만든다.

```
fit1=coxph(Surv(time,status)~rx,data=colon)
gaze(fit1)
```

	coef	se(coef)	z	Pr(>|z|)	HR	lower	upper
rxLev	-0.021	0.077	-0.272	.786	0.979	0.842	1.138
rxLev+5FU	-0.441	0.084	-5.256	<.001	0.643	0.546	0.758

n=1858, events=920, Likelihood ratio test=35.23 on 2 df (p<.001)

rx는 결장암 치료로 Obs(ervation), Lev(amisole), Lev(amisole)+5FU, 3군을 비교한 데이터이다. 이 중 관찰군(Obs)에 비해 Lev(amisole)+5FU군이 유의하게 위험을 감소시켰다. 다음은 sex이다.

```
coxph(Surv(time,status)~sex,data=colon) %>% gaze()
```

	coef	se(coef)	z	Pr(>|z|)	HR	lower	upper
sex	-0.034	0.066	-0.510	.610	0.967	0.850	1.100

n=1858, events=920, Likelihood ratio test=0.26 on 1 df (p=.610)

성별을 예측변수로 하는 모형에서 sex의 회귀계수는 유의하지 않았으며 p값이 임의로 정한 0.2보다 높으므로 탈락시킨다. 다음으로 나이 age를 설명변수로 하는 모형을 살펴본다.

```
coxph(Surv(time,status)~age,data=colon) %>% gaze()
```

	coef	se(coef)	z	Pr(>|z|)	HR	lower	upper
age	-0.002	0.003	-0.874	.382	0.998	0.992	1.003

```
n=1858, events=920, Likelihood ratio test=0.76 on 1 df (p=.383)
```

age를 예측변수로 하는 모형에서도 p값이 임의로 정한 0.2보다 높으므로 탈락시킨다. 이와 같은 방법으로 obstruct, perfor, adhere, nodes, differ, extent, surg를 예측변수로 하는 단변량분석을 해본다. 다음 단변량분석의 결과는 지면 관계로 제시하지 않는다.

```
coxph(Surv(time,status)~obstruct,data=colon) %>% gaze()
coxph(Surv(time,status)~perfor,data=colon) %>% gaze()
coxph(Surv(time,status)~adhere,data=colon) %>% gaze()
coxph(Surv(time,status)~nodes,data=colon) %>% gaze()
coxph(Surv(time,status)~differ,data=colon) %>% gaze()
coxph(Surv(time,status)~extent,data=colon) %>% gaze()
coxph(Surv(time,status)~surg,data=colon) %>% gaze()
```

단변량분석에서 sex, age를 제외한 변수들은 모두 p값이 0.2 이하로 어느 정도 유의성을 가지고 있었다.

2) 여러 예측변수들을 갖는 콕스모형

단변량분석 결과 예측변수 rx, obstruct, perfor, adhere, nodes, differ, extent, surg들은 모두 p값이 0.2 이하였으므로 이들 예측변수를 포함시킨 모형을 만든다.

```
fit=coxph(Surv(time,status)~rx+obstruct+perfor+adhere+nodes+differ+extent+su
rg, data=colon)
gaze(fit)
```

	coef	se(coef)	z	Pr(>|z|)	HR	lower	upper
rxLev	-0.064	0.079	-0.810	.418	0.938	0.803	1.096
rxLev+5FU	-0.425	0.086	-4.945	<.001	0.654	0.552	0.774
obstruct	0.196	0.084	2.333	.020	1.217	1.032	1.435
perfor	0.056	0.186	0.301	.764	1.057	0.734	1.523
adhere	0.183	0.092	1.976	.048	1.200	1.001	1.439
nodes	0.082	0.007	12.312	<.001	1.086	1.072	1.100
differ	0.129	0.070	1.837	.066	1.138	0.991	1.306
extent	0.457	0.083	5.544	<.001	1.580	1.344	1.857
surg	0.243	0.074	3.280	.001	1.276	1.103	1.475

n=1776, events=876, Likelihood ratio test=224.4 on 9 df (p<.001)

3) 단계적 회귀를 통한 최종모형 선택

step( ) 함수는 aic 값을 기준으로 모형을 선택해준다. 이 step( ) 함수를 이용해 후향적 제거를 통한 최종모형을 선택한다. 하지만 에러가 나며 실행이 중단된다.

```
final=step(fit,trace=1)
```

```
Start: AIC=12293.84
Surv(time, status) ~ rx + obstruct + perfor + adhere + nodes +
  differ + extent + surg
Error in drop1.default(fit, scope$drop, scale = scale, trace = trace, : number of rows
in use has changed: remove missing values?
```

에러가 나는 이유는 step( ) 함수를 이용하여 단계적 회귀를 수행하려면 각 단계별로 데이터 개수의 차이가 없어야 하기 때문이다. colon 데이터에 있는 missing value의 개수는 다음과 같다.

```
sapply(colon,function(x) {sum(is.na(x))})
```

```
      id    study       rx      sex      age obstruct   perfor   adhere
       0        0        0        0        0        0        0        0
   nodes   status   differ   extent     surg    node4     time    etype
      36        0       46        0        0        0        0        0
```

colon 데이터에서 누락된 값을 제외한 데이터를 colon1으로 저장한다.

```
colon1=na.omit(colon)
nrow(colon);nrow(colon1)
```

```
[1] 1858

[1] 1776
```

누락된 데이터를 제외하였더니 데이터의 개수가 1858개에서 1776개로 줄었다. 이와 같이 여러 개의 예측변수를 갖는 회귀모형에서는 데이터 누락이 된 경우 최종모형 선택에서 데이터의 개수가 줄어들 수 있으므로 최대한 데이터의 누락이 없어야 한다. 이제 데이터 누락이 없는 colon1 데이터를 사용해 최종모형을 만들어본다.

```
fit=coxph(Surv(time,status)~rx+obstruct+perfor+adhere+nodes+differ+extent+su
rg, data=colon1)
fit
```

```
Call:
coxph(formula = Surv(time, status) ~ rx + obstruct + perfor +
       adhere + nodes + differ + extent + surg, data = colon1)

                 coef  exp(coef)  se(coef)       z         p
rxLev       -0.064268   0.937754  0.079358  -0.810   0.41803
rxLev+5FU   -0.425361   0.653534  0.086025  -4.945  7.63e-07
obstruct     0.196481   1.217112  0.084200   2.333   0.01962
perfor       0.055905   1.057497  0.185969   0.301   0.76371
```

```
adhere      0.182706   1.200462   0.092455    1.976    0.04814
nodes       0.082214   1.085688   0.006677   12.312    < 2e-16
differ      0.129337   1.138074   0.070398    1.837    0.06617
extent      0.457473   1.580076   0.082511    5.544   2.95e-08
surg        0.243383   1.275557   0.074207    3.280    0.00104

Likelihood ratio test=224.4 on 9 df, p=< 2.2e-16
n= 1776, number of events= 876
```

```
final=step(fit)
```

```
Start: AIC=12293.84
Surv(time, status) ~ rx + obstruct + perfor + adhere + nodes +
  differ + extent + surg

             Df    AIC
- perfor      1  12292
<none>           12294
- differ      1  12295
- adhere      1  12296
- obstruct    1  12297
- surg        1  12302
- rx          2  12318
- extent      1  12325
- nodes       1  12403

Step: AIC=12291.93
Surv(time, status) ~ rx + obstruct + adhere + nodes + differ +
  extent + surg

             Df    AIC
<none>           12292
- differ      1  12293
- adhere      1  12294
- obstruct    1  12296
- surg        1  12300
- rx          2  12316
- extent      1  12323
- nodes       1  12402
```

최종모형의 회귀계수를 요약해보면 다음과 같다.

```
gaze(final)
```

```
————————————————————————————————————————————————————————————————
              coef  se(coef)       z  Pr(>|z|)     HR  lower  upper
————————————————————————————————————————————————————————————————
rxLev       -0.064     0.079  -0.802      .423  0.938  0.803  1.096
rxLev+5FU   -0.425     0.086  -4.938     <.001  0.654  0.553  0.774
obstruct     0.200     0.083   2.402      .016  1.222  1.037  1.438
adhere       0.187     0.091   2.060      .039  1.206  1.009  1.442
nodes        0.082     0.007  12.312     <.001  1.086  1.072  1.100
differ       0.130     0.070   1.849      .064  1.139  0.992  1.307
extent       0.459     0.082   5.564     <.001  1.582  1.346  1.859
surg         0.244     0.074   3.289      .001  1.276  1.104  1.476
————————————————————————————————————————————————————————————————
n=1776, events=876, Likelihood ratio test=224.32 on 8 df (p<.001)
```

autoReg 패키지를 이용한 분석

autoReg 패키지를 이용하면 단변량분석부터 변수의 선택, 최종모형 선택까지 한번에 할 수 있다.

```
fit=coxph(Surv(time,status)~rx+sex+age+obstruct+perfor+adhere+nodes+differ+ext
ent+surg,data=colon)
result<-autoReg(fit,uni=TRUE,final=TRUE) %>% myft()
result
```

Dependent: Surv(time, status)		all	HR (univariable)	HR (multivariable)	HR (final)
rx	Obs	610 (34.3%)			
	Lev	588 (33.1%)	0.98 (0.84-1.14, p=.786)	0.94 (0.80-1.10, p=.418)	0.94 (0.80-1.10, p=.423)
	Lev+5FU	578 (32.5%)	0.64 (0.55-0.76, p<.001)	0.65 (0.55-0.77, p<.001)	0.65 (0.55-0.77, p<.001)
sex	Mean ± SD	0.5 ± 0.5	0.97 (0.85-1.10, p=.610)		
age	Mean ± SD	59.8 ± 11.9	1.00 (0.99-1.00, p=.382)		
obstruct	Mean ± SD	0.2 ± 0.4	1.27 (1.09-1.49, p=.003)	1.22 (1.03-1.44, p=.020)	1.22 (1.04-1.44, p=.016)
perfor	Mean ± SD	0.0 ± 0.2	1.30 (0.92-1.85, p=.142)	1.06 (0.73-1.52, p=.764)	
adhere	Mean ± SD	0.1 ± 0.4	1.37 (1.16-1.62, p<.001)	1.20 (1.00-1.44, p=.048)	1.21 (1.01-1.44, p=.039)
nodes	Mean ± SD	3.7 ± 3.5	1.09 (1.08-1.10, p<.001)	1.09 (1.07-1.10, p<.001)	1.09 (1.07-1.10, p<.001)
differ	Mean ± SD	2.1 ± 0.5	1.36 (1.19-1.55, p<.001)	1.14 (0.99-1.31, p=.066)	1.14 (0.99-1.31, p=.064)
extent	Mean ± SD	2.9 ± 0.5	1.78 (1.53-2.07, p<.001)	1.58 (1.34-1.86, p<.001)	1.58 (1.35-1.86, p<.001)
surg	Mean ± SD	0.3 ± 0.4	1.28 (1.11-1.47, p<.001)	1.28 (1.10-1.48, p=.001)	1.28 (1.10-1.48, p=.001)

n=1776, events=876, Likelihood ratio test=224.4 on 9 df(p< .001)

이 결과를 파워포인트 파일로 저장하려면 rrtable::table2pptx( ) 함수를 사용한다.

```
rrtable::table2pptx(result)
Exported table as Report.pptx
```

단변량모형과 다중모형의 위험비를 그림으로 나타내면 다음과 같다.

```
modelPlot(fit,uni=TRUE)
```

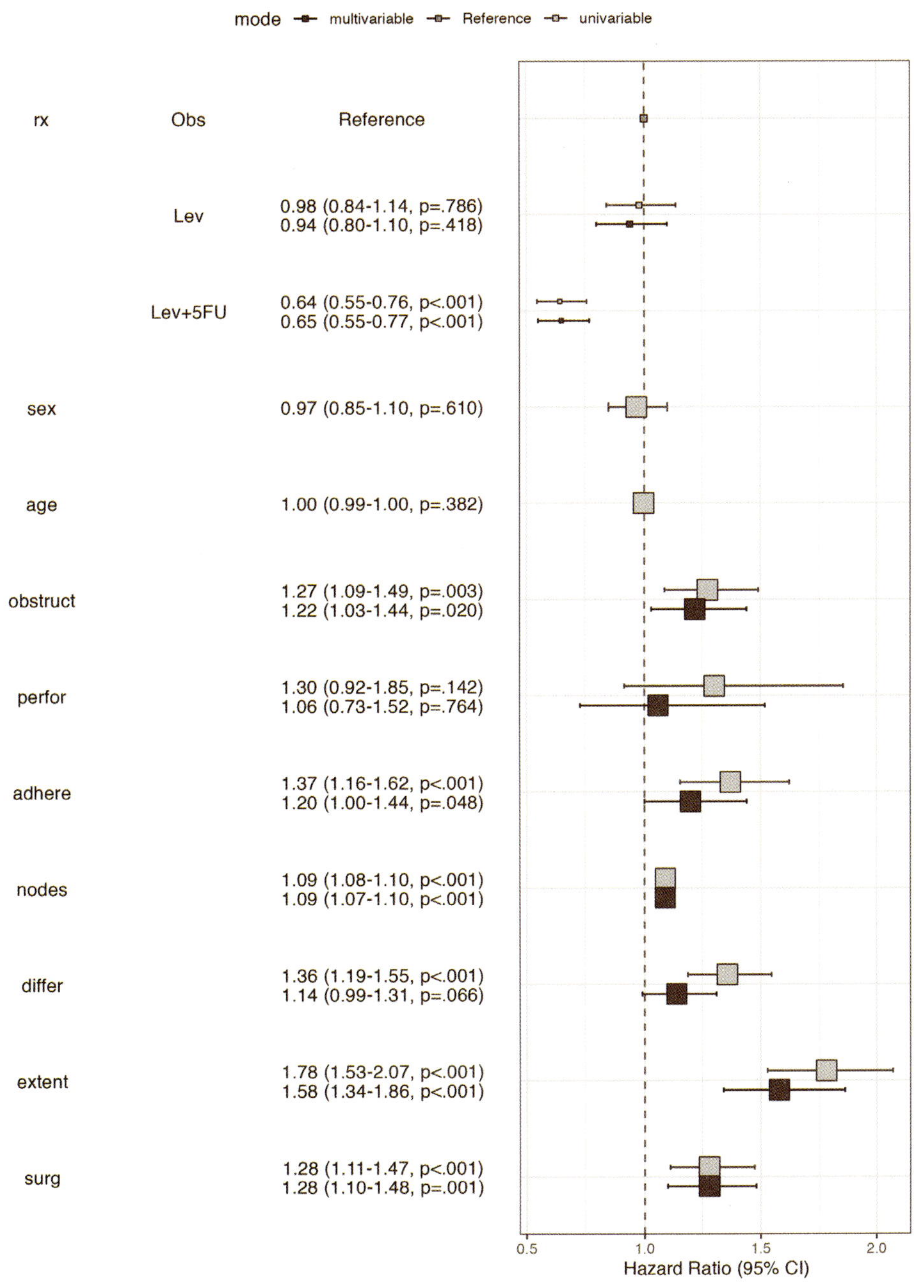

최종모형의 위험비를 그림으로 나타내면 다음과 같다.

```
x=modelPlot(fit,multi=FALSE,final=TRUE)
x
```

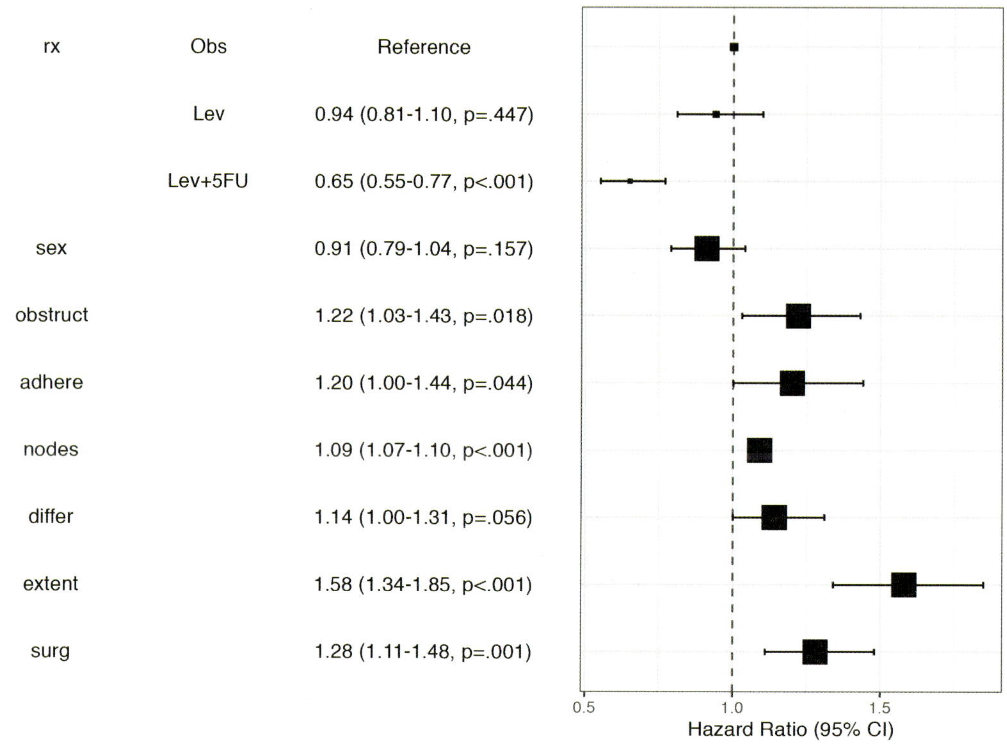

이 그림을 파워포인트 파일에 추가하려면 다음과 같이 한다.

```
rrtable::plot2pptx(print(x),append=TRUE)
Exported plot as Report.pptx
```

autoReg 함수는 위에서 예로 든 콕스모형(coxph)뿐만 아니라 단순회귀분석(lm), 로지스틱 회귀분석(glm)과 모수적 생존분석인 survreg에도 사용 가능하다.

참고문헌

김양진 (2013). 《생존분석》. 자유아카데미.

김재희 (2016). 《R을 이용한 생존분석 기초》. 자유아카데미.

와쿠이 요시유키 (2017). 《법칙, 원리, 공식을 쉽게 정리한 수학사전》. 그린북.

Anderson, P.K. & Gill, R.D. (1982). Cox's Regression Model for Counting Process: A Large Sample Study. *Annals of Statistics*, 10: 1100–1120.

Andrews, D.F. & Hertzberg, A.M. (1985). *DATA: A Collection of Problems from Many Fields for the Student and Research Worker*. Springer–Verlag.

Byar, D. & Green, S. (1980). "The Choice of Treatment for Cancer Patients Based on Covariate Information." *Bulletin Du Cancer*, 67: 4: 477–490.

Clark, T.G. & Bradburn, M.J. (2003). "Survival Analysis Part i: Basic Concepts and Its First Analyses." *British Journal of Cancer*, 89(2): 232–238.

Clark, D.A., Griepp, R.B. & Stinson, E.B. (1971). "Cardiac Transplantation in Man. IV. Prognosis of Patients Selected for Cardiac Transplantation." *Ann Intern Med*, 75(1): 15–21.

Fine, J.P. & Gray R.J. (1999). "A Proportional Hazards Model for the Subdistribution of a Competing Risk." *Journal of the American Statistical Association*, 94: 496–509.

Gail, M.H. (1972). "Does Cardiac Transplantation Prolong Life? A Reassessment." *Ann Intern Med*, 76: 815–817.

Gray, R.J. (1988). "A Class of k–Sample Tests for Comparing the Cumulative Incidence of a Competing Risk." *Annals of Statistics*, 16: 1141–1154.

Kleinbaum, David G. & Klein, Mitchel. (2012). *Survival Analysis. A Self–Learning Text(third Edition)*. Springer.

Moore, Dirk F. (2016). *Applied Survival Analysis Using R*. Springer.

Struewing, J.P., Wacholder, S., Hartge, P. & Tucker M.A. (1997). "The Risk of Cancer Associated with Specific Mutations of Brca1 and Brca2 Among Ashkenazi Jews." *New England Journal of Medicine*, 336: 1401–1408.

Wei, L.J., Lin, D.Y. & Weissfeld, L. (1989). "Regression Analysis of Multivariate Incomplete Failure Time Data by Modeling Marginal Distributions." *Journal of the American Statistical Association*, 84: 408.

Zhang, Z. (2016). "Parametric Regression Model for Survival Data: Weibull Regression Model as an Example." *Ann Transl Med*, 4(24): 484. https://doi.org/10.21037/atm.2016.08.45.

"Exponential Distribution." n.d. Accessed February 20, 2022. https://en.wikipedia.org/wiki/Exponential_distribution.

"Log-Logistic Distribution." n.d. Accessed February 20, 2022. https://en.wikipedia.org/wiki/Log-logistic_distribution.

"Vanderbilt Biostatistics Datasets." n.d. https://hbiostat.org/data/.

"Weibull Distribution." n.d. Accessed February 20, 2022. https://en.wikipedia.org/wiki/Weibull_distribution.

찾아보기

A

B

C

D

F

G

H

I

K

L

M

O

P

R

S

T

U

W

ㅇ

ㅈ

ㅊ

ㅋ

ㅍ

ㅎ